デイヴィッド・アーノルド

身体の植民地化

19世紀インドの国家医療と流行病

見市雅俊訳

みすず書房

COLONIZING THE BODY

State Medicine and Epidemic Disease in Nineteenth-Century India

by

David Arnold

First published by University of California Press, 1993

Japanese translation rights arranged with
University of California Press through
Japan UNI Agency, Inc., Tokyo

身体の植民地化　目次

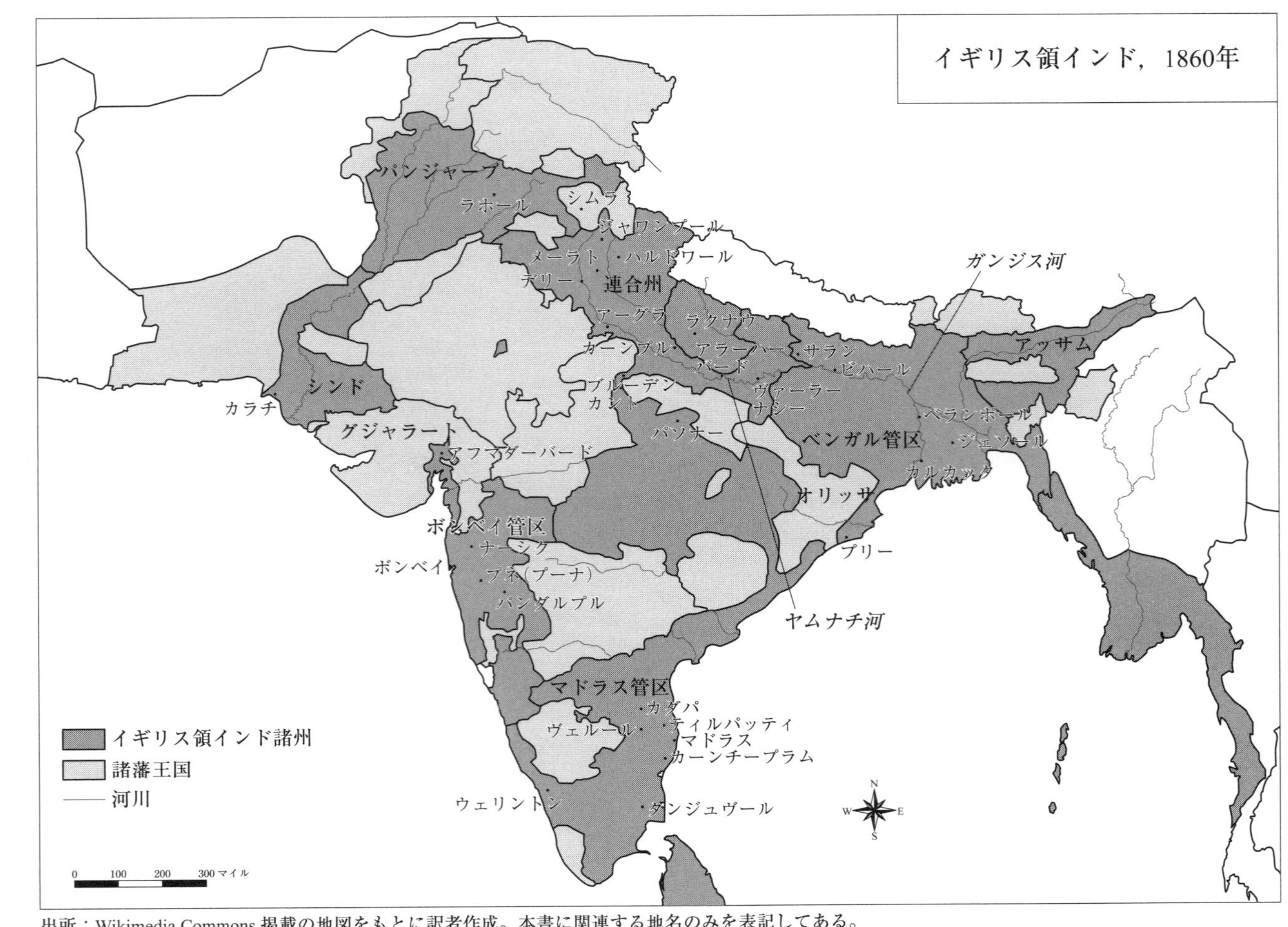

出所：Wikimedia Commons 掲載の地図をもとに訳者作成。本書に関連する地名のみを表記してある。

日本語版によせて

本書の最初の版は一九九三年に英語で出版されました。本書で試みるのは、西洋による植民地支配のもとでの健康と衛生のありようをたんに記述することではなく、一九世紀の南アジアにあってイギリス人とインド人との間で展開してゆく権力関係の、ひとつの決定的要因として病気と医療をみようとすることです。すなわち、医療行為と、健康と病気にかかわる見方が、イギリス人とインド人との相互関係において、さらに、変容してゆく、イギリスの植民地支配の性格や野心との関係においてどのように変わってゆくのかについて、新しい理解を示そうとすることです。

一連の流行病に焦点を絞ります。すなわち、天然痘とコレラとペストです。三者とも当時、大流行し、多くのインド人がそのために斃れてゆくことになり、文化的にも深い意味をもつことになって、強烈な社会的・政治的な反応を引き起こしたのでした。さらに、本書は、東洋と西洋の複数の医療の伝統が一九世紀インドにおいてどのように活動したのか、医療の実践に関わる専門職と制度はどのようなものだったのか、さらに、国家医療と公衆衛生はどのように展開していったかについても検証することにします。

本書が主に扱う病気と医療は、多くの場合「植民地的知識」（colonial knowledge）として理解されているかたちをとることになりますが、それと同時に、インド側が病気をどう理解し、そして西洋の医療・衛生の干渉をどのように受け止め、対応していったのかについても等しく目配りをするようにします。言説としての病気、およびイデオロギーとしての医療という観点が本書全体に貫かれることになりますが、医学および統計学の資料から得られる情報を提供することによって、対象となる病気の疫学的性格や社会的現実も理解できるようにします。そのうえで、植民地主義についての新しい身体論的理解を展開したい。ミシェル・フーコーのひそみに倣えば、植民地インドにおける身体にまつわる認識と実践の中心的な立ち位置がそれです。

およそ本には限界というものがあり、三〇〇ページほどの本で提示し伝えることにはおのずから限りがあります。『身体を植民地化する』の理想を申せば、つぎのように議論を広げるべきだったかもしれません。すなわち、流行病以外の病気も視野に入れ、議論を二〇世紀全体に延長することによって、インド人の間で西洋医療がさらにしっかりと根づき、より広範に需要されるようになるその道筋を検証し、さらに国家機構よりももっとボランタリーの保健機関のほうを詳しくみる。さらにまた、植民地化される側と植民地化する側の両方の身体を、相異なる諸制度の文脈、そして他の社会的・文化的な相互関係の分野においてみる。

とは申せ、一冊の本でこれらの課題をすべてこなすことは非現実的であり、また本書に盛り込んだ個々のケース・スタディの効果を減じることにもなったでしょう。それよりも、このようなケース・スタディによって、じつに多様な認識と見方がかかわっていること、身体の中心的な立ち位置のありよう、医療をめぐる係争点のもつ、社会の広い範囲の感情や姿勢や信念を総動員する力などについて、簡潔ながらも力強く描きえたのではないかと思います。その後の仕事のなかで、「身体の植民地化」の議論を敷衍してみました（Arnold 1994; 1999）。また多くの歴史家が、私よりもはるかに徹底して、また想像力豊かに、本書で十分に議論できなかったテーマについて取り上げてくれました。

今般、『身体の植民地化』が翻訳され、日本の読者にも読んでいただけるようになったことは大変うれしく、光栄に思います。翻訳者の見市雅俊中央大学名誉教授と出版元であるみすず書房に深く感謝します。サブタイトルからもおわかりのように、本書はもっぱら一九世紀、厳密にいえば、第一次世界大戦前夜までの時代のインドを対象としますが、その時期は、ほかの大陸と同じように南アジアでもじつに多くのものが劇的に変化します。本書がインド社会とそのユニークな植民地主義体験について意義深い見識を提供していれば、と思います。最後に、ほかの多くの社会、とくに植民地支配に服した社会における医療と病気の歴史と意味を検証するさいに、本書が基本的で有益な比較材料を提供できることを願ってやみません。

デイヴィッド・アーノルド

謝辞

医療史は、近年、急速に発展している研究領域である。以前であれば欧米社会にあまりにも密着しているようにみえた専門領域だったが、それが地理的にも、テーマ的にも、そして理論的にも広がりをみせるようになっている。そこで重要な役割を演じるのが、南アジアである。インドの医療史を復元し解釈するというたいへんな仕事は、多くの人びとの共同作業でもある。本書の完成にまでいたる何年もの調査や執筆の過程では、医療史および植民地史の領域で研究している多くの方々の助言や意見や批判から得るところがおおいにあった。とくに、パドマ・アナゴル、プーナム・バラ、ジェーン・バッキンガム、イアン・カタナッチ、ナイジェル・クルック、ティム・ダイソン、ポール・グリーノフ、マーク・ハリソン、ロジャー・ジェフリー、インディラ・チョウドリー・セングプタ、エリザベス・ウィットコーム、それにマイケル・ウォーボーイズに感謝したい。ウェルカム研究所のビル・バイナム、コモンウェルス研究所のシューラ・マークス、ランカスター大学の史学科、それにおよびロンドン大学東洋アフリカ研究学院（ＳＯＡＳ）の皆さまにも、いろいろ助けていただき、また励ましてくださったことにあつくお礼を申し上げたい。それから、ロンドンの熱帯病病院で、一九八二年、アメーバ赤痢を治していただいた。それがあったからこそ、この研究も可能になった。病院のスタッフの方々に深く感謝したい。なお、これから本文でみるような医療の利用のされ方とはまったく関係がないこともつけ加えておく。

一九八四年にインドでこの研究計画に着手できたのは、ナフィールド基金のおかげである。また、一九八八～九〇年に研究調査を続行できたのは、ウェルカム基金の温かい支援のおかげである。長年にわたって研究を助けていただいた以下の図書館・文書館のスタッフの方々にも感謝したい。インド省図書館、ＳＯＡＳ図書館、ウェルカム研究所図書館、ロンドン衛生・熱帯医学研究所図書館、インド国立公文書館、デリーのネルー記念図書館、カルカッタの西ベンガル州公書館と国立図書館、ボンベイのマハーラーシュトラ州公書館、マドラスのタミル・ナードゥ公書・コーポレイション記録室。

また、若い研究者の熱意や努力にも負うところがある。シャヒッド・アミン、ゴータム・バドラ、ディペシュ・チャクラバルティー、パルタ・チャタジー、ラナジット・グーハ、デイヴィッド・ハーディマン、ギャーン・パンデー、スミット・サルカールは、本書が完成してゆく過程で各章を読んだり、聴講したりしてくれた。彼らの意見や発想に、たぶん彼ら自身が思う以上に本書は負うところが大きい。この仕事の最後まで見届けてくれたカリフォルニア大学出版会のリン・ウィズィーにも心から御礼を申し上げたい。最後になったが、最大の助けとなってくれたのは、ジュリエット・ミラーである。彼女の愛は、いつも最良の薬だった。

身体の植民地化——一九世紀インドの国家医療と流行病

凡例

一、本書は、David Arnold, *Colonizing the Body: State Medicine and Epidemic Disease in Nineteenth-Century India*, Berkeley: University of California Press, 1993 の全訳である。

一、原文中の引用符は「 」で括った。また、イタリック体で記された箇所には傍点を付したが、一部「 」で括った箇所がある。

一、訳文中の（ ）、［ ］、——は原著者によるものである。ただし、一部、原文から取り外して訳出した箇所がある。

一、訳者による補足および訳註は、すべて〔 〕で括って挿入した。

一、ヒンディー語圏とベンガル語圏のインド人の人名表記については、原則としてヒンディー語読みを採用した。

一、原著で引用されている文献のうち、既訳のあるものは可能なかぎり参照した。また、既訳に関する書誌情報も、入手しやすい版を適宜併記してある。ただし、訳文については必ずしもそれに拠らない。

一、原著の明らかな間違いや体裁の不統一については、訳者の判断で訂正および整理した箇所がある。

一、読者に便宜を図るため、原書にはない「インド地図」を掲載した。

一、原著にある「用語解説」は割愛し、必要と思われるものは索引部分に併記した。

一、索引は、原著にもとづき人名と事項に分けて作成したが、訳者のほうで削除、ないし追加、および整理した箇所がある。

序論

ブララ・バザールの猟奇事件

一九〇八年六月三〇日、カルカッタ（現コルカタ）で発行されていたヨーロッパ人系新聞、『ステイツマン』は、「物乞いのおぞましい手口——ブララ・バザールの事件」という見出し付きでつぎのように報じた。

> 日曜日の夕刻、ブララ・バザールで騒ぎがあった。下層の原住民による奇怪なふるまいが原因である。男は以前、カルカッタ医科学校付属病院に雑役夫（ドーム）として雇われていたことがあり、どうやら仲間の助けで人間の腕と頭蓋骨を入手して、通りに持ちだし、通行人から金をせびったのである。やじ馬が集まり、後を追いかけ、所持している人肉を見せるようにせがむと、不潔で、みすぼらしい身なりのその男は人肉を歯で細かく切り裂いた。ときおり、男は金をせびる目的で、腐りかけの腕を噛んだりもした。さらに、ある店に入り、死人の腕をよく見えるようにかかげた。店主は、いくばくかの金をあたえて追い払った。男の尋常ならざるふるまいに信仰心をひどくかき乱されたようだ。ようやく警察官がかけつけ、男は逮捕され、金銭を強要したかどで、メリマン警視によって身柄を送られ、現在、裁判を待っている。[1]

その後の捜査で、この雑役夫は名前をパルトゥーといい、医科学校付属病院に雇われた事実はなく、また、腕と頭蓋骨は、サーキュラー通りにある故フェルナンデス博士の私立医科学校から入手したことが判明した。それがカルカッタ医科学校付属病院のものではないことを証言したのは、同校の外科助手兼上級解剖助手のハリラール・バスである。その証言によると、頭蓋骨はいかにも素人らしい乱暴なやり方で切断されており、頭皮と髪の毛が付着したままだった。腕も、「不器用なやり方で解剖されていた」。そのような不手際からみて、カルカッタ医科学校で実施されている解剖から流失したものではないことは明白である、とバスは結論した。[2]

はからずも、パルトゥーは、過去二五年間にカルカッタに出現した私立医科学校の教育と管理の水準がいかにお粗末であるかを浮き彫りにしたのであった。カルカッタのヨーロッパ人医療界の体制派がその点に飛びつく。いちばん古い私立の医科学校の誕生は一八八四年にまでさかのぼるが、フェルナンデス博士と同僚のN・ダス博士によって「インド内科・外科医科学校」という仰々しい名前の学校が創設されたのは、一八九七年のことであった。いくつかの私立医科学校の理事会や教授陣には、植民地インドにおいて「国家医療」(state medicine) を担った「インド高等医務官職」(Indian Medical Service) に以前在籍した者をはじめ、名前のあとに医療資格の称号がずらっと並ぶ内科医や外科医が名前を連ねていた。たとえば、一九〇五年、カルカッタ市内のコーンウォリス通り三〇番地に設立された「インド内科・外科国民病院学校」の教授陣はこうだ。ナンディ中佐(医学士［MB］・外科修士［CM］・インド高等医務官職［IMS］)。N・P・シンハ大佐(王立外科医協会会員［MRCS］・王立内科医協会会員［MRCP］・IMS)。B・K・バス大佐(医学博士［MD］・CM・IMS)。

カルカッタ医科学校長はC・P・ルキスといい、この事件の直後にサーの称号をあたえられ、インド高等医務官職長官に就任する。ルキスのみるところ、ブララ・バザールでのパルトゥーの身の毛もよだつような行状から判明したことは、「勝手につくられた」これらの私立医科学校を規制し、しかるべき訓練をうけ正規の資格を得た医師だけが学位を授与され、インドでの医療業務に携わることができるようにすべきだということであった。[3] 一八八〇年代からインドでは、イギリス本国と同じように医師登録制度をもうけるべきかどうかについての議論があって、この事件はあらためて、その緊急性を浮き彫りにしたのである。ルキスは、インドで西洋医療の水準を維持しようとすれば、登録制度は不可欠だと主張する側の人物であった。規制外の医科学校が発行するまがいものの学位を放置しておけば、いい加減な医師が輩出され、患者や、彼らが治療をおこなう地域社会全体に危害を加えるばかりか、お粗末極まりない治療のために西洋医療全体の評判が地に落ちかねない、というのである。しかし、それにたいしてつぎのような異論があった。インドでは大都市以外、独立した西洋医療専門職を定着させるのは非常に難しいことがもうわかっている。ならば、西洋医療の普及を容易にする方策のひとつとして、私立の医科学校をむしろ奨励すべきではないか。さらに、つぎのような問題もあった。インド側の「アーユルヴェーダ」〔ヒンドゥーの伝統的医療〕、「ユーナーニー」〔ムスリムの伝統的医療〕、「シッダ」〔タミル・ナードゥの伝統的医療〕のそれぞれの医療関係者をどうすべきか。国家登録制度のなかに包括すべきか。それとも、彼らの医療行為は西洋の側からすれば「不合理」であり「非科学」的なものであるから、無視すべきか(4)。

　医師の登録という厄介な問題からみえてくるのは、一九世紀インドにおける西洋医療の波乱に富んだ歴史の根底に横たわる多くの矛盾やディレンマである。一五〇年にもおよぶイギリスの支配にもかかわらず、西洋医療はインド人の間でいまだ定着せずにいた。その点では、医療職は、法律職にくらべてはるかに見劣りがした。法律職のほうは国家の最小限の援助や規制にもかかわらず、まるで温室の植物のように植民地インドのむんむんした訴訟熱のなかで繁盛していた。なぜ、西洋医療は対照的に冷や飯食いの状態におかれたのだろうか。説明のひとつは、植民地国家の要請にあまりに密着したために、一般の人びとのニーズからは遊離してしまい、国家医療から公衆衛生へ移行することに失敗した、というものである。もうひとつの説明は、大多数の住民は、「カヴィラージ」〔ベンガル語で「医師」の意味〕、「ヴァイドャ」〔伝統的に医師のカーストで、ヒンドゥー〕、「ハキーム」〔ムスリムの医師〕などの無数に存在し、手軽に利用できる在地の医療従事者で事が足りていた、というものである。ごく少数の西洋医療の訓練をうけた従事者をわざわざ探す理由がなかったし、治療代を払う余裕もなかった(5)。大英帝国第二の都市であり、人口一〇〇万を擁する大都市カルカッタでさえ、一九〇〇年の段階で西洋医療の従事者はわずか一〇〇人足らずだった(6)。植民地国家という心強い後ろ盾があった。また、科学という錦の御旗があり、独占欲も旺盛だった。にもかかわらず、西洋医療側は在地の競争相手に取って代わることができずにいた。それどころか、一九一四年頃には、アーユルヴェーダとユーナーニーの両医療は面目を一新し、新しい生命力を獲得し、インドでの西洋医療の特権的な位置にたいして新たな攻勢をかけるようになっていた。とくにベンガルでは、同種医療法(ホメオパシー)がヨーロッパ起源であるにもかかわらず、正統派医療の逆症療法(アロパシー)よりも信奉者を多く獲得しているようにみえた。西洋医療は、インドにたいしてごく表面的な衝撃しかあたえることができず、その活動領域も軍隊やインド在住のヨーロッパ人社会という小さな「飛び地」(enclaves) に限定され、一九四〇年代、それどころか独立後の五〇年代になっても、大多数のインド人の信仰や生活習慣にほとんど影響をあたえずにいたとみられても不思議ではない。(7)

ところが、これと真っ向から対立する主張もあって、西洋医療は、植民地化の全過程のうちもっとも強力で、もっとも深く浸透した領域のひとつと目されることがある。他の多くのアジア、アフリカ、ラテン・アメリカ諸国と同じようにインドについても、植民地支配のもっとも永続的で、破壊的な、もしくは、ひずみの遺産だというのである。(8) この観点からみれば、一八九〇年代から一九〇〇年代にかけてカルカッタにフェルナンデスとダス両医学博士の私立医学校のようなものが出現したことは、病院や施療院への通院者数の増加、集団予防接種運動、さらに植民地当局はインドの住民の健康管理を怠っているとする民族主義者の批判のレトリックなどとも合わせて、西洋医療がインドでもすでに軌道に乗ったこと、一九一四年以前の段階で西洋医療はたんなる白人のための医療行為、ないし国家医療たることを止め、インド住民の有力層の生活に浸透し、新しい文化のヘゲモニーと新しい政治秩序のあり方の一部になったことを示すものとしてみるのが可能なのである。

嫌悪と願望

医師登録制度についての議論が再燃するなかで、かの雑役夫のパルトゥーはいずこともなく姿を消してしまうが、その姿がブララ・バザールの群集に紛れて、狭い路地裏へと見えなくなる前に、もう少しあとを追うことにしよう。

パルトゥーが属する「ドーム」という集団はインド各地、なかでもベンガルとビハールに広く存在し、現在も存在する。インドにおける全カーストの最下層に属し、多くの不可触民にさえ蔑視される存在である。伝統的に道路の清掃やゴミ集めを引き受け、また、動物の死骸を撤去する、火葬場までひとの遺体を運ぶなどの穢れた、不浄とされる仕事もこなした。ヒンドゥー教の火葬のさいに積み薪を焼べる係りでもあった。死刑執行人として雇われることもあった。ドームの女性たちは「ダーイー」、すなわち産婆でもあった。身体のもっとも穢れた状態に立ち会う、下級の仕事とみなされたからである。また、一九世紀はじめのインド南部について書いたデュボア師〔フランス人宣教師〕は、ドーム、もしくは「ダンバール」のことを「ふしだらな連中」と呼び、「大道商人、道化、軽業師、曲芸師、踊り子の階層」のなかに数えている。[9]

カーニヴァルと死肉との結合。パルトゥーの奇妙な金稼ぎの方法も、ある程度までそれで説明できよう。しかし、ドームについては、ブララ・バザールで演じられた場面に意味を添える点がもう二つある。もともと惨めで、「卑しめ」られていたドームの地位にたいして追い討ちをかけるかのように、当局はその成員の一部を「犯罪者部族」と決めつけ、植民地国家の編みだすもっとも厳しい罰則や拘束を課したのであった。[10] つぎに、ドームは、一九〇〇年代初頭、カルカッタの病院や医科学校の解剖室でイギリス人に雇われており、パルトゥーもそのひとりであった。

ヒンドゥーのアーユルヴェーダの初期の医学書では、人体解剖と解剖学が是認されていた。ところが、時代が下るにつれて、ヒンドゥー、あるいはムスリムの医療行為の一部ではなくなる。つまり、人体解剖を手伝うのは、ドームの伝統的な仕事ではなかったのである。しかし、遺体処理とのつながりからみて、それに向いていたことも明らかである。だとすれば、西洋医療は新しさを標榜しながら、じつはインドの既存の社会形態や文化規範と共存するところがあったことの一例とみてよかろう。パルトゥーのカーストが葬儀関係の仕事と密接に結びついていたことから、解剖を補佐する人びとは、その出自がなんであれ、その存在を認知する大文字を使うこともないまま、ただ小文字で「ドーム」と呼ばれるようになった。解剖室におけるドームの存在は、奇妙な二重の響きをもつことになる。この穢れた不浄の仕事の補佐役に、ヒンドゥーの最下層のもっとも蔑視されたカーストしか雇えなかったということは、ほぼすべてのカーストと宗派のインド人が西洋人の解剖行為をひどく毛嫌いしていたということにほかならない。西洋医療そのものが、まるでパーリア(最下層民)の汚れや汚辱を帯びているようにみえたのだ。これからみるように、たしかに西洋医療には、それに従事する者を四姓外賤民の人びとのなかに位置づけかねないものがいくつもあったのである。

しかし、文化的な価値観が社会の違いなどによって対立したり逆転したりすることは、けっして珍しいことではない。解剖は、一九世紀西洋の医学界では必須の、それどころか模範とされるべきものとされていた。とくに一九世紀末に顕微鏡検査と細菌学が発展する以前の段階では、おもに死体の検査をつうじて、医師は生体の病気のことを知ろうとした。実際には、それにたいして、同時代のイギリス本国でもインドと同じような反発がみられた。にもかかわらず、検死にたいするインド人の反発は、不合理で、医学の当たり前の手順にたいする、始末が悪い妨害とみられたのであった。一八三六年一月、カルカッタに開設したばかりのカルカッタ医科学校において、「ブラーフマン」〔日本語ではバラモンとも表記される、最高位のカースト〕出身の教官、「パンディット」〔ブラーフマンのなかの位階を示す称号〕・マドゥスーダン・グプタと四人のインド人医学生によってはじめて人体解剖が実行され、西洋文明の偉大な勝利であると絶賛された。この日、ついに「インド人は、これまでの教育による偏見を克服し、同胞にたいして現代医学の扉を大きく開けた」とされ、いささか物騒な方法で、この記念すべき出来事が祝福された。すなわち、カルカッタのフォート・ウィリアムから五〇発の祝砲が発射されたのであった[11]。

しかし、解剖にたいする深い嫌悪感はその後も残り、西洋医療は、身体を治療するよりも、切開することに関心があるのだと広く信じられるようになった。それは、一九世紀の大半の時期をつうじて西洋医療につきまとう猜疑や疑惑や抵抗という全体の雰囲気をいっそう助長し、ついには、一八九〇年代末の政府のペスト対策にまつわる噂や暴動の引き金の一因にもなった。ペストの疑いのある遺体を検死解剖することにたいする反発が、人びとの怒りや抵抗が広範に盛り上がる原因のひとつになったのである。ドームまでが、解剖を拒否する場面もみられた。カルカッタ医科学校付属病院で一五年間、解剖を補助してきたバドリという名前のドームが、疑似ペスト患者の遺体解剖を手伝ったさいに骨で指を傷つけ、その後、高熱を発し、二週間後におそらくペストで死亡した。仲間のドームたちは、解剖室でのぞっとするような仕事に長く携わってきたにもかかわらず、いや、むしろ知りすぎていたからこそ、バドリの遺体が解剖に付されるのを拒否した。カルカッタ市保健官のJ・ニールド・クックは、つぎのように記録している。

> バドリは酒好きで、ドームの間では人気者だった。ドームは他人を切開するのが本業であるにもかかわらず、仲間が切開されるのを断固、拒否した。大挙して［マニクットラーの病院に］押しかけ、遺体を火葬場まで運び去った[12]。

西洋医療の最下層の使用人でさえ、文化的な距離を注意深く設定し、もっとも象徴的な生活習慣を守ったのである。バドリの身体が所属するのは仲間と火葬場であって、けっして植民者側の解剖台ではなかったのだ。

このように、西洋医療にたいするインド人側の反応は、異議申し立てと願望、そして憎悪とヘゲモニーとが入り交じるものとなった。本書が解明しようとする諸矛盾のひとつである。植民地化された社会における身体の政治的・文化的な諸問題が、医療の言説と実践に投影され屈折し、また、流行病をめぐるさまざまな認識や反応のなかに立ち現われてくる。本書は、それを解き明かそうとする試みであり、インドにおける西洋医療の歴史というより、むしろ植民地化の過程についての研究となる。

身体の植民地化

身体の歴史を書こうとすれば、どうしてもミシェル・フーコーを念頭におかざるをえない。フーコーの独創的な仕事を承知していれば、『監獄の誕生』、『臨床医学の誕生』、『知の権力』の影響が、たしかに体裁はよくないだろうが本文に刻みこまれていることがおわかりだろう[13]。とはいえ、本書はフーコーを模倣するものでも、無批判に受容するものでもない。フーコーの場合は、広い領域にまたがって、一般化されたかたちで、知と権力の問題を述べた。それにたいして、本書では、フーコーの仕事にはみられないかたちで、国家を基軸とする科学の知識と権力の体系が立ち上げられてゆく過程を扱う。さらに、フーコーの仕事の本筋からもう一歩離れて、ひとつの医療の思想と行動の体系がしだいに形を整えてゆく過程にあって、抵抗というものが、本質的な要因となることを明らかにしようとする。しかり、言説と実践との不確実な相互依存の関係、そして、植民地の入り組んだ状況のなかに表象される両者の恒常的な緊張関係。以下の事実関係を主とする展開にあっても、それが中心的な課題となる。

一九世紀インドにみる西洋医療の体系は、植民地の支配者側のために活動するだけでなく（もちろん、最優先事項のひとつだったが）、多くの場合うまくいかなかったとはいえ、植民地に特有の大きな亀裂を埋めようと努めた。西洋医療そのものの言説領域の外側から歯向かうこともあれば、内側から浮上することもある抵抗、拭い難い他者性。それがしばしば非難されながら、積極的で、一概に拒まれたわけでもない否定の原理として繰り返し喚起されるのであって、植民地インドにおける権力と知との弁証法的な関係の中心的な要因として認知しなければならない。ひとつにはそのために、つまり、身体は、植民地化する権力の現場として、植民地にされる側と植民地にする側との抗争の現場として重要であることを強調するため、しかし同時に、植民地主義の「心理的なありよう」にことさらに注目する人びとに対抗して、本書では、インドにおける植民地主義の肉体性を強調するためにも、「身体の植民地化」について語ることにする。[14]

「身体の植民地化」という語句の多義性や複雑さ、その背後にある多数の強迫観念や束縛については、あとのほうでもっと詳しく述べることにしよう。ここでは、医療はきわめて重要であるとはいえ、植民地化のひとつの事例でしかないことを強調しておきたい。同種のものが刑法から人類学にいたるまで、軍隊からプランテーションや工場にいたるまで、植民地の相互に連動する言説と現場と実践の全領域に存在した。それを全部述べることはひとつの仕事としては手にあまるだろうし、焦点もぼやけてしまう。それよりも、ひとつの典型例に集中したほうが効果的だと思う。そのうえで、医療は単独に存在していたわけではけっしてなく、もっと包括的なイデオロギー秩序、そして、経験主義的な学問というもっと広い領域のそれぞれ一隅をしめていたことをここで確認しておこう。

先に進む前に、本書で論じられる身体の植民地化について、その主要な特徴のいくつかをおさえておこう。第一は、植民地主義そのものの本質。植民地支配は、植民地にされる側の身体のありようについて一連の膨大なテキストと言説を構築する。しかも、それは同時に、渦中におかれた植民する側の身体のありようにもかかわる。この相関性はめったに認識されないが、同じくらいに重要である。植民地主義はみずからの権威、正統性、支配を構築するための拠点のひとつとして身体を利用した、もしくは利用しようとした。こうして、植民地医療とそれが密接にかかわる流行病の歴史から、植民地の権力と知の全体的な性格が例証され、さらに、その強制的であると同時にヘゲモニー的でもある過程がある程度まで浮き彫りにされる。[15] 長期にわたるイギリスのインド支配のなかで身体にかかわる医学的な知識が集積され、植民地体制の政治的な展開とイデオロギーの鮮明化に貢献した。このように、医療をただの科学的な関心事として片づけることはできない。植民地秩序全般の性格から切り離すことは、けっしてできないのである。それどころか、批判され異議が唱えられた時期でも、医療は植民地主義の政治的な課題、経済的な思惑、文化的な関心の欠かせぬ要素であり続けたのであった。フーコーは、国家とそれに直属する権力の体系に関心を集中しすぎないようにと忠告している。[16] たしかにそのとおりだが、植民地統治下のインドについて語ろうとする場合、一九一四年まで、あるいは多分それよりずっと後の時代まで、西洋医療は植民地国家のあり方と願望に密接につながっていたことを認識しておかなければならない。

本書において植民地の文脈で語られるものの多くが一九世紀のヨーロッパ、とりわけイギリスで先行するもの、ないし同時並行的なものがあり、けっしてインドに限定されていたわけではないことを否定するのは筋違いであろう。こうして、本書が身体の植民地化という表題で述べようするものの第二の柱は、勃興しつつある知と権力の体系がインドの在地の社会に浸透し、広がってゆくさいの多彩なイデオロギーと行政のメカニズムとなる。それは多くの点で、ブルジョワ社会や世界のほかの近代国家を特徴づける過程でもあった。インドで、そして同じ時期、イギリス、フランス、あるいはアメリカにおいて身体は数えられ、分類され、調教され、言説化され、解剖される。そう、近代医療全体が植民地化の過程にかかわる、と言ってよいのだ。過去二〇〇年間の欧米医療史とは、身体にだんだん干渉するようになり、そしてそこを独占支配しようとする歴史にほかならない。そのことは、医療の専門職化と「民間」医療従事者の駆逐、医療と近代国家との緊密な、多くの場合、共生的でもある関係、そして病気を予防し、抑止し、はては絶滅できるとする医学の壮大な効能書きにみることができる。今日の医療がしめる位置は「昨日の国家宗教のそれと同類」とする、的を射た指摘もある。医療は、「健康と病気を定義し、病気を治すことの公的な独占権」を獲得したのであった。[17]

植民地インドは、これらの展開を他に類をみない、生の、そして先鋭化されたかたちで示す（そこでは、インドの体験はヨーロッパと類似すると同時に、まったく対照的でもある）、もしくは、文化的・政治的に従属民をつくり上げてゆくさいに医療がきわめて重要だったことを、西洋社会には類をみないかたちで明らかにしてくれる。さらに、インドにおける西洋医療は植民地科学であって、西洋の科学が僻地の植民地にただ拡張ないし移動したというものではない。本国の根元から完全に抜き取られたというわけではないが、インドに、もしくはヨーロッパによるインドのオリエンタリズム化に起源をもつ考え方なり関心事なりに接ぎ木されたものであった。インドにおける西洋医療とは、ヨーロッパ出身の専門家や観察者がしばしば愕然とし、あるいは当惑したように、まさしくインドのための西洋医療だったのである。

最後に、病気は、ひとつでなく、複数の隠喩や意味づけが可能である。同じように、インドにおける西洋医療の来歴からは、フーコーの枠組みだけではなかなか見えにくい、身体についての相異なる、しばしば相対立する「読み」の重要性が明らかになる。[18] 一九世紀インドの流行病、本書では天然痘、コレラ、ペストの悪玉三人組に代表してもらうが、その歴史から明らかになるのは、身体は、植民者側が占有する現場というよりも、むしろ抗争の現場と化したことだ。人びとの身体を誰が代弁するのか。その問題がたえず持ちだされ、植民地において相対峙する双方の陣営の政治思想と社会的行動を特徴づけることになる。その抗争は、さまざまなかたちをとり、また、本書が扱う一八〇〇年から一九一四年までの重要な時期をつうじて、かなりの程度まで変化し、場所も変わる。権威と支配権の追求は、ヨーロッパ対インドという純然たる二項対立として理解されることもあるが、けっしてそうではなかった。サイードのオリエンタリズム論は有益であり、本書もその影響をうけている(19)。しかし、それを歴史的に限定してみることは、その大胆な理論を吟味するのに好都合でもある。本書の狙いのひとつは、流行病と医療の介入の歴史を利用して、インド側の多様な反応の実態を明らかにし、抵抗、順応、参加、そして取りこみというタマネギ状態の諸相を一枚ずつめくってゆくことである。このように、本書は植民地の権力と知について論じるだけでなく、必然的に、インド社会内部の差異、とくに、下層民(サバルタン)の政治と中流階級のヘゲモニーにかんする研究でもある。医療は強力で、権威があり、植民する側の手元にとどめ置いてよいような言説なり実践では、けっしてなかったのである。

第1章　西洋の治療法と東洋の身体

一八世紀末の段階でも、インドは、ヨーロッパ人にとって医学的にはいまだにほとんど未知の国であった。まずポルトガル人が一六世紀初頭以来、インド洋におけるヨーロッパの通商と支配の先駆者となり、インド西部のゴアに拠点を築き、医療や病気についても初歩的な調査を手がけた。その後、ヨーロッパ列強の貿易会社がおよそ二〇〇年にわたってインド亜大陸の沿岸地域で活動し、オランダ、イギリス、フランスの医師がインドを訪れ、なかにはインド人の間で治療活動をおこなうものもいた。しかし、インドの病気や、インド人医師による治療法についてはほとんどわかっていなかった。いわんや、体系だって記録されることなどほとんどなかった。一八〇〇年以前、西洋医療はインド内部にほとんど浸透せず、南部のマドラス〔現チェンナイ〕やポンディシェリー、西部のボンベイ〔現ムンバイ〕、スーラト、ゴア、東部のカルカッタやダッカなどのヨーロッパ人の飛び地や港にほとんどとどまっていた。在地の各種医療行為のほうも、西洋との接触があっても、性格や中身が影響されることはほとんどなかった。それどころか、ヨーロッパ人のなかには故国を遠く離れ、同胞医師の治療をうけることができないために、ヴァイドャやハキームの治療をうけるものもいた。地元の医師のほうが、その気候の病気のことも、その病気の治療にたいして自然の恵みがあたえてくれる特産医薬品のことも心得ているとの見方があり、進んでインド人に助けを求めようとしたのである(1)。

それから一〇〇年後の一九世紀末、インドにおける西洋医療と在地医療の性格と相互関係の両方に劇的な変化がおきていた。たしかに、西洋医療の側ではインドの病気について知らないことがまだたくさんあったし、とくに農村部では、その肩書きが通用しないところがいくつもあった。しかし、西洋医療はかつての飛び地的な境遇を抜けだして、インドにおいてイギリスの政治的・文化的なヘゲモニーがもっとも自信をもって表現されるもののひとつになっていた。人口統計では五〇万人が医療従事者としてリスト・アップされているが、そのうち西洋医療関係者は、インド人とヨーロッパ人とを合わせてみてもはっきりと少数派だった。にもかかわらず、一九〇〇年頃までに西洋医療の体系はイギリス領インド全域において、その政府の諮問機関において、そして、その三億の従属民の生命にたいして、たいへんな権威を獲得していたのである。在地医療の側も長い停滞と没落の過程をじょじょに脱し、部分的には西洋医療に倣うことで、また部分的には西洋医療との対抗心からふたたび活性化しつつあったとはいえ、西洋医療のほうは、それ以上にヨーロッパ人御用達の境遇を大きく抜けだし、その普遍性を声高らかに宣言していた。たしかに西洋医療はそれに接したインド人の大半の間では消極的にしか受容されなかったかもしれないが、西洋風の教育をうけた中流階級の間では権威と人気の両面で前進をとげつつあった。実際に病気を封じこめたり、治したりする点でどこまで成果をあげていたかについては多くの疑問や厳しい批判もあったが、国家医療と公衆衛生の領域では、その支配権は揺るぎないものになっていた。

しかし、この医療の植民地化の過程はけっして不可避なものではなかったし、また、無風のものだったわけでもない。この著しい変化はどのようにして、またなぜおきたのだろうか。どのようにして西洋医療はインドに定着し、インド人とヨーロッパ人にたいして等しく権威を標榜できるようになったのだろうか。それが本章とその後の章のテーマになる。

この変化の背後にある理由と変化の道筋を検証しようとすると、関連する一連の問題に直面することになる。まず、年代と連続性の問題がある。どれだけ早く、また、どのような段階を経て西洋医療はインドで定着したのだろうか。この点について注目されるのは、そもそも意見の一致がみられないことだ。ラーディカー・ラーマスッバンらは、一九〇〇年まで、いや、それ以降も西洋医療はインドの大多数の人びとにたいして影響力を持たなかったし、そもそも持とうともしなかったとする。植民地国家の軍事面での必要事項と通商最優先に強くつなぎ止められ、インド人のニーズをほとんど無視し、白人居留民と兵士の小さな飛び地にだいたいは閉じこもっていた、というのである。[2] さらに議論を突きつめて、そもそも西洋医療はその本籍地であるる飛び地から実際には抜け出たことがこれまでなかったし、今日でもインドの大多数の人びとからは遠い別世界のままでいる、とするひともいる。たとえば、社会人類学者のマッキン・マリオットが一九五五年の論文で断定したところによれば、インド北部のウッタル・プラデーシュ州の村々は、西洋医療の施設と「ほとんど接触がなかった」。診療所や施療院は、せいぜい「病人が在地の医療従事者の間を点々と巡礼してゆくさいの束の間の休憩地点でしかなかった」。さらに、「西洋医療は村の外側に位置し、政府の補助や外国からの援助に頼って細々と生きながらえている」[3]。

しかし、西洋医療がもっと積極的に介入したとみる研究者もかなりいる。その起源は、一九世紀のある段階にもとめられる。たとえば、インドにおける西洋医療の勢力拡大史の決定的な時機のひとつとされるのが、一八三〇年代中頃である。「英語主義派」が「東洋語主義派」に勝利し、そのことが在地医療にたいする植民地当局側の支援策に終止符を打ち、西洋医療こそ唯一の正統な医療形態であることが自信をもって主張されるようになった時期とみられるからである。一八六〇年代も画期点の候補にあげられる。この時期に、「インド駐屯軍衛生状態王立調査委員会」の報告が公表され、州衛生監督官が任命されたことで、さらに広い範囲におよぶ国家医療と公衆衛生体制への道がインドでも開かれたからである。いや、飛び地の境遇から公衆衛生に移行するのは、せいぜい一八九〇年代に入ってからだとする議論もある。この時期に細菌学説にもとづく新しい「熱帯医学」が確立され、他の植民地世界と同じくインドでも、それに対応して国家医療の側が積極的に介入するようになったからである。とくに、一八九〇年代から一九〇〇年代にかけてペストの流行期にとられた措置は、それを集約するものとなった[4]。このように、西洋医学が「飛び地」という出発点から脱却し、公衆衛生という拡大された理念に奉仕しはじめる時期について意見の一致が容易にみられない。ということは、おそらく、一九世紀インドにおける西洋医療にまつわる変化は漸次的であって、強い連続性があり、理由については検討を要するが変容の契機が相対的に弱かった、ということになろう。

つぎに、以上のことと深く関連して、私たちが便宜上、互いにまったく無関係で、それぞれ内部が均質的な思想と実践の体系をなしているかのように「在地」医療と「西洋」医療という呼び方をする、その両者の関係という問題がある[5]。その相互交流の歴史はヨーロッパ人がインド医療と出会った一六～一七世紀に、あるいは、もっと古く古代ギリシアとインドとの交流の時代にまでさかのぼる。しかし、インドの医療体系をヨーロッパ人がどのように理解し利用したのか、逆に、一九世紀末までに強力な対抗馬となる西洋医療の出現にたいしてインド側の医療体系はどのように対応したのか。これらの問題については、あまりよくわかっていない。

西洋医療は、ヨーロッパの他の領域の科学や技術と同じように、いったん植民地権力によってインドに導入されると、その敵対者にたいしてほとんど自動的に優位に立った、と往々にして考えられてきた。在地のさまざまな医療体系にとって、まったく逆らいようのない医学上の宿命、ということだ。そのような見方を支持できるのは、一九世紀と二〇世紀のインドの西洋医療史を党派的に、または無批判に読む人びとだけだろう。同様に、ヒンドゥーのアーユルヴェーダとムスリムのユーナーニーの両医療が植民地時代をつうじて本来の純粋性を保持した、あるいは西洋医療はインド社会とインド人側の治療と病気についての考え方にたいして末梢的な影響力しか持ちえなかったとする記述もけっして説得的ではない[6]。西洋医療とインド医療との関係は、もっと複合的で弁証法的な文脈においてみる必要がある。その文脈とは、インドにおける長い植民地支配の時代に両者の間に絶え間ない相互交流があったことを認める、あるいは、その関係を認識論上の長期の闘争として表現する文脈である。その闘争は、対照的であり競合しあうが、まったく相容れぬわけでもない二つの医療の体系のそれぞれの抽象的なメリットより、むしろ、植民地支配のもとでの政治と経済の権力のありようを指し示しているのである。それとの関連で、領地を拡大する科学というあからさまな本家中心の見方から脱却しなければならない。インドにおける西洋医療とは、イギリス本国で教えられ実践されている医療のたんなる投影ではなく、インドと、あるいは、少なくともインドがその気候なり、住民なり、文化なりによって表象するものの「オリエンタリズム」版と絶えず対話していたことを認めなければならない。

第三に、この最後の文章で示唆したように、イギリス領インドで展開する政治や経済や文化の諸潮流と医療とを切り離して考察してはならない。インドで西洋医療を普及させようとする試みの背後にあった各種の強迫観念、医療の伝道にかかわった諸機関、さらに、それとは逆行する政治や文化や財政や技術など各種の制約についても吟味することが必要である。西洋医療は、インドでは植民地という文脈のなかで機能することを要請され、そして、そのさまざまな展開には矛盾がつきまとった。その多くは非常に根深く、しかも、いたるところにあった。それらのことも検討する必要がある。また、医療の考え方や実践のなかには、植民地を支配する側が探索し、そして規制しようとするメカニズムの一部として理解しなければならないものがふくまれていた。ダニエル・R・ヘドリックによるいささか技術偏重の分析のことばを借りれば、医療は「帝国の手先」であり、膨張する西洋権力にとって技術面でのありがたい味方となった。[7] しかし、同じくらいに重要なこととして、征服された国にあって医療は、まず帝国のイデオロギーが展開するうえで重要な要素となり、あとになると、反植民地主義の言説と、意気盛んな対抗ヘゲモニーが勃興してくるさいの重要な要素となる。

植民地科学と植民地医療

ジョージ・バサラは一九六七年の論文、「西洋科学の伝播」のなかで、「近代科学」はどのようにして西ヨーロッパの拠点から世界中に広まり、定着したのかという問題を論じた。バサラは、ヨーロッパの膨張と征服を介して西洋医療が伝播したとする通俗的な説明方法を不満とし、西洋の科学を運んだのは誰か、どの領域の科学を運んだのか、その転移の時代に西洋科学にどのような変化がおきていたのか、そして、西ヨーロッパ以外の社会に、発展する科学の伝統がどのようにして再生されたのかを明らかにしようとした。

一九世紀インドの医療研究にも関連する。西洋の科学は三つの主な段階をへて広まったとするのが、バサラの答えである。第一段階では、「科学とは無縁の人びと」が、科学的な思考や観察の源泉としてヨーロッパに貢献した。世界探検の過程でヨーロッパ人は新しい地域を訪れ、地図を作成し、測量をおこない、見本を集め、標本を採集した。このような科学的調査の重要な刺激となったのは交易やヨーロッパ人の入植計画であったが、バサラは、その主要な意義をヨーロッパ自身の科学文化の発展にみようとする。ヨーロッパ人の調査隊は、科学革命の嫡子であった。この科学革命という「希有な一連の出来事」が西洋文明にたいして、「自然界を理解し征服するには、勝手気ままな思弁や神秘主義的な瞑想ではなく、自然現象に真正面から積極的に立ち向かう必要がある」ことを教えた。この最初の段階で収集された観察記録やモノが、展開しつつあるヨーロッパの科学的な知と理解を活気づけ、さらなる理論化をうながした。ヨーロッパの科学は、世界的な規模で伝播してゆくのと同時に、よその世界から渡来した「異国風」のモノによって学習し、成長することが可能になった。

バサラは、その三段階論の第二番目を「植民地科学」と呼ぶ。その意味するところは、劣った、というよりも、「従属する」科学ということである。「植民地」ということばも、差別的ではなく、あくまで事実描写であることを意図している。「科学の帝国主義なるものが存在し、非ヨーロッパ国民の科学が抑圧されるとか、奴隷的境遇におかれるとかいう」ことを意味しているわけではない。関与する科学の専門分野の範囲は最初の探検調査段階よりも拡大しているが、植民地側の科学者は、ヨーロッパに基礎をおく外来の科学の文化に従属しており、対等に参与できるわけではない。専攻や研究課題も自分で選ぶわけではなく、ヨーロッパの科学者がすでに区画整理したものに振り分けられるように訓練される。指導的な学会に入ることも、最先端の科学の考え方が論じられ、交換される「不可視の学会」に接することも難しい。

最終の第三段階では、科学の移植過程が表面上は完了し、「独自の科学の伝統」をつくろうとする努力がみられるようになる。アメリカや南アメリカの新興共和国のように、国家の独立や自力更生をめざす努力にうながされて、自前の制度、伝統、学位づくりがこの局面の手助けをする。政治、教育、そして技術のインフラストラクチャーができあがり、近代的な科学研究を国内で確立し、維持することが可能になる。こうして、科学の移転過程が完了する。(8)

バサラのモデルは、インドの植民地医療史を位置づけるための概括的な類型を提供してくれる。偉人と偉大な発見を中核につくり上げられたかつての科学史から脱皮し、もっと広い文脈で科学の展開をとらえ、「植民地科学」、さらにその延長線上で「植民地医療」とはなにかという基本的な問題に取り組むようにうながす。しかし、バサラのモデルは、その前提条件や欠落部分ゆえに、追求されなかった、あるいは未解決のままに残された多くの問題が生じる。

たとえば、明確な時代区分がない。バサラは、各段階の時間の長さは歴史的な環境におうじて国ごとに違うとする。ところが、第一段階はあまりに弾力的すぎて、大航海時代とその四〇〇年後のアフリカ内陸部の植民地化との間に、ヨーロッパが他の国々に発信する科学の性格にすさまじい変化がおきていたことがほとんど無視されてしまう。第一次世界大戦前夜にヨーロッパからインドに到着した医学と一世紀前のナポレオン戦争終結時のそれとは技術面だけでなく、政治的な権威の点でもまったく違っていたのは明らかだ。第一段階にかんしては、通商と入植の必要についていちおう言及される。ところが、第二段階になると、科学とヨーロッパ諸国の政治・経済の重要課題との関係はほとんど無視され、「植民地科学」についても、それを支える植民地体制の具体的な要請からなぜか切り離されてしまう。科学を経済や政治上の企ての手先としてしかみないのは還元主義的であろうが、植民地の支配者側と帝国の財政担当者が植物学、地質学、医学のような研究分野に実利的な価値を認めたことを否定するのも同じく非現実的であろう。さらに、バサラはそのモデルのなかに、一方では中国、日本、インド、他方ではアメリカというように種々雑多な社会を組みこもうとするのだが、アジアの「伝統」的な科学、およびそれと支配者である西洋との関係について適切な位置づけをしていない。このモデルでは、一方が他方に取って代わったとされるだけである。しかし、理論上はともかく、実際の状況ははるかに多義的だったのである。このように、バサラのモデルは相関的ないし弁証法的というよりも、伝播論的である。さらに本書に引きつけてみれば、医学が論じられていない。海外に出たヨーロッパ諸科学のなかで医学はひときわ目立つ存在であり、しかも医師たちは、専門領域はもとより植物学、地質学など他の科学の分野でも貢献していることを思えば、その欠落は解せない。

一九世紀インドにおける西洋医療の歴史研究からすると、ヨーロッパ中心の伝播論のモデルは不適切ではないが、限界があり、科学の考え方や実践の歴史は、本家に由来する諸力にだけでなく、それぞれの地域での束縛や重要課題に、また、科学の理論や技術の進化だけでなく、政治や専門職の影響力にも関連させることが必要である。たしかに、インドにおける西洋医療は当時ヨーロッパで実践されていたものと基本的に同じであり、その決定的な展開の多くに追随ないし参与した。だからといって、はっきりした独自性や固有の歴史に欠けていたとか、周囲の自然と社会と政治の環境と無縁で展開していたと想像するのは間違いだろう。それどころか、これから述べるように、ひとつの弁証法的な関係のなかに絶えず巻きこまれていた。すなわち、一方における本国の科学という押す力と、他方におけるインド側のニーズ、束縛、潜在的な可能性と認識されたものの引く力との狭間におかれていたのである。二人の主に同時に仕えなければならないという中間者的な境遇。そこから、インドにおける植民地医療の理論と実践の両方につきまとう、ほとんど解決不可能な緊張や矛盾が生まれてくる。

一八六〇年代にいたるまでの時期、西洋医療は守備範囲も効き目もひどく限定され、ラーディカー・ラーマスッバンが主張するように、小さなヨーロッパ人の飛び地にほとんど留まっていた。しかしそれでも、後代の発展の基礎が築かれ、インドとその植民地の従属民にたいする西洋医療、さらにもっと広く西洋の権威の支配権が確立される点では、やはり重要なのである。インドに住む人びとの健康のみならず、その自然界をも理解し、取りこもうとする植民地の知の集大成が構築されるからである。

この時代の植民地医療の言説の力の一部は、医療がひとつの科学であることを自覚してゆく過程そのものにあった。それは、入念な地域の観察に基礎をおき、過去の誤った「空論」とも、また、インド人の病気と治療についての「迷信」的な考え方とも一線を画する科学である。そのような科学の姿勢をよく表現するのが、一九世紀はじめのインドにおいてもっとも独創的であり、影響力のあった医学研究者のひとり、ウィリアム・トワイニングである。その一八三二年の『ベンガルの重要な病気についての臨床医学的例解』は、つぎのような所見からはじまる。

今日、医学の精神と哲学にもとめられるのは、所見を出すさいの基本となるものを注意深く検証することである。そのような基本は、事実を丹念に精確に観察することによってのみ築かれる。幸いにして、近年、体系というものが、以前のばくぜんとした思いつきに取って代わった。[9]

この時期の医療の教科書や論文は、ほとんどが臨床観察にもとづくと宣言するところからはじまる。海軍軍医だったジェイムズ・ジョンソンの仕事は、その後、五〇年間にわたってインドにおける医療の思想と実践に多大な影響をあたえることになる。自身のインド滞在はごく短期間だったにもかかわらず、現地を訪れもしないでヨーロッパから熱帯の病気について物申す医学界の大物にたいして、ジョンソンはたいへん辛らつであった。一八一三年、ジョンソンは自分の本についてこう言う。本書は「不毛な想像力、もしくは立派な図書館の産物ではない」。一五年間、インドをふくむ「多種多様な気候のなかで観察し、体験したこと」にもとづいている。[10] 前マドラス総合病院外科医、ジェイムズ・アンズリーも、一八二八年の『インドならびに温暖気候一般で流行する病気の原因、性質、治療についての研究』を二五年にもおよぶ、インドをはじめ「南北両回帰線間」の地域での勤務の成果だという。[11] このように、現地での経験や観察を繰り返し強調することが、輪郭を整えつつある植民地医学にとって不可欠になった。コレラの病因をめぐる長年の論争にみられるように、本国の医学界の性急な一般化にたいして、インドの古株たちの専門的な知識や認識が絶えず対置された。長い経験からインドを知るものだけが、その病気の本質や医療・公衆衛生上の必要事項について発言することができる、あるいは西洋医学を実際に応用するさいに文化・環境の諸要素がどのように作用するのかを理解できる、とする議論が繰り返されることになった。それは、植民地の政府側にとっても政治的ないし財政的にみて支持するのが得策であるような議論の流れでもあった。

アンズリーやトワイニングら一九世紀の医師の多くが、「故国」から新たに赴任してきた同僚にたいして、ただちに役に立つような指導をおこなうだけでなく、インドに限定されない、もっと広い科学の世界にたいしても「ねばり強い勤勉さ」によって貢献できる存在だと自認していた。インドでのキャリアはイギリスでのポストに比べればお粗末だが、背に腹はかえられないとみた医師もいたであろう。しかし、インドを専門職の流刑地としてではなく、病気、さらに人間の健康に作用する多くの要因について観察し、調査する絶好の機会だとみる医師もいたのである。一八三八年、『ボンベイ医学・自然科学協会紀要』が創刊された。同協会の幹事、チャールズ・モアヘッドはエディンバラとパリで医師としての訓練をうけたひとだが、創刊号のなかでインドにおいてこそ、病気の「環境の多様性」が観察できるとして、つぎのように具体例を列挙している。

> 幼年から中年までのヨーロッパ人。到着したばかりの人。長期滞在者。節酒派。飲酒派。不健康な環境にさらされている人。それから保護されている人。ひとつの気候にしか慣れていない人。多くの気候に慣れている人。職業、習慣、衣食住の生活様式などの点で、たいへん多種多様な原住民。(12)

これと姉妹関係にあったカルカッタ医学・自然科学協会の一八二五年の『紀要』創刊号の序文にも、同じ趣旨の創刊の辞がふくまれており、インド在住のイギリス人医師の少なくとも一部は、遠大な野心や科学の探究心をもっていたことがうかがえる。その匿名の筆者は、まず「病気の大筋」は「どこの国でもだいたい同じ」だとみてよいという。彼のみるところ、インドは新しい病気とその治療法を発見することが可能な「未開拓の地域」ではない。この時期、「アジア・コレラ」がいよいよ世界を席捲しようとしていたことを思えば、妙に楽観的な主張である。それはともかく、一〇年後のモアヘッドと同じように、この筆者もインドに医学の研究と観察の絶好の機会をみる。

> 住まいと食物と気候が、健康な状態と病気の状態の両面で人間の身体に影響をあたえることは申すまでもない。同じように、医学的な観察がこれまでもっとも広範になされてきた地域と、自然・社会の関係の両面でそれとまったく相異なるインドのような国にあって、住まいと食物と気候によって生じる変化、さらに、それらの作用に起因するかもしれない多様性を見極めるのは、病理学的にも生理学的にも重要なことである。(13)

さらに、序文はこう続く。疾病分類学にたいする独自の貢献はほとんど期待できなくても、東洋（インドはその戸口である）は膨大な、しかしまだほとんど開発されずにいる医薬品を有しており、もしヨーロッパの医薬品に追加されれば、役に立つかもしれない。インドのヴァイドャやハキームらの「不完全な科学」に実際的な価値のあることを期待するのはほとんど無理だとしても、「自由で教養ある精神の持ち主にとって、古今東西を問わず科学の進歩と実態は関心の対象でなければならない」。カルカッタ協会は、「信頼できる出所から集められた情報や、実際の観察から得られた情報によって、東洋医学の過去や現在のすがた」に光が当てられることを「心から歓迎したい」。ムスリム医療のことはヨーロッパ側もある程度理解しているから、調査するとすればヒンドゥー医療のほうであろう。少なくとも「目新しいし、……まったく得るところがないわけでもないだろうから」[14]。

しかし、カルカッタ協会とその機関誌の存在理由は、ヨーロッパ本土の「われらが同胞」がインドの医学調査によって恩恵を得ることだけでなく、インド在住の医療の専門家たちに、ともすれば萎えがちな科学的関心を保つように刺激をあたえることにもとめられた。それこそが辺境の地で営まれる「植民地科学」なのだということをことさらに強調するかのように、筆者は、この国の医師たちが多くの困難な条件のもとで働いていると説明する。大都市や民間人居留地に在住できる少数の運のよい人びとはべつにして、

多くの医師は、この広大な大地に互いに遠く離れて分散している。科学の動向を仄聞することもなければ、学問の進歩にしても、うすぼんやりと垣間見るだけだ。収入も限られ、頻繁に転勤するために、高価な本を恒常的に入手することもかなわない。三大管区［ここではカルカッタ、ボンベイ、マドラスの各管区の首都を意味する］を一歩、離れれば図書館もない。したがって、他の医師の活字化された経験から恩恵をうけることもほとんどないし、自分自身の経験を同僚、好敵手、あるいは友人のそれによって確認する、ないし修正する機会もめったにない。行動範囲があまりにも限定され、完全に自分の殻に閉じこもるために、競争心や野心もなくなる。公的な報告書だけが彼らの仕事を記録してくれるわけだが、決まりきったことばかりで、真剣に取り上げるような代物ではない。

そのような環境におかれているからこそ、「情熱が失せる前に」、学会によって救出する必要がある。[15]

これらの論評はこの時期、他の自然科学系の出版物でもよく目にするもので、一九世紀インドにおける植民地医療のいくつかの主な特徴が浮き彫りになる。綿密で客観的な観察にもとづく合理的な営みとしての科学にたいする自覚的な忠誠心。積極的に科学に取り組み、その普及に尽くすこと。各地域の気候、慣習、食事に応じて西洋医療は「修正」を余儀なくされるとの自覚。在地医療にたいする懐疑的な、しかし完全に侮蔑しているわけではない姿勢。

一八五〇年代頃になると、科学は多くのいっそう専門化された分野に枝分かれしてゆくが、それまで医学はインドにおける科学的言説の中心となる語り口であり、専門分野のコアであり、専門職の基礎であって、その周囲に他の「実証」の科学が配置されていた。D・G・クロフォードが明らかにしたように、一八世紀末から一九世紀はじめにかけてのインドで植物学、動物学、地質学、鉱山学、民族学、そして言語学の先駆者となったひとの多くが医療従事者であり、そのほとんどは東インド会社に勤務する「軍医(サージョン)」(この文脈では、医師全体を意味する)であった。個人的な関心(エディンバラ大学医学部のような幅広い科学教育や「ジェントルマン」の科学趣味などによって育まれる)からであれ、あるいは職務上の任務の遂行からであれ、相当数の人びとがインドとその周辺領土の植物、動物、岩石、天候、住民などについて調査記録をのこした。[16] カルカッタ医学・自然科学協会という組織名、会の目的、紀要なども、彼らの知的好奇心と専門的な調査の幅の広さを物語る。そのような特徴は、カルカッタ協会の『紀要』の創刊号にすでにみられた。H・H・ウィルソンの「ヒンドゥー教徒の間にみられる」ハンセン病についての論文、N・ウォーリッチの「ネパール樟脳とサッサフラス樹皮を産出する樹木」についての論文、さらに、ジョージ・プレイフェアの「マダール根皮の治療用途」をはじめインドの薬草にかんするいくつかの論文がおさめられ、ほかにも、ドアーブ地方のバッタ、ヘビのかみ傷とヒルによる手当て、中国におけるコレラ、「海洋の発光現象」など、テーマはじつに多彩であった。[17] 一八六〇年、サー・ジェイムズ・アウトラムはつぎのようにいう。

基礎教育のおかげで、医師は、知的能力の点で、われらが至宝のインド高等文官と「平均点」では肩を並べ、インド駐屯軍の将校よりも上位に位置する。そのうえで専門教育によって、この国の資源を開発し、住民の生活状態を改善することに協力できるような特別の資格があたえられる。当然、地質学や植物学などの自然誌研究の諸領域にも大なり小なり精通していなければならない。その彼らの研究に、我が国は自然誌における経済的に価値のある発見のすべてではないが、大半を負っており、その発見によって、東洋は、近年、世界の工業資源を豊かにしている。[18]

多くの東インド会社の軍医が学問の専門分野で孤立していると感じていたことは確かだとしても、医療の考え方と実践と人材の流れが本国から周縁部への一方通行ではなかったことを強調しておかなければならない。この点は、バサラの「植民地科学」論を部分的に否定することにもなる。インドは熱帯観測所であり、コレラ、赤痢、ハンセン病、マラリアなどの病気をヨーロッパにいるよりもはるかに実際的、ないし効果的に調べることができると広く認められていた。その研究成果は、イギリスやヨーロッパの医学雑誌や教科書に広く報告され、ただちに一九世紀医学研究の本流に流れこむ。とくに一八六〇年代以前は、インドで勤務した医師の相当数が本国に戻り、医師としてのキャリアを続けた。重要な教育職についたものもいた。その顕著な例がネトレイ陸軍医科学校であって、ここは「すべての熱帯医学と医療学校の母体」となったにもかかわらず、半世紀後にロンドンとリヴァプールに熱帯医科学校が創立されたことで、おそらく理不尽にもその重要性がほとんど忘れられてしまった。[19] インドにおける医療と衛生の諸問題について論じ続けながら、イギリス本国での衛生改革や医学教育の歴史で重要な人物となるものもいた。サー・ジェイムズ・ラナルド・マーティンやエドモンド・A・パークスの経歴が示すように、イギリス領インドと本国との医学上のつながりは強く、しかも、相互に影響し合うものでもあった。[20]

熱帯医学の勃興

東インド会社軍医の自然界の科学的な理解の中心には医学があったわけだが、その彼らの医学知識の特徴とは、隣接する諸科学に精通していたことである。病気の正確な原因はなかなか特定できずにおり、多くの人びとがそのことを率直に認めていた。そこで彼らは病気、とりわけ流行病を、広く自然的・文化的な景観のなかに位置づけようとした。後世の医学研究者や医師は視野を狭め、病気を体内に侵入したある特定の微生物のしわざとみなし、病気の社会的・環境的な文脈は無視されるようになるが、それに比べて東インド会社の軍医の観察や推論は、はるかに広い範囲におよんだ。その科学的な関心は幅が広く、しかも相互に連関していた。一八二〇年代以降に輩出される「医療地誌」の調査がその好例である。その結果、インドの西洋医療は、ヨーロッパ人の健康と生存だけにかかわることから脱皮し、もっと広い環境と経済と社会のそれぞれの力が作用する現場のなかに身をおくことになった。また、それによってインド植民地医療の世界に「地誌学」的、ないし「環境論」的な伝統が確立され、一九世紀をつうじて、さらにそれ以降も根強く残ることにもなる。

この時期の医療の言説が、同時代のヨーロッパ科学の考え方と方法論だけでなく、植民地支配の政策や経済的な課題、さらに、インドにかんする植民地情報の集積と分類とも密接に結びついていたことは明らかである。イギリスの権力が強化され、インドとインド人が植民地支配者側の監視と統制のもとに編入されるようになり、イギリスの支配のあり方なり持続力という問題が差し迫ったものとなり、そして、医療体制が軍民双方からの需要が増すのに応じて拡充されていった。そこで、はじめて東インド会社の軍医は、ヨーロッパ人だけでなくインド人にもかかわる病気や医療の諸問題に取り組むことが可能になり、また意味をもつようにもなったのである。

インドの病気にかんする初期ヨーロッパ人の調査はべつにして、多少単純化しすぎることを承知でいえば、一七七〇年代から一八五〇年代までのイギリス人によるインド関係の医学研究には、ある研究テーマの発展をみることができる。一七七三年に出版されたジョン・クラークの『灼熱の国々への長期旅行上の病気についての考察』はもっぱらヨーロッパ人、それもとくに船員の健康問題を扱う。そのような視野の狭い、よそ者としての視点は、チャールズ・カーティスの一八〇二年のモノグラフ『一七八二年と一七八三年、イギリス艦隊およびマドラス海軍病院にみられたインドの病気について』にも受け継がれる。一八〇四年に出版されたウィリアム・ハンターの『長期航海のさいにインド人船員に発生した病気について』は、インド人が医学的関心の対象となるまで視野は広がっているが、あくまで東インド会社の使用人だったからである。ジェイムズ・ジョンソンの『熱帯性気候の影響、とりわけヨーロッパ人の身体構造にたいするインドの気候の影響について』は一八一三年に出版され、一八五六年には、J・R・マーティンによる大幅な改訂版が出版される重要な本だが、ヨーロッパ人の生存の問題を海上から、異質で敵対的な環境の陸地に決定的に移しかえたという点で画期をなす。ジョンソンに踵を接して登場したジェイムズ・アンズリーの『インド流行病素描』(一八二五年)とウィリアム・トワイニングの『ベンガルの重要な病気についての臨床医学的例解』

（一八三二年）という二冊の重要な研究書は、ヨーロッパ人の健康を優先しながらも、インド人の間の病気についても詳細な説明を加えている。一八五六年に出版されたチャールズ・モアヘッドの二巻本の『インドの病気についての臨床医学的研究』はその徹底した網羅性と、単一の分析の枠組みにヨーロッパ人とインド人の健康をとりまとめた点で先行研究を凌駕した。

重要なことは、クラーク、ハンター、ジョンソンらが海軍の軍医だったことであり、そのことは南アジアにおけるイギリスの権力がなお海洋志向的、ないし、せいぜい水陸両棲類的だったことを象徴する。クラーク、カーティス、ハンターらにとって、医療の取り組みや責任の中身となるのは、フランスの攻撃からイギリスの通商と海軍の要員を守り、長期の海戦中も兵士の健康を維持することであった。実務派としてハンターは、インド人船員の健康という研究テーマの重要性を「人道主義」だけではなく、「この種の人びとの労働から利益を得る偉大な通商国家の国益」という文脈で語る。[21] それとは対照的に、マドラスのアンズリー、カルカッタ総合病院のトワイニング、一八五九年、インドを去るまでボンベイのグラント医科学校長・臨床医学教授だったモアヘッドらは、インドにおいてイギリスが陸上の権力としてしっかり定着し、それにともない、ヨーロッパ人居留者だけでなくインド人にも責任を負うことになったことを自明のものとしていた。クラーク、ジョンソン、そしてある程度までハンターは、その病気論を、洋上の健康管理と「温暖気候」(warm climates) の病気という、すでに確立されていたジャンルのなかに位置づけた。「温暖気候」とは、地中海をふくむこともあるが、通常は西インド諸島や西アフリカ沿岸地域からインドを経て東南アジア諸島と東シナ海・南シナ海にまでいたる幅広いベルトを指していた。それとは対照的にトワイニングは、植民地インドという単一地域に固有の医療と病気にかんするマニュアル本を書いた最初のひとりとなった。イギリス支配の医学的居座り声明である。

一九世紀はじめから、医療と病気のことが、医学の専門書だけでなく、東インド会社領地の広域調査にもよく登場するようになった。一八〇七年九月、東インド会社は、インド高等医務官職のフランシス・ブキャナンにインド東部の調査を委託した。当該地域の地勢、住民の宗教と慣習、土地保有と耕作の形態、天然資源、商業、製造業についての情報を提供すること、それに加えて住民の健康状態、食事、彼らのかかる病気についても報告するようにとの指示であった。ブキャナン報告は七年をかけて作成されるが、その内容は、医師としての訓練と科学的な関心を忠実に反映するものになっていた[22]。

カルカッタとボンベイのそれぞれの医学・自然科学協会の『紀要』には、数多くの「医療地誌学」的な調査が掲載されている。往診と従軍のさいに材料を集めたものが大半である。ジェイムズ・アンズリーも一八二五年に出版された『インド流行病素描』と、その三年後に出版された『インドならびに温暖気候一般で流行する病気の原因、性質、治療についての研究』のなかでインドの医療地誌、気候、季節についての研究に取り組んだ。アンズリーによれば、気候や季節の影響、そして、病気の地理的分布などに十分な関心を払ってこそ、はじめて医学研究は「合理的な基盤」のうえに立ったといえるのだ。アンズリー自身のマドラス管区の「地誌的・統計学的な報告」[23]は、この考え方を実行に移すための予備的な試みであった。

さらに影響力をもつ動きとして、一八三五年、カルカッタ在住のジェイムズ・ラナルド・マーティンは東インド会社政府〔のちにインド政庁〕を説得し、医務官がそれぞれ勤務する駐屯地および県について医療地誌的な報告をおこなうことを認めさせた。一八三七年、マーティンの『カルカッタについての医療地誌学的研究』が出版され、ロンドンで活躍する高名な医療統計学者にして疾病分類学者であるウィリアム・ファーによって絶賛された。ひきつづき、インドではジョン・マコッシュの『アッサム地誌』、ロバート・ランキンの『サラン県の医療地誌学的研究』などが出版された。この種の研究は一九世紀後半まで続き、その後は、もっと包括的な帝国地誌や県地誌に部分的に受け継がれることになる[24]。これらの医療地誌調査の幅の広さは、東インド会社軍医の科学的関心の幅の広さを反映し、そして、インドの環境を理解し調査するうえで医学がその中心に位置したことが反映されていた。

また、それらの調査からみえてくるのは、彼らの仕える支配体制側にとって、その安全と物質的利害に医学は役に立つと認識されていたことである。つまり、医療地誌学には、科学研究を志す東インド会社軍医たちがテーマに取り組むさいの知的好奇心と同じくらいに、植民地体制側の現実的で政治的な知識の必要性が凝縮されていたのである。彼らは、科学者であると同時に国家に仕える人びとでもあった。『ヨーロッパ人の身体構造にたいする熱帯性気候の影響』(一八五六年)のマーティンの包括的な構図では、医療地誌学者はつぎのようなことを調査するようにもとめられる。

人類を退化させ、その体力と活力を萎えさせる傾向をもつ環境のすべて。病気の外的な原因、広がり、予防にかかわる事柄のすべて。住民の身体的状態を改善し、さらにそれをつうじて道徳的状態を改善する計画のすべて。[25]

それ以前のブキャナンにたいする東インド会社側の指示は、もっと控えめだった。それにたいしてマーティンは、一八五〇年代のイギリス本国にみられる衛生問題への積極的な介入の流れ、さらに登録庁統計官としてのファーの活動をふまえて、つぎのように続ける。

それぞれの地域に固有の自然の形状は、住民の生命と健康を大きく左右する。したがって、総合的な衛生調査は、以下の点についての情報をふくむものでなければならない。土地の表層と標高。地層と土壌の成分。給水と水質。低湿地帯の範囲。灌漑の進捗状況。生産物の性格と分量。家畜の状態、頭数の増減、流行病。さらに、気温、気圧、湿度、風向き、落雷についての定期的報告。これらの事実を知らなければ、流行病の発生、および死亡率と出生率の変動にかんして満足のゆく結論を出すのは不可能である。[26]

こうして、病気と医療が、一九世紀はじめの調査と分類の言説の中心に入りこんだのであった。そこには、科学的な理由や、人道主義とされる理由もあったが、同時に実利的な理由もあった。病気、とくに流行病は東インド会社にとって、帝国支配を維持し収益を計上するうえでけっして無視できない重大な事項だった。ヨーロッパ人の健康と生存だけが問題だったわけではない。流行病は、とくに飢饉に連動して発生すると、農村の人口を減らし、農業と商業からの国庫収入を劇的に枯渇させた。病気が帝国収支の借り方に計上されるものだとすれば、医療は元をとる資産とみることができた。少なくとも医師側の計算では、そうみるべきものであった。マーティンも、インドの「国家医療」をさらに体系的で、科学的なものにすれば、その見返りとして、「生命と財産の安全の増大」を期待できるとした。[27]

カルカッタ眼科病院医師のC・マクナマラも、植民地国家にとって病気を防止することは実利的にも価値があると強調する。一八六六年、マクナマラはつぎのように指摘した。イギリスによる支配が「インドのために多大のことをおこなってきたことは、疑う余地がない」。インドが「無政府状態と破滅の状態」にあるのをみて、イギリスはそのすべての階級に平和と保護を確保した。しかし、「毎年のように、流行病と風土病が住民の間で猛威をふるっており」、それを克服するためには、さらに「有益な事業」を展開しなければならない。マクナマラのみるところ、それらの破滅的な病気の先頭に立つのがコレラである。住民全体に「筆舌に尽くしがたい惨禍」をもたらすがゆえに、それと闘わなければならない。しかし、理由はそれだけではない。

コレラの破壊力によって、国家は膨大な労働力を失う。それは、このように浪費されるために創造されたわけではないはずだ。したがって、たとえ政府がこの問題について最低の、まことに卑しい見方しかとらないとしても、やはり全力をあげて最下層階級の健康の改善に努力すべきなのである。なぜなら、今日、彼らの間にみられる恐るべき死亡率は、国家にとってもろにこたえる損失だからである。(28)

マクナマラやマーティンらは、国家の医務官として、インドの福利厚生とその植民地体制の安全と繁栄のために自分たちの知識や技能を実際にどのように活かせるのかについて、いやでも関心を持たざるをえなかった。マクナマラの「最低の、まことに卑しい見方」という言い回しからうかがえるように、医師たちは渋る国家をなだめすかして行動にかり立てるには、医療と衛生面に介入することによって得られる実利的な利益を強調することが必要だとみた。しかし、政府の無関心や怠慢にはっきり失望することもあった。しかし、全体として、彼らの大半は、国家に仕えることと科学に奉仕することの間に鋭い矛盾なり利害の不一致をみることがなかったように思われる。

環境論のパラダイム

植民地医療は、一連の調査と分類の「格子（グリッド）」を介してインドを鑑定した。もっとも重要な格子のひとつは、空間である。狭くみれば、病院、監獄、兵舎などに代表される。だいたいは植民地化にともなう新しい制度であって、詳しい観察や、食事など病気にたいして影響力をもつと考えられる事項の厳重な規制をおこなうのにほどよい小空間であった。兵舎と監獄という制度的領域については、第2章で論じることにする。

もっと広い次元では、植民地医療は、地誌学的な調査と「温暖気候」の生理学的・病理学的な影響をめぐる言説を介して、インドを異質の空間として、危険で未知の環境として定義した。もろもろの病気はヨーロッパと同じように「普遍」の法則に従いつつも、尋常でない、もしくは増幅されたかたちで進行する。したがって、医療の側も、異なる気候が指示するところに従い、異なる身体構造に対応するためには、ある種の「変更」を余儀なくされるはずであった。そこで、西洋医療の側がこの新しい環境で機能するさいの条件が完全に確定され、ヨーロッパ人とインド人が等しくその活動圏内に組みこまれる前に、まず、「熱帯」という地理的に認識される空間を構築しておく必要があった。

自然環境が人間の健康と病気に強力に作用するという考え方は古くからあり、ヨーロッパ思想史では古代ギリシアのヒポクラテスの『空気、水、場所』にまでさかのぼることができる。フランシス・ツィンマーマンが近年明らかにしたところによれば、その考え方は、アーユルヴェーダの医学思想のなかでもしっかり確立されていたテーマであった。[29] 一九世紀のイギリス人医学研究者たちが、このインド固有の文字化された伝統に気づいていたことを示す証拠はほとんどないものの、ある特定の場所なり地域の不健康な状態についての観察の一部を確認するさいに地元のインド人の見解を引いてくることはあった。一八世紀のヨーロッパにおいて環境論は、一七四八年のモンテスキューの『法の精神』の刊行に刺激されてめざましい復活をとげ、インドでも、一七九三年の「ザミンダーリー制度」の導入やヨーロッパ人の入植の見込みなどさまざまな事項にかんして初期の植民地イデオロギーと行政に生産的な影響力をもった。一八五六年になってもJ・R・マーティンは、『ヨーロッパ人の身体構造』のなかで、灼熱の気候によって無気力状態がつくられ、その結果、野蛮で専制的な制度が生まれやすくなるというモンテスキューの見解を明らかに賛同して引用していた。[30] ヨーロッパでのヒポクラテス主義再発見の思想潮流にうながされ、しかし同時にインドで遭遇した未知の強烈な気候や病気の環境に対応しつつ東インド会社の軍医たちは、一八世紀中頃にまでさかのぼるイギリス、さらにドイツやフランスの地誌学の豊かな伝統、また、もっと身近なものとして西インド諸島や西アフリカで遭遇した病気についてヨーロッパ人が書きのこした文献を手がかりに、不健康を自然環境と関連づけようとしたのであった。[31]

インドの病気すべてがこの環境論のパラダイムのなかにおさまったわけではない。[32] たとえば、ハンセン病は一九世紀のインドで広範にみられ、ときおり国家による規制の対象にもなったものの、気候や環境に左右されるものとはほとんどみられず、その関係は明確に否定された。[33] 第3章でみるように天然痘も、環境の影響とはだいたい無関係だと理解されていた。それにたいして、一九世紀医学研究の中心となり、おおかたの医療行為の売り筋にもなる「下痢」

(fluxes)と「熱病」(fevers)は、インドにおける病気の最大多数をしめ、そして程度の違いこそあれ環境の影響をうけているとみられた。なかでもチャールズ・モアヘッドが「インドの病気は、イギリスの病気ではない」と主張するさいの核心には、環境と病気の関係にかんする以上のような認識があった[34]。

インドのもっとも特徴的で、広く「流行する」病気についても、医学研究者の間にはかなりの程度まで意見の一致がみられた。熱病(その主力は、今日言うところのマラリアである)が、肝臓と腸の病気とならんで上位三者をなした。そのうちのどれを筆頭にもってくるかについては、意見が分かれた。ハンセン病、脚気、破傷風などの非流行病が詳しく論じられることはめったになかった。結核は、ヨーロッパの医学界ではおおいに関心を集めていたにもかかわらず、インドでは一九世紀末までほとんど論じられることがなかった[35]。リーシュマニア症、熱帯スプルー、さらに腸チフスについては、一九世紀のかなり後の段階まで特定化されずにいた。ハンターとクラークの場合は海洋の視点からみるために、壊血病をインドの主要な病気のひとつに数えていたが、南アジアにおけるイギリスの権力が陸上でも明確に確立され、そして病因がわかってくると、刑務所の医師をのぞけば関心の対象外となる。一八一三年の『熱帯性気候の影響』のなかでジョンソンは、「胆汁性熱病」について詳しく論じている。彼のみるところ、それは「温暖地帯」の「大流行病」である。また、ジョンソンは肝炎についても論じているが、彼によれば、それは「インドの風土病」である。ここでいう肝炎とは、肝臓の各種の機能障害を指す幅広い用語で、慢性的アメーバ赤痢の症状もふくむことに注意しなければならない。一八一八年には、マドラスの軍医、ジョージ・バリンゴールが肝臓障害と赤痢に焦点をしぼって論じている。彼は、アメーバ赤痢とシゲラ赤痢とを区別した最初のひとりである。バリンゴールは、当時としてはむしろ例外的につぎのように論じる。熱病はたしかに体力低下の主要な原因になっているが、「インド人部隊の疾病統計では、筆頭に位置していない[36]」。また、アンズリーは一八二五年の『インド流行病素描』のなかで、一八一七~二一年のコレラの大流行をふまえて、それまでの研究者がごく概括的にしか論じなかったこの病気を、「インドでもっとも流行する病気」の第一位に位置づけた。その後の多くの医学研究者が受け継ぐ見方である[37]。一八三二年、トワイニングは、その『臨床医学的例解』の内容を赤痢と下痢、肝臓と脾臓の病気、コレラ、それに熱病にしぼった。軍医のW・L・マクレガーは一八四三年の『インド北西州のヨーロッパ人と原住民の兵士の健康にかかわる主要な病気についての実地観察』のなかで熱病、コレラ、赤痢を三「大」病と特定した。さらに、ケネス・マッキノンは一八四八年の『ベンガル州ならびに北西州の公衆衛生、気候、衛生、流行病』のなかで、熱病、赤痢、そしてコレラをインド北部と東部の住民にとって「主要な死亡原因」だと書いた。他方、一八五六年の著作のなかで、マーティンはジョンソンの意見を踏襲して、熱病、腸の機能障害、肝臓病をインドの不健康と死亡の主要な原因であるとした[38]。ボンベイのチャールズ・モアヘッドは、調査の対象に選んだ病気の範囲が、おおかたの先行研究者を大きくこえた。その一八五六年の『インドの病気にかんする臨床医学的研究』の序文で彼はつぎのように書く。

本書の狙いは、通常、熱帯のものと呼ばれる病気、すなわちマラリア熱、肝炎、赤痢についての実務的知識を充実することだけではなく、ヨーロッパ人観察者にも周知の病気、たとえば肺炎、肺結核、心膜炎、ブライト病などは、インドでも、原住民社会のいくつかの階級によくみられることを示すことである。

このようにモアヘッドはインドでの西洋医療の対象範囲をそれまでの病気の枠をこえて拡張しようとしたのだが、これまでと同じ欠落点があることを認めざるをえなかった。すなわち、婦女子の病気についてはほとんど語ることができなかったのである[39]。

「グジャラート熱」とか「ベンガル腐敗熱」というように、熱病をその発生地の地名で呼ぶ傾向があったとはいえ、インドでイギリス人医師が論じた病気の状態は、「アジア・コレラ」をべつにすれば、ヨーロッパ自身の疫病体験、もしくは世界各地での遭遇体験から大半が既知のものであった。よく引用されたのが、ヨーロッパの陸海軍医の研究である。インド在住のおおかたの医師の履歴からみれば、驚くべきことではない。熱病のために悲惨な結末をみる一八〇九年のオランダ・ワルヘレン島遠征〔ナポレオン戦争中、ここで四万人のイギリス軍兵士の半数が病気で倒れた〕にかんする医学的分析とならんで、サー・ジョン・プリングルの『軍隊病気論』（一七五二年）がインドの熱病の原因と治療について議論するさいになお頻繁に引用された。もうひとつの重要な参照点は他の「温暖気候」、とくに西インド諸島にかんする文献である。ジェイムズ・ジョンソンが本を書いている頃、すでに西インド諸島については、インドよりもはるかに膨大で権威のある医学文献が輩出されていた。カリブ海のほうが経済的にも政治的にも重要であり、陸海両軍も活発に活動し、白人プランテーション経営者階級も在住していたことが医学研究をうながしたのである。[40] 一八二〇年代から三〇年代にかけて、南アジアでのイギリスの権力基盤が確立し、他方、西インド諸島が経済的に没落すると、後者はインドの医学研究者にとってたいへん参考となる対象であることを止める。西インド諸島のヨーロッパ人の生命をもっとも脅かした病気である黄熱病がインドではみられなかったこと、逆にコレラの起源はインドだったこと、その結果、もうひとつのインドの事例は南アジアにとって重要性を失ったのである。

インドの環境は未知のものであり、また、身体にたいして極度に有害な影響をおよぼしている、と繰り返し強調された。チャールズ・カーティスは一七八〇年代のマドラス短期滞在の経験にもとづき、つぎのように書く。インドに到着してすぐ、「ヨーロッパの疾病分類学の定義がまったく当てにならない、あるいは誤った手引きになること」がわかった。「よそ者」の身として、ヨーロッパでの教育と経験の「おおかたを忘れ去り」、医療活動は一歩一歩、「自分の眼で確かめながら進む」必要があった。そして、

> このように途方に暮れ、難問を抱えこんだのも、少しも不思議ではない。……この国では、動物にせよ植物にせよ、ほとんどがヨーロッパの同種のものとは似ても似つかぬものばかりである。モンスーンが移動する一ないし二週間をのぞけば、……雨も降らなければ、風もほとんど吹かない。地平線に靄ないし雲はめったに現われず、ほぼ天頂にある太陽の熱を少しも和らげてはくれない。気温は、二四時間ずっと華氏八〇度をほとんど下回らず、だいたいはそれ以上だ。[41]

インドを異形の存在として、またその気候を悪意にみちたものとしてとらえること。ヨーロッパ人が身体で感じた不快感と、同胞にみられる高い死亡率によって、それらのことがいっそう強調されることになった。ジェイムズ・ジョンソンは、ヒリヒリするような暑さを「熱帯での生活の惨めさのひとつ」に数えているが、それは同胞のヨーロッパ人の観察結果だけでなく、彼自身の苦しい体験から一般化したものでもあった。[42] その時期に医学研究者や医療地誌学者が、インドの病的な気候と景観という医学的表象を構築しはじめる。トーマス・ダニエルとウィリアム・ダニエル〔一八世紀末にインド各地を旅した〕の素敵なアクアチント版画にみるロマンチックな景観とも、「天然の宝物」に満ちあふれた魅惑的な「欲望の地」としてのインドという昔からのイメージとも大きく異なる表象であった。[43] 軍人で、東洋学者で、探検家のリチャード・バートン〔アフリカ探検や『アラビアン・ナイト』の翻訳で知られる〕は『ゴアと青い山々』（一八五一年）のなかで、「疫病の地た

るシンド、そして悪疫の地たるグジャラート」から幸いにして脱出できたと書いているが、それは、世紀の中葉までに東インド会社の軍医や軍人や社員の間で当たり前になっていたインド観を鮮明に述べていたにすぎない[44]。病気が蔓延していることがだんだんわかってきても、インドの富と資源を開発しようとする植民地化の企ては止むはずもなかった。しかし、そのような認識では、自然の恵みよりも自然の束縛のほうが強調されることになった。医学を厳格に応用することによってのみ破ることができそうな束縛であった。

初期医学文献の大半は、ベンガル（と、それよりは少ないがマドラスの海岸地帯）の経験にもとづいていた。ベンガルは、東インド会社の商業と行政の介入がもっとも進行したところであり、天候も植生も地勢も北西ヨーロッパの基準――カーティスのいう「原型」ともっとも隔絶していた。一七六〇年代のジョン・クラークにとっても、つぎの一〇〇年以上にわたって多くの他の医師にとっても、ベンガルはきわめて不健康で、危険な地域であった。そこが不健康であることは、とくに順応していないヨーロッパ人の身体にたいする生理学的・病理学的な影響によってだけではなく、気候と地勢の極端なありようからも了解できることだった。熱帯地域をかくも致命的にするのは、高温と湿度とが破滅的に結合するためであり、また、有毒で、病気を産出する「瘴気（ミアズマ）」が浮遊する暑く湿った空気のせいだとされた。ベンガルのジャングルとクリークと沼地、高温多湿の気候、季節間および同一季節内の極端な温度差は、過酷な環境が身体構造におよぼす残酷な影響のほとんど典型であるとみられた。したがって、重度の悪性熱病、急性肝炎、赤痢、下痢などがベンガルのいたるところで蔓延していてもなんら驚くにあたらない、とされたのであった。

気候の影響はあくまで間接的であって、病気の前提条件をつくるだけである、もしくは腐った植物、動物の死骸、湿った土壌などから発生する有毒な発散物の効果を強めるにすぎない、と理解する研究者もいた。「瘴気」もしくは「マラリア」（「悪性の空気」）が病気の原因になる、ないし病気を伝えると考えられていたものの、この時代にはまだ厳密に特定できず、また特定の原因にたどりつくこともできずにいたのだが、このように不快な環境であれば充満しているに相違ないと強く信じられていたのである。一八三〇年代、カルカッタの軍医、F・P・ストロングは、この点をひどく強調して、つぎのように書いている。「マラリアの発生原因がなんであれ、それがベンガルのすべての地域で、いまだにジャングルを開発し、排水し、清潔に保つようなことが実行されていない地域で大量に発生していることは、疑う余地がない」。ベンガル管区の首都カルカッタの周辺でも、ざっと周囲を見渡すだけで、「マラリアの生成に必要な基本条件」が目に飛びこんでくる。「ジャンル、湖、沼地、樹木がひしめきあう庭園、あらゆる種類の森、雑草、よどんだ水、不潔なため池、あらゆる種類の低草ジャングル」がそれだ。そこには、「絶えず毒素を供給するありとあらゆる媒介体がそろっており、さらに高温多湿状態が……それを助長する」。それに、「異常な、もしくは急激な気候の変化」、あるいは、「海水や河川の異常な氾濫」がつけ加わると、「病気と死が大地を席捲する」[45]。

軍医ジェイムズ・テイラーは、『ダッカの地勢ならびに統計』（一八四〇年）のなかで、ダッカで「マラリアを蔓延」させ、住民を「絶えず発熱状態」におく環境の影響を特定する。例年、九月末に河川の氾濫が沈静化しはじめたときに、この病気がもっとも流行する時期が到来する。テイラーによると、それから一一月末までがマラリアの季節である。その時期、「腐敗の諸要因、水と朽ちた植物の残骸との割合、ある一定の気温。それらのものが、この病気の動因を産出するのにちょうど最適の条件となるようだ」。河川によって運ばれてきた草木のぶ厚い、臭気のただよう腐敗層から産出される瘴気が高温と「無風状態」に結合することによって、とくに悪性の熱病を産出する[46]。

たとえ自然環境を不健康と病気の「刺激原因」だと決めつけることができない場合でも、その影響を、考えられるほとんどすべての種類の病気に人びとがかかりやすい状態にさせる「素因」の要因のひとつと断じることができた。弛張熱と間欠熱〔発熱周期に注目した分類で、マラリアもふくまれる〕全体を「植物・動物性瘴気、ないし沼地の発散物」に関連させて、ジェイムズ・ジョンソンはつぎのようにいう。

これらの瘴気は、地球内部の、動植物体が腐敗状態にあるところなら、どこからでも発生する。ところが、熱帯性気候においては、その高温多湿状態が病気の動因を活性化させることはもとより、その対象となる人間についても、その動因を受け入れてしまう素因を生みだすため、その相乗効果は恐るべきものとなる！[47]

アンズリーもつぎのようにいう。温暖気候の病気は、基本的には穏やかな気候の国々の夏に流行する病気と同じだが、気候という「もっと強力な原因によって、もっと激烈になり、長引き、そうして結果もほかの地域よりひどくなる」[48]。このように、一般に気候の猛威と高温多湿の過激な影響が、熱帯で病気が凶暴になる原因とされたのであった。トワイニングもバリンゴールらと同じように、インドの赤痢は、イギリスでやはり赤痢と呼ばれる病状よりももっと重いものになるとみた。症状が急激に進行し、死にいたるケースが多い。この違いを、トワイニングはなによりも熱帯性気候のせいにする。曰く。「一日の気温がかなり急激に変化すること、高温多湿であること、暑い季節からいっきに寒い季節に変わること」が、ベンガルで観察される赤痢の主たる「刺激原因」ではないだろうか。[49]トワイニングは、間欠熱についても同じ見方をとるが、多くの同時代人と違い、媒体となる瘴気よりもむしろ気候の影響に直接、結びつける。

一般に、悪性の空気が間欠熱を引き起こす原因だとされてきた。しかし、ベンガルの医師であれば、着任早々でも、一〇月二〇日から一二月一日の間に季節と気温の移り変わりがあり、間欠熱の流行は、寒い季節の開始の時期におきる一日の気温の変化と密接に結びついていることがわかる。その季節になると、水分の蒸発がそれまでの六週間にくらべてずっと少なくなる。夜は寒くなり、朝は霧がかかるようになって、日中の気温もずっと低くなる頃、間欠熱の件数が猛然と増えるのである。いっぽう、身体のほうはそれまでにベンガルの灼熱の天候や雨にさらされているために、寒い天候の開始時の影響をもろにこうむり、かくして病気が多数、発生することになる。これらの原因、さらに内臓器官の障害、とくに腹部の不調に、一年をつうじて一一月と一二月に間欠熱がもっとも流行する原因がある、と私は考える。[50]

このように、病気の決定要因として気候と地勢を重要視することが、一九世紀はじめの医学書において入念に論じられ、学問的に正しいこととして語られたのであって、とくにインドでは一九世紀をつうじて医学上のたいへん有力な学説の位置をしめることになった。細菌学説という新しいパラダイムの挑戦をうけるようになっても、多くのインドの古株は、気候ないし環境決定論に断固として固執するか、もしくは、微生物の病原菌は、個々の病気の発生と病因の一部しか説明できないと言いつくろった。[51]

気候と身体構造

一八世紀末から一九世紀はじめにかけての時期の「熱帯医学」とは、環境の作用、熱帯の景観、温暖気候についての研究であると同時に、ヨーロッパ人と在地民の「身体構造」(constitution)にたいしてそれらのものがおよぼす影響響についての研究でもあった。身体構造という用語は、もちろん一八世紀末から一九世紀はじめのヨーロッパでごく一般的に用いられていたが、とくに重要性をもつようになったのは、インドであった。というのも、熱帯性気候のもとでのヨーロッパ人の「よそ者的なありよう」の指標、さらにヨーロッパ人とインド人の先天的な違いを表現するものにもなったからである。

　気候の極端なありようが、生命維持器官、なかでも肝臓に強力に作用するとしばしば論じられた。肝臓は、伝統的な病理学では大半の身体不調の部位であると考えられ、その見方がなお有力だったのである。一七七三年、クラークは読者につぎのように忠告する。「灼熱の気候のもとでいちばん病気になりやすい内臓は、肝臓である」[52]。それから四〇年後、ジェイムズ・ジョンソンはいつもどおりに熱をこめて宣言する。「高温状態の影響で、身体は、それ以外の病因の作用をこうむりやすい状態におかれる」。この理論を証明するためにジョンソンは、手のこんだ議論を展開する。彼の説明によると、共振作用ないし相似作用（ジョンソンのいう「器官の一致」）によって、熱帯の気象条件のもとでは、身体の外部で大量の発汗がうながされ、身体内では胆汁の流れが刺激される。その分泌活動が夜間の気温の急激な低下などによって制止されると、食欲不振や便秘から重度の肝不全や「肝炎」にまでいたる、さまざまな疾患が生じる。インド人は、皮膚の色をはじめとして高温多湿状態に身体的にも文化的にも適応しており、ヨーロッパ人ほどこれらの変化に影響されずにすむ。ところが、白人の男女にあっては、ヨーロッパで暮らしていたときよりも身体諸器官が「過剰に刺激される」。熱帯の身体不調にかかりやすくなる根本の原因は、以上の点にある[53]。

　しかし、ヨーロッパ人の身体構造にたいする熱帯性気候の影響の正確なところ、とくに、その影響は炎症性で鬱血性のものであるのか、それとも衰弱性のものであるかどうかについては、意見の一致がみられなかった。クラークによれば、温暖気候は「固体を弛緩させ、血液を分解し、腐敗をうながす」。その影響が顕著にみられるのはヨーロッパ人女性であって、「生き生きとした頬の輝きや血色のよい顔色が、たちまち青ざめてしまう。無気力になり、衰弱し、暑くなるだけで身体組織が弛緩し、女性特有の多くの不健康状態に陥る」[54]。逆に、高温の影響は身体器官を炎症ないし鬱血させ、血液を過熱することだとするひともいた。一八四三年、マクレガーはつぎのように書く。「熱帯性気候、ならびに温暖気候で流行する病気の多くは、炎症の増大の結果である」。さらに、「身体組織にたいする高温の炎症効果の結果、熱病にかかりやすくなる」。だから、ヨーロッパ人ははじめてインドに上陸したさいに、熱病の攻撃をほとんど逃れることができない。被害をこうむるのは、身体の「組織全体」だけではない。「高温に絶えずさらされることで、各種身体器官が鬱血状態になる」。ここでも、肝臓がもっとも影響をうけやすい器官だとされる[55]。このように、気候の影響を血液や胆汁などの体液に特定化することによって、この時期の医学研究者は、環境論と、一九世紀はじめのヨーロッパの医学思想においていまだに影響力をもつ体液論の議論とを結びつけたのであった。

熱帯の環境のなかで病気は穏やかな気候よりも病状が苛烈になるとの見方から、西洋医療の側が成果をあげようとすれば、それに対応して「修正され」るべきであるとの考え方が生まれた。一九世紀前半にたいへん好まれた消炎治療法、すなわち、瀉血や大量の甘汞をはじめ水銀系薬品を処方する治療法が、熱帯性気候の炎症作用と診断されたものに対処するために導入された。病気が恐るべき速度ではじまり、激烈な症状を生む。健康そうにみえた人でもコレラの症状が現われて数時間もたたないうちに苦しみながら死んでしまう。そのような国では、迅速かつ決然として行動することが肝要であるようにみえた。アンズリーも、『インドならびに温暖気候一般で流行する病気の原因、性質、治療についての研究』のなかでつぎにように警告した。

「温暖気候のもとでは、病状がいっきに進行するので、最大限の決然とした行動がもとめられる」。この本で紹介される多くの治療例の「大胆さ」に、もっと穏やかな気候の国の医師は驚くに違いない。しかし、そのようなところでは、病気がゆっくり進行し、病状も軽いから、穏やかな治療法ですむのである[56]。

熱帯では、劇的で強烈な治療が必要であることをもっとも声高に唱えたのも、やはりジェイムズ・ジョンソンである。ジョンソンは自分のささやかな経験にもとづくとして、つぎのようにいう。ジョン・クラークやジェイムズ・リンド〔一八世紀の医師で、壊血病予防で知られる〕らの勧めるキナノキは、ベンガルの「風土性熱病」の治療には役に立たなかった。そこで瀉血治療をおこなったところ、大量の瀉血によって患者が楽になった。熱がぶり返すたびに瀉血をおこなった。また、血液を清浄し、腸をからにするために大量の甘汞を投薬した。ジョンソンによれば、いちどに四〇オンスの血液を抜くぐらいの処置が必要であって、そこまで徹底しないと、必要な治療効果をあげることができない。ジョンソンは、ある海軍軍医の証言を熱をこめて引用する。その軍医は熱病にかかり、この治療法ならば命が助かるかもしれないとすがる思いで、みずから瀉血をおこなった。軍医は、いたく興奮してつぎのように報告する。静脈切開の効果たるや、

「驚くべき」ものだった。「血が切開口からこれまで見たことがないような勢いでほとばしり出た。船内の隔壁や天井の甲板梁がたちまち血に染まった」。助手が「驚き、出血を止めようとした」。しかし、「まったく耳を貸さず」、しまいに、二〇オンスの出血をみた。ジョンソンは厳かにこう結論する。「この方は、大胆な瀉血、下剤、そして水銀系薬品のすばらしい効き目の生きたお手本である」[57]。このような徹底した瀉血治療はマラリア性の熱病やコレラにたいして広範に利用され、そして患者をいたずらに衰弱させるだけだったはずだ。他方、甘汞のほうも、その狙いどおりに「唾液分泌過多」がおきるまで大量かつ繰り返し投薬され、その結果、歯肉が腐り、歯が抜け落ち、哀れにも患者は顎の骨までやられてしまったのである。

後代の多くの医師たちがこれらの消炎治療法の有害な行き過ぎを嫌悪してみるようになるのは、当たり前である。また、モアヘッドらはつぎのように批判した。それらの治療法はヨーロッパ人の身体構造にたいする熱帯性気候の衰弱効果に拍車をかけ、事態をさらに悪くする。強烈な瀉血と身体を衰弱させる下剤よりも、必要なのはむしろ強壮剤である。しかし、ジョンソンの後も三〇年以上にわたって、静脈切開と水銀系薬品はインドでめざましい（そして致命的な）流行をみたのであった。ジョンソンの業績や強烈な個性の力ということもあったが、マラリアやコレラにたいして有効に立ち向かう手立てが見つからないという医師たちの焦りも反映されていた。しかし、同時に、熱帯での病気の例外的な苛烈さ、そして、ヨーロッパ人にたいするインドの気候の「炎症」作用に立ち向かおうとすれば、このような「英雄」的な治療は不可欠だとする信念が根底にあったのである[58]。

一八三〇年代以前は、インド人住民の間の病気について学術的な観察がほとんどなく、統計データもなきに等しい状態であり、ヨーロッパ人側からすると、自分たちのほうは熱病、赤痢、肝炎などにかかりやすく、インド人のほうはほとんどかからないようにみえた。一八二五年の著作でアンズリーは、つぎのように書いている。「奇妙なことに、ヨーロッパ人のほうが原住民よりも肝臓病や赤痢にかかりやすい」。この主張を立証するためにアンズリーが引き合いに出すのは、マドラス方面軍の数字である。それによれば、白人兵士の二一パーセントが肝臓の病気を患っていたのにたいし、インド人兵士は〇・一パーセントにすぎなかった。赤痢も、ヨーロッパ人はインド人よりも一五倍も多くかかっていた[59]。

このように、ヨーロッパ人は熱帯性気候の病気にたいへん弱いという共通認識は、部分的には、限定されたものとはいえ観察結果によるものだった。軍隊内である種の病気の疾病率と死亡率がヨーロッパ人の間でたいへん高かったことには理由があった。しかし、ヨーロッパ人はどの病気にもかかりやすいとの見方は、インドのヨーロッパ人は所詮、「よそ者」であり、在地民のほうは十分に「順応」しているに違いない環境であっても、その影響をこうむりやすいという確信をも反映していた。ジェイムズ・ジョンソンは、『熱帯性気候の影響、とりわけヨーロッパ人の身体構造にたいするインドの気候の影響について』(一八一三年)のなかで、熱帯一般でヨーロッパ人が生存できるかどうかの問題を扱い、当時の常識的な議論を展開している。人間も植物や動物と同じように、慣れない気候にそうおいそれとは適応できない。生まれ育った土壌から移動させられると、通常の活力が失われ、「しだいに衰える」。当時の他のイギリス人医師と同じようにジョンソンも東洋におけるポルトガル人の運命を、ヨーロッパ人が熱帯では健康と活力を維持できないことの証拠としてあげ、インドでも白人が二ないし三世代以上、再生産できるかどうかは怪しいとした。ジョンソンのみるところ、白人は「鬱々とした感情」や、故国を遠く離れたものにつきまとう恐怖や不安に苛まれ、身体的にも精神的にも病気になりやすい[60]。アンズリーも同じである。

神様がお決めになった国の環境やその移り変わりに身をおくのが、人間にとってはいちばんよい。……ヨーロッパ人も、いま住んでいる気候にいちばん適合できるように身体ができている。このような人間の身体組織とその国の環境との符号関係は、地球上のどこでもみられるものであろう。ところが、その独特の身体構造を育んでくれた気候から、それまで順応してきたものと著しく異なる気候に移住すれば、さまざまな種類の病気に、程度の違いこそあれ、かかることは当然、予想されることなのである[61]。

とはいっても、ヨーロッパ人がよそ者として熱帯の環境のなかでたいへんな危険にさらされるからといって、そこに足を踏みいれること、さらに一時的に住みつくことへの絶対的な障害になるとはみられなかった。ヨーロッパ人もいずれは天候と病気の影響に「慣れてゆく」と主張するひともいた。しかし、そのような断定は、インドで、のちにはアフリカで連綿と続く論争のたねになったし、いずれにせよ、新たに赴任した兵士や民間人の健康にとっては、なんの救いにもならなかった[62]。もっと一般的にいえば、ヨーロッパ人が身をおく悪魔のような気候からその健康を守る、あるいは救出する方策を考えだすのが医師の仕事だとされた。そのような考え方から、さまざまな医療・衛生の対応が生まれる。地誌学的な調査をおこない、どの地域が健康的で兵舎や療養所を設置するのに安全であるかを決める、コレラの発生を予防するために軍隊と囚人を一時的に疎開させる、ヨーロッパ人の食事、衣服、社会生活について、熱帯で健康を維持しようとする場合に有害となりそうな部分を批判することなどがそれである。第2章で検討するように、これらの対応の多くは軍隊ともっとも密接にかかわるが、なかにはもっと広い意味をもつものもあった。

このように、インドではその熱帯的環境ゆえにヨーロッパ人の健康管理や治療法も、「修正」を余儀なくされると理解された結果として、医療はヨーロッパ人だけを相手にするのではなく、他者との比較をふくむ営みとなった。医師たちは、インド人がヨーロッパ人よりもかかりにくい病気があるのかどうか、あるとすれば、なぜなのかを知ろうとした。また、インド側に医療、病気の理解、食事や衣服などの点で、ヨーロッパ人の健康にも役に立ちそうな独自のものがないかどうかに関心をもつようになった。

ジェイムズ・ジョンソンは、インド的なやり方にヨーロッパ人のほうが順応することを強く主張したひとでもあった。ジョンソンの見方は、一九世紀はじめにベンガルをほんの少し知ったことにもとづいているとはいえ、もっと帝国主義的になり、人種を意識して冷淡になる後の世代よりも、ヨーロッパ人とインド人の人種的・文化的な関係について、よほどリベラルなアプローチをとっていたことを反映していた。ジョンソンは、おおかたのインド人の医療行為を「こっけいで、ばかげた慣習の奇妙な寄せ集め」だとして切り捨てながらも、熱病治療のさいの「熱冷まし治療」、もしくは「冷却法」を賞賛し、一部の下剤や強壮剤は効き目があるとする。また、ヨーロッパ人が「身体を熱くする」食べ物と酒を大量に摂取していると嘆き、インド人の適量の食事と節酒ぶりに対比させる。重苦しいヨーロッパ人の服よりも、彼らの軽くて、さらりと流れるような服のほうが現地の気候にははるかに適しているとみる。インドでヨーロッパ人が輿（パランキーン）に乗り、召使いを使い、けだるく毎日を過ごす、そのような「アジア人的軟弱ぶり」を擁護する。酷熱の気候にたいする賢明な適応だからである。ヨーロッパ人兵士がインドの女性と結婚ないし同棲することもよしとする。炊事洗濯をやってくれる。「ご主人様（マッサ）が健康なときは、どんな骨折り仕事でもやってくれるし、病気になれば、かけがえのない看護婦になってくれよう」[63]。

トワイニングも、賢明でまじめなヨーロッパ人であれば、インドの「高熱」の影響を和らげ、健康を保つためにできることはいくらでもあると考えた。しかし、彼は、ヨーロッパ人とインド人との間には文化の違いだけでなく、身体的にも重大な違いがあることを考慮に入れるべきだとして、『ベンガルの重要な病気についての臨床医学的例解』（一八三二年）のそれぞれの章の最後に、「この国の原住民がかかりやすい病気の変異」についての考察をおこなった。一八三五年の改訂版では、まるまる一章を「インド原住民の身体構造」にあてた。トワイニングの所見によれば、「高温に起因するとみてよさそうな」病気および「炎症」は、ヨーロッパ人に比べてインド人の間のほうが「一般にはるかに軽くてすむ」。「おそらく、かなりの程度までこの地の気候に適応した特殊な身体構造」による。しかし、この違いは、「ある程度までは、飲食物にかんする彼らの生活習慣が質素であることにもより、多くの点で、それがわれわれよりも合理的であることを認めなければならない」。しかし、「長期間にわたって悪性の空気にさらされ、そこに疲労や貧困が重なると、彼らの身体構造は、たちまち最悪の種類の悪性熱病に屈することになる」[64]。トワイニングの説明によれば、同じように、医師の用いる治療法もインド人の身体構造、伝統的な食事、そして文化の習慣に適応させなければならない。静脈切開や大量の甘汞の投薬のような強烈な薬品や恐ろしい治療法がヨーロッパ人にたいして用いられているが、インド人を治療するさいには必要ないかもしれない。トワイニングの説明によれば、「これらの人びとの質素な生活習慣や特殊な身体構造」のためであり、また、インド人の虚弱体質にとってあまりに激烈な療法であり、耐えられないからだ。サゴ澱粉や重湯という回復期の食事も、ヨーロッパ人にとっては「粗食」でも、「アジア人にとっては症状が少しでも続いている限り、刺激が強く、有害」かもしれない[65]。

医学研究者のみるところ、ヨーロッパ人は気候に順応できていないため、病気にかかりやすいのかもしれないが、しかし、気候と病気の最悪の影響を避ける、それどころか抵抗する点では勝っている。インド人は虚弱体質ゆえに、病気の影響で死ぬ確率が高い。さらに、インドの文化と社会にたいしてイギリス側がしだいに批判的になるにつれて、インド人のあきらめと怠惰、あるいは貧困と慣習と迷信の重圧もその理由としてあげられるようになった。こうして、病気にかかりやすいことは環境の問題であると同時に、道徳と文化の問題でもあると考えられるようになり、そして道徳と文化の点で優位にあることが、インド人に比べてヨーロッパ人に有利に作用していると考えられるようになっていった。一八四〇年代、マッキノンは支配的となりつつある医療界の見方をつぎのように要約している。病気の発生には、「天候一般、気温の範囲とその急激な変化、風向き、雨量、土地の高度、土壌の質など」が関係しているといっても、それはあくまで一部であって、「地域的な原因、住民の社会状態、生活習慣、道徳」にも関係するのである[66]。不健康と病気をもっぱらインドの自然環境という文脈で説明することから離れ、世紀の中頃になると医学研究者は、インドの社会や、道徳や、文化の固有の性格になおいっそう注目する説明方法に向かいつつあった。このように、インドの病気の環境が拡大し、気候や地勢の現象だけでなく、社会や文化の特異性もふくまれるようになった。ただし、その両者の境界線はしばしば曖昧であったが。

ヨーロッパ人はひどく病気になりやすいとの感覚が失せはじめると、こんどは、インド人のほうが自身の不健康と死亡率の責任を負わされることになった。脆弱な身体、菜食主義、無知と怠惰、狭い家と不衛生な都市、宗教の習慣、幼児婚からカースト制度(J・R・マーティンによれば、それは「公衆の幸福に反する」ゆえに「公衆の衛生にとっても著しく有害」である[67])にまでいたる社会制度。これらの項目が単独で、あるいは累積されて、インド人こそ、彼ら自身の悲惨な境遇の張本人であることの証拠として引用されるようになった。一八三九年に出版された『サラン県の医療地誌学的研究』のなかでランキンはもろもろの病気の原因を確認しているが、その多くは、インド人を彼ら自身の不健康ゆえに非難するという傾向の強まりを示している。町では、適切な換気がなされていない(よどんだ空気は瘴気の集積と結びつけられる)。通りを広げ、空気をもっと取りこむようにすれば、「最大限の改善がなされよう」。「そうすれば、住民全体の健康が増進し、閉じこめられていた空気はもとの正常な状態に戻り……、住民をたえず苦しめる無数の昆虫の発生も防ぐことができよう[68]」。チャンパーランの農村部(当時はサラン県の一部)の労働者階級の極度に貧しく不健康な状態について、ランキンはその原因を、沼地、荒地、ジャングルなどから発生する瘴気だけでなく、ザミンダール〔大地主〕の搾取や、カースト制度の性格や、労働者の酒好きにもみる。チャンパーランの大多数の原住民の毎日のお粗末な食事、ボロ着、じめじめした住まいで地面に敷物らしきものもほとんどないまま休む習慣などをみると、ありとあらゆる病気にかかりやすいのも納得がゆく[69]。

社会状態や、住民の生活習慣や道徳などに病気の責任があるとされるようになると、ヨーロッパ人側は、インドで朽ち果てる必然性はなく、むしろ、ある種の基本的な予防策を講じさえすれば、元気に暮らすことも可能だと考えるようになる。病気は気候だけで決まるものではないし、たとえそうでも、その影響は部分的にせよ和らげることができる。また、病気は、文化と社会の習慣を、身体だけでなく道徳の健康状態をも反映する。このように、医療は、つい最近までヨーロッパ人の健康にとってたいへん有害とみえたはずの環境におかれても彼らのほうが勝っていることの論拠を提供し、さらに、ヨーロッパの医療がヨーロッパ人だけでなくインド人の身体構造についても語る権威を有することを示しはじめる。

インド医療との出会い

インドにおける西洋医療は、ヨーロッパ特産という境遇から解き放たれ、「熱帯」、「アジア」、もしくは「オリエント」という文脈と折り合いをつけ、対象地域の病気だけでなく、そこの医療の思想と実践とも接触することになった。当初はおずおずとした姿勢で、相手方の長所を認めることも少なからずあった。理由のひとつは、病気の理解や治療行為の点で、インドとヨーロッパの医療は共通するところが多々あったからだ。インドの新顔としてイギリス人は、何世紀にもわたる「えせ医者」風の試行錯誤や観察によって蓄積されてきた、効き目のありそうな多くのものを学ぶのも有益かもしれないとみた。

ある程度まで、西洋の医師は、典型的な東洋学研究者としての実習に手を染めたといえる。一八世紀末、南アジアにおいてイギリスの領土支配が急激に進展し、そして東洋学の興隆をみた。東インド会社の軍医たちも、インドの、とくにヒンドゥー医療の本質について見識を得ようと文献と「原住民の情報提供者」に目を向けたのである。ロンドンの東インド会社取締役会から直々に奨励された調査でもあった。一八一四年六月三日の通達において取締役会は、インドで東洋学の学習と教授を奨励することへの関心を示した。すなわち、インドから受け取った報告書にもとづき、サンスクリット文献には、「薬草や薬品の効能と医療への応用についてのすぐれた文献が数多くある」と理解し、「その知識は、ヨーロッパ人医師にとっても望ましいものかもしれない」としたのである。[70]

インドの薬品を発見し、西洋の医療体系のなかに組みこめば、役に立つ。それがインド医療文献調査の背後にあった最初の公式の動機づけである。しかし、実利だけが動機だったと想像するのは間違いだろう。東洋にたいし西洋の文明のほうが勝っていることの証拠として医療をあげる傾向が強まってゆくが（おもに医療の専門家の間だが、けっしてそこだけだったわけではない）、その傾向は、インド医療をどう認識し、それと西洋医療との関係をどう理解してゆくのかという点にも強く影響する。医学研究者が地誌学の実習をつうじてインドの自然環境の本質をとらえようとしたのと同じように、医療は、東洋学の研究者がインドの、それもとくにヒンドゥーの文明のエッセンスを表現し、把握しようとする領域のひとつになった。

初期の東洋学者には、ジョン・B・ギルクリスト、ウィリアム・ハンター、ジョン・レイデンら東インド会社軍医が際立った存在だったにもかかわらず、実際には、インドの医療関係の文献を読み、翻訳することに多くの時間を割くようなことはしなかった。一八世紀末のイギリスの指導的東洋学者であり、一七八四年にはアジア協会の設立者となるサー・ウィリアム・ジョーンズは、医学ではなく法学を修めたひとで、このテーマについても通り一遍の関心しか示していない。ある機会にジョーンズはこう述べている。たしかに、医療や病気についてヒンドゥー教徒の「古書」に「なにが書かれていたのかを探すべきかもしれない」。一七世紀のフランスの旅行家フランソワ・ベルニエ〔ムガル帝国王の侍医をつとめる〕がアーユルヴェーダの医学書から抜粋した格言集は、「賢明で合理的」であるようにみえなくもない。しかし、そのように手間暇かかる調査のわりには得られる恩恵にたいし、ジョーンズは懐疑的であった。アジアのどんな言語でもよい、「科学としての医学について独創的な文献」がひとつでもあるだろうか。ジョーンズは率直に、疑わしいという。「病気と治療についての、ただのえせ医者の記述」をべつにすれば、ヨーロッパですでに蓄積されている医学知識に東洋が大きく貢献することなどありそうにない(71)。

ジョーンズから一世代あとの一八一〇年頃から一八三〇年の間に、マドラスではベンジャミン・ヘインとホワイトロー・エインズリーが、ベンガルではH・H・ウィルソンが学者兼医師としてアーユルヴェーダの研究を開始した。つづいて、一八三八年にはJ・F・ロイルの『古代ヒンドゥー医療』、一八四五年にはT・A・ワイズの『ヒンドゥー医療注解』が出版された。これらすべての仕事に共通するのは、ヒンドゥー医療にたいする批判的な姿勢である。エインズリーはインドの医薬品の多様さと実際の価値、マドラスで出会った医師たちの技量にはおおいに感銘をうけたけれど、二つの点でヒンドゥー医療はだめだという。まず、当時の東インド会社軍医に共通する合理主義と世俗主義の立場から、医療が宗教と混交している状態を嘆かわしいとする。アーユルヴェーダは神々の賜物として崇められるが、それは「進歩にとって超えがたい障害となる事態」であり、それが理由で、インドでは医学が「いまだにえせ医者という闇に沈んだまま」でいる。同じようにエインズリーは、初期のアーユルヴェーダ文献にははっきりと解剖の実践のことが述べられていたのに、それが放棄され、忘れ去られたのは遺憾だとする。解剖学の研究なしでは、医師は身体の内的機能と疾患にかんして恐ろしく無知のままにおかれるからだ[72]。

このように、エインズリーは初期ヒンドゥーの科学と文明の偉業と後世の退歩とをあっさりと対比させた。ワイズの『ヒンドゥー医療注解』になると、もっとあからさまな対比になる。ワイズも古代インドの「高度に発展した能力と学問の状態」を称賛し、アーユルヴェーダが独自の科学的な医療の体系であることを認めたうえで、そのような初期の偉業と後代のヒンドゥー医師の自己満足ぶりを対比させる。「非常に早い段階で獲得された……知識と能力に満足している」。ワイズのみるところ、侵入してきたイスラーム教徒のヒンドゥー医療にたいする敵愾心が、その没落に拍車をかけた。アーユルヴェーダは衰退し、インド人は「迷信とやぶ医者」に頼るようになった。「原住民の医療は、いまやインド全土でこのように嘆かわしい状態にあると言ってかまわない」。過去の栄光と現在の惨めさを対比させる東洋学者の典型的な筆法でワイズはいう。「しかし、古代ヒンドゥー教徒によって育まれていたときは、まったく違っていた[73]」。彼は、古代インドの体液病理学とごく最近までヨーロッパでも踏襲されていたそれとの間に大きな共通点があるのを認める。同じように、ブキャナンらも、ヒポクラテスとガレノスに、ユーナーニーとヨーロッパの医療体系が共有する起源をみる。ところが、その後、西洋医療のほうは偉大な進歩をとげ、他方、ワイズによれば、アーユルヴェーダとユーナーニーは停滞、ないし退歩したのであった。西洋医療が象徴するものは進歩であり、ヒンドゥー教徒とイスラーム教徒の医療が象徴するのは、怠惰で伝統に縛られたインドである。ワイズは、アーユルヴェーダの使えそうなところ（おもにその診断と処方箋）の蘇生をめざすと宣言するが、同時に、「医学の聖典を不完全にしか理解しなかったために、原住民の医師の間ではそれを盲信する風潮がはびこり、学問の前進のもっとも致命的な阻害要因になっている」として、その打倒を宣言する[74]。

一九世紀はじめの段階では、ヨーロッパ人医師は病気、とくに西洋人にとっては未知の、また自分たちの薬品や治療を寄せつけない病気を特定し、分類し、治療するにあたって、なおインド側の同業者の実際的な指導を頼りとした。気候と環境がインドの西洋医療に「修正」を強いたように、インド側の治療や医学的知識からの影響が、それを余儀なくさせたのであった。このように、一九世紀前半に出現する「熱帯」もしくは「植民地」の医療はロンドン、ライデン、エディンバラ、パリ〔いずれも医学研究の中心地〕から船積みされ、カルカッタ、マドラス、ボンベイにおいてそのままのかたちで広まる、徹頭徹尾、西洋的な商品、ということではなかった。移入先の、物質的・文化的な環境とのある種の相互交流という刻印を帯びたのである。とはいえ、対等な当事者間の自由でオープンな交換にはならず、ヨーロッパ側が自分たちの理解と実践に役立ちそうなところをインド側からもらい、残りは価値のない、または関係のないクズとして切り捨ててしまう、そのような交換だったことがしだいに明らかになっていった。

　このような植民地的認識過程のもっとも顕著な局面が、インドの豊かな医薬品の調査とその部分的な取りこみである。まったく新しい過程だったわけではない。何世紀にもわたってポルトガル人やオランダ人をはじめヨーロッパ人はインドで使用され、ヨーロッパでは知られていないある種の薬品の価値を認めてきた。在地の薬品の使用をうながした背景としては、東インドで「ヨーロッパ」産の医薬品を入手することが高くつき、また困難だったこと、また、病気を産出する国は、自然の調和の法則により、同時にその病気に対抗する治療法も産出するはずだと信じられていたことがあった。しかし、一九世紀になると、有用な薬探し（他の「有用な植物」の記述・分類と並行する[75]）ははるかに組織立ったものになった。一八二六年のエインズリーの『インドの物産』（一八一三年にその先がけとなるものが出版されている）は、「ヨーロッパとアジアの医薬品をなんらかのかたちでつなげ」ようとする最初の試みのひとつだった[76]。エインズリーの仕事を引き継ぐものとしては、カルカッタ医学・自然科学協会の『紀要』のような学術雑誌の掲載論文、ジョージ・プレイフェアによる、ムハンマド・シャリーフ・ハーン著『シャリーフの書』の翻訳、一八四四年のW・B・オショネシーの『ベンガル薬局方』など、アーユルヴェーダとユーナーニーのそれぞれの文献の翻訳なり編纂書があった。『ベンガル薬局方』は、ベラドンナエキス、キナノキ、ストリキニーネなどの薬品の代わりに地元で調達できる代用品を紹介し、インドにおける新しい治療法の探求を容易にすることが意図されていた[77]。

　インド医療の研究は、二つの方向で進んだが、補い合うこともあれば、対立することもあった。文献の翻訳と批判的検証がひとつ。もうひとつは、ヴァイドャをはじめ医療従事者を観察し、質問することであった。ジョージ・プレイフェアの『シャリーフの書、もしくはインドの医薬品』は一八三三年にカルカッタ医学・自然科学協会によって出版された。まことに奇妙なごた混ぜの書であって、西洋医療の医師とインド医学の文献との間の緊張関係がなお未解決だったことがうかがえる。プレイフェアは、ヨーロッパ人読者への序文でつぎのように説明する。インドで二六年間、医師を勤めてきたが、「原住民の医薬品の特性を教えてくれる」案内書がないのを遺憾に思うことがしばしばあった。実際、「われわれの医薬品では十分に治療のできない多くの病気」でも、インド人の医療従事者が使用する原住民の医薬品は、しばしば「効果抜群」だった。『シャリーフの書』を英語で出版することで、他のヨーロッパ人医師もこれからは「原住民の医薬品」を正しく理解し、使用してほしい[78]。とはいうものの、本の体裁も、記載項目の多くも風変わりなものだった。「原典からの翻訳、および付記」という触れこみにもかかわらず、原典がどのようなもので、原著者が誰なのかがどこにも書かれていない。プレイフェアは、まるで鰻のようにテキストから出たり入ったりする。あるところでは、「私」は名なしの原著者を指す。しかし別のところでは、編纂者であるプレイフェアの登場を告げるのである。たとえば、「アーク」(Aak)と呼ばれる下剤(プレイフェアによって、"Asclepias gigantea"〔とうわた属〕と特定される)についてのつぎのようなコメント。「この植物には、多くの驚異的な効能があるとされる。しかし、まじないを信じる向きには、私としては『シャリーフの書』の原典を参照していただきたいと申し上げるしかない。そこでなら、好奇心が十二分に充たされよう」。ついで、プレイフェアはその効能について彼自身の判定結果を書く。「腫れ物に効き、無痛性腫瘍の化膿を助け、皮膚の発疹を治す」。カルカッタ医学・自然科学協会を代表してこの本の出版を担当したWT(おそらく、ウィリアム・トワイニング)はもっと批判的であり、同書の最後に小さな活字を使ってつぎのように説明している。「もとの原稿にふくまれていたいくつかの事項、とくに魔術とまじないでおもに使用される医薬品の記載部分は、翻訳者の了解を得て削除した[79]」。

『シャリーフの書』にはユーナーニー医学の体液病理論が染みわたっているが、プレイフェアはほとんど修正も批判もしない。同じ伝統がまだヨーロッパの医学思想に残っていた、ということがある。原著者と、インドに渡来して西洋医療を司る人びととの大きな関心の違いを隠すことも、また咎めることもしない。この本には、錬金薬や媚薬のことまで書かれている。後代の医薬品文献からは姿を消す類いのものだ。快楽も、迷信と同じく植民地主義の薬園から追放されなければならなかったことになる。「アルヴィ」(Arvie)の効能については、原著者による地声の説明が聞こえる。「少々ひんやりする。身体に活力をあたえる点で有用。夢精を防止。おなかにガスをつくる。咽喉には重くて有害」。同じく、「バライクンド」（Baraykund）は「甘く、苦く、ぴりっとし、男らしさを増し、一般に体を丈夫にする。胆汁を増す。しかし、余分な粘液やガスなどを除去する」。これも、「精力の衰えに有効[80]」。

インドの文献をそのまま読ませるのを嫌うことは（プレイフェアの「翻訳」でさえそうだったわけだが）、けっしてまれではなかった。そのままでは役に立たない、あるいは意味不明のユーナーニーなりアーユルヴェーダの文献から「役に立ち」そうな箇所を抜きだし、批判的注釈を加えるか、要約するほうがむしろ多かった。H・H・ウィルソンは一八〇八年、東インド会社軍医として赴任し、すぐに同世代の指導的なサンスクリット学者になるが、アーユルヴェーダ文献に精通し、インド医療についてものを書いた最初のひとりである。一八二三年、ウィルソンは「ヒンドゥー教徒の内外科学」という論文を発表した。包括的な記述を意図していたようだが、完成にはいたらなかった[81]。しかし、ウィルソンはカルカッタ医学・自然科学協会の『紀要』に、アーユルヴェーダ文献におけるハンセン病とコレラの記述についていくつかの論文を寄せている。そのうちの第二の論文「原住民のコレラ治療について」では、ベンガルの情報提供者、とくに彼が目をかけていたラームカマル・センから得た情報に依拠している。センは「ヴァイドヤ」・カースト出身で、カルカッタ原住民医療訓練所の後援者のひとりであった[82]。しかし、その前の論文である「ヒンドゥー教徒のいうクシュタ、すなわちハンセン病について」で依拠するのは、『チャラカ・サンヒター』と『スシュルタ・サンヒター』〔インド二大古典医学書〕のサンスクリット語文献である。書き出しはこうである。「ほとんど知らない土地をはじめて探索するときは、現地の案内人の情報で方向を決めるのがもっとも賢明なやり方である」。ハンセン病のような病気はヨーロッパでもまだよくわかっておらず、インド側の文献は「長期の経験と蓄積された観察」にもとづく手引になってくれるかもしれない。しかし、ウィルソンは西洋医療という高みにたって進むことを明言する。ヒンドゥー側のテキストの「誤り」のためにひどく「迷う」ことのないように、ヨーロッパの「進んだ……医学の知識」という「十分な保障」を頼りにしよう。

はじめて『チャラカ・サンヒター』と『スシュルタ・サンヒター』に目を通したとき、ウィルソンはひどく失望したという。ハンセン病の原因としてあげられるものが「ひどく雑多で、意味をなしていない」ことがわかったからだ。それでも辛抱強く検討してみると、ある部分は最初の見た目ほど「でたらめで、乱雑」でないことがわかった。ウィルソンは、ハンセン病が接触伝染病もしくは遺伝病である可能性を認める用意はあったけれど、人間の罪にたいする天罰だとする見方は切り捨てる。治療の段になると、アーユルヴェーダのテキストはさらに当てにできなくなる。ウィルソンはつぎのように書いている。「ヒンドゥーの筆者がまったくだめなのは、彼らの体系のこの部分である」。「成分をどんどん増せば、効果も増大する」と考えるために、「おびただしい数のまことに荒唐無稽な丸薬が使用され、彼らの研究を台無しにする」。このようにヒンドゥー医療の多くの重大な「欠陥」に気をつけようと言いつつも、ウィルソンは、そのように「カオス」にみえるところでも「なにかの役に立ちそうもの」が見つかるかもしれないと期待し、さまざまな処方箋について調査することは、西洋医療の側にとっても意味があるとなお信じていた。「試してみて、症状の緩和剤としてなら役に立ちそうなのがひとつでもあれば、調査は十分に報われる」とウィルソンは結論する。[83]

テキストを超えて

ヨーロッパ人がインド医療のテキストを入手することはなかなか難しく、また、たとえ必要な語学力があっても、意味の通る英語に翻訳するのは難しかった。多くのものが「無価値」である、あるいは、後代の書き込みによって修復不可能なまでに改竄されているとして切り捨てられた。[84]ベンジャミン・ヘインは『カルパスターナム』として知られる医学概論を翻訳しようと試みたが、「多くの試み」のあと、「私の力のおよばない」仕事だとしてあきらめた。つぎに、その「抜粋版をつくろう」としたが、「原著者の格言的な文体」のために、それも困難を極めた。ヘインは、東洋の文献を直訳するのは不可能だとする。「韻文」で書かれ、「直喩、隠喩などありとあらゆる種類の比喩」がふんだんに盛りこまれ、さらに、「ヨーロッパ人には理解できない慣習、性癖、宗教儀式などへの言及がやたらにある」からだ。しまいに、ヘインは、「ヨーロッパの読者にとって不用」と思われる文章を削ってしまうことにした。そこで、もういちどテキストに挑んでみたが、ついに翻訳の試みを断念する。この「とほうもないテキスト」は「どんなゲテモノ趣味の客でも満足してくれそうな不条理の饗宴」であることがわかったからである。[85]

アーユルヴェーダとユーナーニーのテキストの性格と内容にたいする失望。また、西洋医療の側が利用できるようなかたちに翻訳できなかったこと。文献から情報提供者への鞍替えの一因は、ここにあった。テキストを読むことも、じつは独力ではほとんど不可能であった。ワイズは『ヒンドゥー医療注解』をまとめるにあたって、二人の助けをかりた。ひとりは、チンスラにある、ムハンマド・モシン・フーグリー・カレッジのベンガル語学科長であったアバイチャラン・タルカパンチャーナン。もうひとりはパンディット・マドゥスーダン・グプタ。グプタは、以前はカルカッタの原住民医療訓練所教官であり、のちに同市の新しい医科学校の解剖学講師となる。二つの医療陣営につながりを持ち、「インド医学の聖典についての精確な知識とヨーロッパ科学についての広範な知識とを結合した」学者として、ワイズにとっては貴重な存在だった[86]。

しかし、ヨーロッパ人がテキストから離れたのは、同時代の医療行為の手引書としては使い物にならないとみたからでもある。ベンジャミン・ヘインはインドの医療従事者の大多数を「無学な自称知識人」にすぎないと掃き捨てた[87]。大半は「にせ医者で、万能薬の製造販売人」である。ブキャナンも農村部の医療従事者の多くは「低カーストで、字も読めず、科学に無知だ」とする[88]。だとすれば、サンスクリットないしペルシアの文献に治療法の手引なり説明をもとめてみてもほとんど無意味ではあるまいか。しかし、テキストから遠ざかったことは、インド医療軽視の傾向が強まったことの表われでもあった。専門的訓練と文字の伝統ではなく、迷信と「えせ医者の流儀」にもとづく民間療法の一種とみる傾向のことである。ヨーロッパ本土では、すでに民間療法を排撃し、資格を有する専門家が医療を排他的に独占しようとする流れがあり、それがインドにも波及したとみることができる。

だが、少なくとも一九世紀はじめの頃は、じかに観察し、ハキームやカヴィラージをはじめ、インドの薬品や治療法について知識を有する「原住民の情報提供者」との会話から学習しようという意欲がなくはなかった。ベンガルでマラリアに関係する「脾臓病」について詳しく調査したウィリアム・トワイニングは、この病状を地元の医師が扱うさいに用いる各種の薬品と治療法について記録を残している。彼らの処方した医薬品のあるものを試してみたところ、たしかに「効き目」があった。インド人が自分たちの医薬品を好み、ヨーロッパ人の治療法を忌避する、あるいは、その身体構造からしてヨーロッパ人とは違う治療法が必要になる、いずれにせよ、トワイニングは、インド人に使用するぶんにはたいへん適しているとみた。また、地元のやり方にならって長い鉄の針で腫れた脾臓に穴をあける実験を試みたが、こちらはそれほど効果があるようにはみえなかった。しかし、この国の原住民は一般に理屈にはこだわらず、実際の効果についての知識から病気の治療法を採用する。したがって、私としては、彼らのやり方を調べず、また、その効き目を実験で試してみることもしないで、その治療法をくだらないと切り捨てるまねだけはしたくない[89]。

また、自分で熱病や赤痢の治療に用いた方法が有効かどうか地元の医師に助言なり確認を仰いだ。「この件にかんしてハキーム、つまり原住民の内科医とひんぱんに接触」して、赤痢については、彼らのほうもだいたい同じような治療法に従っていることを確認した。さらに、腸の病気から快復に向かっている患者に回復剤として、乾燥米をお湯で煮立てたお粥をあたえる点についても、トワイニングは賛同している[90]。

トワイニングがこのように書いていた一八二〇年代から三〇年代は、多くの西洋人医師がインド人の医師から学ぶことになお関心をもっていた時代である。宗教色を帯び、不幸にも外科治療と解剖を無視することについては批判的だったものの、ハキームやカヴィラージが採用している診断と治療のやり方には、おおむね好意的であった。共通するところが多かったことも理由のひとつである。ところが、一八五〇年代から六〇年代頃になると、もともと全体的にそれほど熱心だったわけではない態度が硬化していた。西洋医療の側は自信をもつようになり、その政治的な権威が増大し、それまでアーユルヴェーダとユーナーニーの医療原理との接点となっていた体液論から抜けだし、ヨーロッパ人だけでなくインド人の健康管理にも責任があると自認するようになり、在地医療をいっそう明確に敵対視するようになっていた。在地医療とその従事者をほとんど一刀のもとに切り捨てる傾向が顕著になっていった。一八二五年の段階では、カルカッタ医学・自然科学協会はインドの医療を「不完全な科学」だが、検討に値する存在だとみていたが、しだいに、インドの医療は科学ではまったくなく、それどころか、いかさまであり、その治療をうける者にとって危険であると蔑むようになる。一八三七年、マーティンはインド人医師を「厚顔無恥のペテン」だと非難した[91]。数年後、モアヘッドはボンベイの新しいグラント医科学校の最重要課題のひとつを、「インド人医療従事者の不合理で、迷信的であり、目に余るほど犯罪的なえせ医者行為のひどい影響」に対抗することだとみた。彼らの医療行為は「完全に非科学的」だ、とモアヘッドは断じた。自分たちの医学の聖典のこともろくに知らず、医療の中身もほとんど「呪術、お守り、呪文」でしかない[92]。一八六七年、『インド医学通報』はこう表現する。「星空を仰ぎ見て、占いをおこなう原住民のヴァイドャやハキーム。……それと万能薬とギリシア（［すなわち、ヒポクラテス］）からの伝承」。同誌は政府にたいし、かつて悪名高い「タギー」〔インド北部の山賊〕の犯罪を鎮圧したように、こんどは在地医療の「害悪」を取り締まるようにもとめる新聞記事の抜粋を、明らかにその趣旨に賛同して転載した。

われわれは二つの害悪を指摘した。ひとつは、原住民のハキームが無免許であること。もうひとつは、有毒の薬品が規制のないまま販売されていることである。そのために、重大な結果が生じている。人命が日々、危険にさらされ、犯罪と不正の扉が開け放たれたままなのである。……われわれは政府にたいし本件に前向きに取り組み、立法措置によってこの野蛮な状態に終止符を打つ必要があると強く訴える。(93)

糾弾の風潮にたいする例外もなくはなかった。パンジャーブ州や北西州では、ハキームとその子息に西洋医療の基礎的な技能の訓練をほどこそうとする試みがみられた。(94) ある種のインドの薬品と治療法にたいする関心も続いていた。(95) しかし、全体として、在地医療とその従事者は意図的に排斥され、インド人の身体にたいする権威さえも否認されたのであった。病人にとって慰めと救いの源であるどころか、インド医療は混乱し、危険で、時代錯誤的であり、タギーのように、その治療をうける個人にたいする野蛮な犯罪行為であると描かれるようになった。

在地のテキストと「原住民」の証言を迂回できる、もうひとつの方法があった。身体をじかに観察し、科学的に検証する方法である。一九世紀はじめのインドの西洋医療では臨床医学的観察が重視されたが、その観察のなかで際立つのが検死である。西洋医療は合理的であり、臨床医学的に客観的であることを強く自負していたが、検死はまさにそのことを特徴づける行為にほかならなかった。同じように、インドの医師の間でそれが無視されてきたことが、医学的に無知であることの主たる理由とされた。アンズリー、モアヘッド、パークスその他、当時の医学研究者の臨床医学的な「観察」や「例解」が科学的な客観性や権威を標榜する根拠も、おもに病理解剖学の研究と、死後に検証された罹病器官の状態を生前に外部に表われた症状と関連づけようとする試みにもとめられた。ほとんどすべてのカーストと階級のインド人が検死に猛烈に反対し（公正を期すれば、バークとヘアー〔一八二〇年代末、エディンバラで医学校に売る解剖用の遺体を確保するために少なくとも一六人を殺した〕が暗躍したイギリスでも一般の理解を得ていたとは到底いえないのである）、その行為を西洋医療の汚らわしい本性を象徴するものとみたとすれば、ヨーロッパ人医師の側は、そのような反対はインド人が迷信的であることを証明し、インドにおける医学研究の発展を妨害するものとみたのであった[96]。

身体にじかに触れて調べることが重要視されたもうひとつの事例として、一八四〇年代のインド北部におけるマラリア調査がある。T・E・デンプスターがある調査委員会の一員として、水路灌漑とマラリア発生との間に因果関係があるかどうかを調査することになった。この関係を統計学的に証明し、灌漑事業の拡大がマラリア件数の増加に結びついたのかどうかを判定するために、デンプスターは当初、地元民から口頭で証言を集めようとしたが、だいたいは失敗におわった。村民はデンプスターの真意を疑い、また、それ以前の流行や熱病の発生を正確に思い出せなかったのである。口頭証言に業を煮やしたデンプスターはその代わりに、その当時すでに知られていた熱病と脾臓の肥大との関係に着目して、マラリアの「脾臓テスト」を考えだした。村民を一人ひとり検査し、脾臓の腫れを手で触って確認し、そこで得られた、ある広大な地域全体についての異常脾臓の分布状況をマラリアの流行範囲と強度の指標として記録するという方法である。一八四三年と一八四四年、およそ一万二〇〇〇人がこの方法で検査をうけた。デンプスター自身はつぎのように書いている。マラリア地帯の住民は「彼らの体内に過去の疾病記録」をもっており、それは「いつでも容易に読めるし、その記録は誰も改竄したり、握りつぶしたりできない[97]」。このように、じかに身体を「読む」こと。後の章で論じられる他の多くの植民地医療の行為にも相通じるものであって、テキストを読んだり、「原住民の情報提供者」から情報を収集したりすることに取って代わることになる。

東洋語主義（オリエンタリズム）と英語主義（アングリカニズム）

一九世紀はじめのインド医療にたいする西洋側のアプローチは、功利主義的なものとヘゲモニー的なものという二重のものだった。このことをさらに例証するのが、インド人向け医学教育にたいする姿勢である。インド医療に公権力が介入した背景には、インドでの医療補助活動に「原住民医師」を採用し訓練しようという目論見があった。訓練された医療補助員（薬品調合士、薬剤師、手術の助手など）にヨーロッパ人内科医と外科医の手伝いをさせ、そうして、東インド会社がこれ以上、ヨーロッパ人医師を雇用しなくてもすむようにしようとしたのである。一九世紀になると、東インド会社従業員の生命を、西洋医療のことをまったく知らない在地の医療従事者にゆだねるのはもはや安全であるとは考えられなくなっていたのである。[98]

一八二二年五月、州医務局の提案をうけてベンガル管区政府は、インド人を二〇名まで軍隊ないし政府機関での業務のために訓練することを承認した。この決定により、カルカッタに原住民医療訓練所がもうけられ、医学教育がほどこされることになった。授業は現地語でおこなわれ、多くの医学教科書（トワイニングのベンガルの病気についての研究の一部もふくむ）が翻訳された。一八二七年頃には、カルカッタのマドラサ〔イスラーム教徒の大学〕でユーナーニーが、サンスクリット・カレッジでアーユルヴェーダがそれぞれ教えられるようになっていた。後者の教科書には、『チャラカ・サンヒター』と『スシュルタ・サンヒター』もふくまれていた。[99]

このようにインド固有の医療体系にたいして公的な「支援」がなされ、そのうえで、一八三五年にそれが撤回されたことは、これまで若干の誤解をうんできた。すなわち、つぎのように考えられてきたのである。一八三五年、在地医療を支援し奨励しようとする友好派の「東洋語主義」の政策が突如として、非寛容派の「英語主義派」の政策に完全に取って代わられ、そして、この路線変更が在地の医療体系にとっても破滅的な結果をもたらし、「平和共存」の時代は終わりを告げたのだ、と。[100] 実際には、植民地当局の政策は一貫して、最終的にはヨーロッパ医療が勝利することを目指していたようにみえる。西洋医療と対等の存在、もしくは代替物として在地医療を奨励するというよりも、西洋医学とインド医学を並行して教授し、学生みずからがヨーロッパ医療のほうが優れていることを発見するように仕向けつつ、インドの医薬品についてそうであったように在地の治療法から「役に立つもの」を入手しようとしたのである。また、アーユルヴェーダとユーナーニーの教授は、学生の多くが、伝統的にヒンドゥーの医師のカーストであるところのヴァイドヤや、その他、インドの医療の系譜につらなるヒンドゥーあるいはムスリムの家系の出身だったことを配慮した戦術的な譲歩だったのかもしれない。[101] このように、複数の医療体系を並行して教えることは、西洋の科学知識をインドの古典的な文化に「接ぎ木する」というより、むしろ、前者が段階的に後者に取って代わるための露払いだったのである。一八三四年四月、原住民医療訓練所の所長で、東洋語主義陣営の指導的人物でもあったジョン・タイトラー博士は、この戦略についてつぎのように説明している。

ヨーロッパの科学は、キリスト教と同じように、見た目にも強制と受けとられないように注意し、彼我の両方の体系を一緒に勉強して、冷静に自分の目で両方を比較するのを容認する、いや、むしろ奨励すれば、ヒンドゥーの世界の諸民族間において成功する可能性がいちばん高くなるはずである。そうすれば、彼らの知識にわれわれがなんら嫉妬心をもっていないことを証明することにもなる。彼らの民族感情全体をわれわれに有利な方向に誘導し、十分、頭をはたらかせる余地をあたえるのだ。……

強制は、つねに意図するところとはまったく反対の結果をうむ。信仰がそうであるように、心から確信しないかぎり、ある科学の体系をうわべだけで信じると表明してもらっても、無意味なのである。学生がわれわれの科学体系のほうが正しいと確信し、世間でもその原則に従って行動するようにならなければ、学校でそれを鸚鵡返しさせても、なんら得るところがない。(102)

このように、東西の医療体系が等しく正しいのかどうかが問題だったわけではない。そのような主張は、どんなに熱心な東洋語主義者でも口にしなかった。そうではなく、インドの地で西洋医療が、現実の課題として国家が必要とする訓練をうけた医療従事者を育成しながら、どのようにすればもっともよく普及するのか、ということだったのである。ところが、一八三〇年代までに、インド風の教育を国家が支援することに反発し、英語で英語の教科書だけを用いて西洋の科学を教えようという、もっとあからさまな(タイトラーのいう「強制」)戦略をよしとするヨーロッパ派が台頭し、原住民医療訓練所もその反動の標的になった。一八三三年一〇月、インド総督、ベンティンク卿は、「原住民医療訓練所の制度を改善し、その恩恵を拡充することについて、政府の意向に沿って効果をあげる運営と教育の制度を検討する」ための委員会を任命した。英語による教育か、それとも現地語による教育かをめぐって、また、イギリスとインドの絆を維持するための最良の手段について熱のこもった、広範囲にわたる論争が展開した。一八三四年一〇月の報告で同委員会は、原住民医療訓練所は組織がお粗末で、学生の出席がおろそかであり、授業にも欠陥がある、とくに人体解剖の実地訓練をおこなっていないと指摘した。委員会は、同訓練所をマドラサとサンスクリット・カレッジでの医学の授業とあわせて廃止し、英語のみを用いて、西洋医学だけを教える新しい学校を創設するように勧告した。一八三五年一月、ベンティンク卿はこの勧告を受け入れ、その後、すぐにカルカッタ医科学校が誕生したのであった[103]。

英語主義派と東洋語主義派との意見対立はかなり誇張されてきたが、こと医学教育にかんしては、たしかに、原住民医療訓練所とアーユルヴェーダとユーナーニー教育の廃止は、重要な象徴的転換点となった。インドの医薬品を活用することへの関心は持続していたけれど、それまでの在地医療体系にたいする公的な支援も、けっして本心からのものではなかった。とはいえ、西洋医療のほうを優先し、在地の医療体系を公式に低く見下す構えが、ここで誰にもわかるかたちで宣告されたのであった。西洋医療はヨーロッパ人にしか適さないのかもしれない、他の医療の思想や実践と平和共存できるかもしれないとの思いは、たとえ理論上は、高等教育や政府機関勤務のための訓練という狭い領域にかかわる決定だったとしても、ここで一掃されてしまう。

一八三五年以降、以前にもまして西洋医療は、より高度の文明であることの品質保証とみなされ、インドにおける植民地支配の道徳的な目的と正統性のしるしと目されるようになった。同じように、在地医療の思想と実践のほうは、あっさりと無知と野蛮に同一視されるようになる。その流れで、T・B・マコーレー〔政治家・歴史家。一八三四～三八年、インドに赴任し、教育・法律制度の整備につとめる〕は、一八三四年の有名な「教育についての覚書」のなかでインドの文明と学問にたいし、まさに英語主義派的な攻撃を展開した。マコーレーにとって、インドで日常的に話されている「方言」は、「文学や科学の知識」を伝えるような代物ではなく、「いかなるテーマであれ、我が国と比較するに値するような本など一冊もありはしない」ことは自明のことであった。イギリス政府が国庫負担でつぎのようなものをインドで支援すべきいわれはほとんどない。

イギリスならば、村の馬医者でさえ恥となるような医学理論。イギリスの寄宿舎の女生徒でも大笑いするような天文学。身の丈三〇フィートの王様や三万年にもおよぶ治世がいくらでも登場する歴史学。糖蜜の海とバターの海から成りたつ地理学。

対照的に、英語にはいくつもの優れた点がある。そのひとつは、つぎのようなものがふんだんにあることだ。

人間の生命と本性についてのまことに生き生きとした表現。形而上学、道徳、政治、法律、経済にたいするまことに深遠なる洞察。健康をまもり、生活を豊かにし、人間の知性を広げてくれるすべての実験科学にかんする完全無比の情報[104]。

J・R・マーティンは、カルカッタ医科学校の創設直後にもう少し穏やかな調子で書いている。マーティンは、この学校の創設をベンティンク卿のもうひとつの、おおいに称賛された決断、すなわち「サティー」と呼ばれる、ヒンドゥーの寡婦が夫の火葬に殉ずる行為を禁止したことになぞらえる。それどころか、マーティンによれば、長い眼でみれば、

医学校のほうがはるかに重要かもしれない。というのも、ヨーロッパの医学が普及することは、関連する諸分野とともにヨーロッパの学問のほうがすぐれていることを原住民にたいして証明するのにいちばん直接的で、かつ印象的なやり方のひとつだからである。世界の諸国民の序列で上昇したいというのであれば、積極的にそれを育成しなければならない。[105]

チャールズ・モアヘッドのインド医療とその従事者にたいする敵愾心についてはすでにみたとおりだが、数年後、ボンベイにあるグラント医科学校の最初の卒業生にたいしてつぎのように語りかけている。君たちは、「民族の改良という偉大な事業の最初の正式に公認された代理人(エイジェント)なのであります」。「人びとに測り知れない恩恵をあたえる強力な力をもって前進しなければなりません。人びとの身体の苦しみを和らげ、心の不安を慰め、精神を啓発し、向上させるのです」。モアヘッドによれば、この「偉大な使命」に失敗するとすれば、咎められるのはひとえに彼ら自身なのである。[106] このように、医療が意味するところは、病気からの解放以上のものとして、すなわちインド社会が無知と迷信から解放される手段と目されたのである。

一八三〇～四〇年代のインドにおける西洋医療の福音主義的な情熱をなによりも象徴する出来事がある。一八三六年一月一〇日、ヴァイドャ・カーストの出身で、元サンスクリット・カレッジの医学教官であるパンディット・マドゥスーダン・グプタが、近代インドにおいてはじめて人体解剖を手がけた。原住民医療訓練所では、宗教とカーストの理由から人体の解剖がまったくおこなわれず、羊などの動物についてのみ実行されていた。インド医療側の主たる罪状のひとつは、解剖を知らないことだった。その解剖が実行されたことは、西洋医療がインド側の敵対者にたいし優位に立つようになったことを集約的に証明したことになる。おおいに感激したあるコメンテーターはこう書いている。「きょうこの日は、インド人が旧来の教育による偏見を克服し、現代医学の門戸を同胞に向かって大胆に開け放った日として、インドにおける西洋医療年代記に永久に記

録されよう」[107]。

結論

インド植民地支配の初期段階に立ち現われる植民地医療の体系は、イギリス本国の西洋医療のただのレプリカ以上のものであった。病気の原因と伝播について、高温多湿の状態がヨーロッパ人の身体構造におよぼすと考えられた影響に加えて、気候、地勢、植生などの環境の要因が非常に重要視された。西洋医療の医師たちは、ヨーロッパとはまったく違う自然環境に医療行為を順応させ、修正することもやむをえないとみた。この環境論のパラダイムはいったん定着すると、細菌学説のためにヨーロッパでは抹殺されたあとでも、ほぼ一九世紀全体をつうじてインドでの疫学思想の支配的なパラダイムであり続けた。さらに、一九世紀前半、環境論が展開するなかで、さまざまな社会的・文化的な特徴も視野のなかに入るようになり、それもインドにおける病気の特異なありようにかかわると考えられるようになった。このように、環境論のパラダイムも、サイードらが用いた意味での「オリエンタリズム」のそれだったのである。インドは西洋と本来的にいかに違うかという西洋的な見方が、インドの病気の性質とそれに見合った治療法のなかにも具体化され、投影された。第3章から第5章まで天然痘、コレラ、ペストについて詳しく述べるさいにみるように、西洋医療は一八六〇年代以降、公衆衛生制度へと発展していった。そのなかで、一九世紀はじめの医学研究者の環境論的・オリエンタリズム的な理解が、大きな次元で、国家の政策を特徴づけるようになり、さらに、インドにおける西洋医療の限界や実用性についての認識と密接に関連することになった。

さらに、一九世紀インドにおける植民地医療の展開を特徴づけるものとして、在地の医療体系との相互交流がある。しかし、この異種交配の範囲は限定されたものとなった。本国とのつながりに縛られ、また、西洋医療の考えと技術のほうが本来的にすぐれているとの感覚がだんだん強まってゆくからである。土着(ネイティヴ)の治療法に比べて、在地の薬品にたいする関心は持続するものの、インドの医薬品を丸ごと編入したのではなく、一部を盗用したにすぎなかった。取りこみ、従属させ、貶める。西洋医療が在地医療にたいしその征服という刻印をきざみつける過程である。

西洋医療はおもに白い肌の「異邦人」の健康にかかわるよそ者の立場から、インド医療とインド人の身体にたいして、はっきりとした支配の立場をしめるにいたった。その姿勢は独占支配的であって、けっして多元的ではなかった。一八六〇年代頃には、医療の専門家はインド側の競争相手の規制、それどころか非合法化を要求するようになっていた。しかし、西洋医療は権威者の声で語りはじめたものの、その膨張主義のレトリックがもとめていたような権力を実際に行使できるような状態からは、明らかにほど遠いところにおかれていた。監獄と兵舎と病院と施療院という狭い領域の外部のインド人とインド社会に接する機会はほとんどなかった。インド人の身体を掌握しきれず、治療能力にも限界があり、インドの主な病気のこともよくわからずにいたために、手を出せずにいた。西洋医療は、基本的に国家医療の状態にとどまっていた。そのため、たしかに多大の公的権威が付与されたとしても、植民地支配体制の財政的・政治的な拘束に縛られることにもなったのである。

第2章　植民地の飛び地——軍隊と監獄

　第1章では、西洋医療の側がインドの自然と文化の環境、そして在地の社会と医療行為との関係のなかでどのようにしてみずからを認識しはじめたのかをみた。つぎに、軍隊と監獄という二つの特殊な植民地領域に目を向けることにしよう。両方とも、これらの広い領域の考え方の多くが具体化されるところであり、しかしまた西洋医療が特別の権威の座をしめたところでもあった。国家は、住民全体の健康にたいする義務をほとんど認めていない時代にあって、その管理下にある兵士と囚人の健康については、ある特別の責任を認めたのである。だいたいは、これらの観察や実験をおこなうのにはたいへん好都合な場所の内側において、西洋医療はインドの病気と、植民地という状況のなかでの国家医療の責務について理解を深めていった。

　ところが、このように恵まれた場所であり、安全そうにみえる飛び地の境界内にありながら、西洋医療は自動的な権威を享受するまでにはいたらなかった。国家の側は医務官の助言や自発性をいつも歓迎したわけではないし、兵舎と監獄のなかでも、多くの要因が結合して、医療スタッフの「植民地化」の願望を妨害し、くじいたのである。また、軍隊や刑務所内部での展開が、国家医療が実際に機能する公衆衛生の体系へと拡大し昇華するための適切な、あるいは適切な先例に必ずなるという保証もなかった。では、兵舎と監獄は、どの程度まで医療と衛生の飛び地だったのだろうか。どこまで、西洋医療によるインド社会全般の植民地化のモデルとなったのだろうか。

軍隊医療

軍隊と医療との結びつきは、他の多くの植民地世界と同じようにインドでも緊密であった。インド高等医務官職の起源は、一八世紀中葉の帝国膨張の時代にまでさかのぼる。その最大の任務は、イギリス東インド会社の軍隊を医療面で助けることだった。一八五七～五八年の反英大反乱（セポイの反乱）の後、東インド会社は解散、その軍隊はイギリス政府が引き取り、インド高等医務官職はインド人部隊の健康管理を任されることになった。インド駐屯のイギリス人部隊は、陸軍医務局（一八九八年からは、王立陸軍医務部）の管轄となる。一九世紀末、陸軍医務局の要員は四〇〇人。いっぽう、インド高等医務官職の医師は一七八〇年代には一〇〇人以下だったものが、一九〇〇年代はじめには六〇〇人になっていた。軍民両面にわたって多彩な任務に配属された。民間病院と精神病院と刑務所を運営し、施療院を監督し、医科学校や研究所のスタッフとなり、衛生活動を指揮し、インドの州政府および中央政府の顧問もつとめた。刑務所勤務という特殊例をのぞけば、個人的な診察が権利として認められていた。給与の大きな足しになったらしい。[1]

一九一〇年の段階でもインド人部隊の健康管理にたいする責任がインド高等医務官職の「唯一絶対の任務」であると書かれていたが、実際には、現有要員のおよそ五分の三は非軍事的な任務に配属されていた。しかし、戦時には軍の責務が文民業務に優先し、多くがインド人部隊の勤務に戻った。[2] さらに、インド高等医務官職が形式上なお軍隊の一部であることは、象徴にすぎなかったにせよ軍隊と医療の両方の肩書きを合わせもつことで生きていた。文民部門と軍事部門とに完全に分割しようとする試みは、第一次世界大戦以前には成功しなかった。公衆衛生の幕開けの時代にあっても、医療は広い範囲にわたって国家の特権の状態のままだったことがうかがえる。しかし、軍隊医療と国家医療との制度的な結びつきが密接で永続的だった、ただそれだけのことではない。一九世紀の大半の時期、医療専門職は、視野も行動も軍の必要に固く結びついていたのである。その結合関係は、植民地インドでは独立した医療専門職の発展が遅かったことで、いっそう強まる。その結果、医療専門職は国家医療を批判することも、また、国家とは別個の専門職の雇用、技能、さらにイデオロギーのよりどころとして機能することもあまりなかった。

このように医療と軍隊とが緊密に結びついたことの実際

の政治的な結果はたいへん大きかったにもかかわらず、インドの医療史家はそのことをほとんど認知してこなかった。多少例外といえるのは、ラーディカー・ラーマスッバンである。彼女は実証研究をふまえて、というより、一般的な文脈のなかでつぎのように論じている。インドの「植民地型健康管理」の主たる特徴は、西洋医療がその基盤も指針も軍隊にあったことである。つまり、植民地国家の人員と資金は、インド国民の大多数を無視し、ほとんど軍隊とヨーロッパ人社会の健康上の必要に応えることに向けられた。一九世紀、イギリス本国では公衆衛生がかなりの成果をあげたにもかかわらず、インド国民にたいしては、おあずけにされた。インドの西洋医療は、「飛び地」ないし「隔離」の性格をおびていた。一九一八年以降ようやく、あるいは、おそらく一九四七年の独立によってようやく、この飛び地的な境遇が突破され、一般民衆にも西洋医療を浸透させようとする真剣な努力がなされるようになったのである。[3]

以上のようなラーマスッバンの議論全体の流れは、多くの証拠によって裏づけられる。しかしながら、それを受け入れるにはいくつかの重要な留保条件をつけなければならない。一九一四年までに植民地医療が軍隊とヨーロッパ人社会という垣根をどこまで越えたのかという問題については後の章でみることにして、軍と医療との関係の性格についていては、検討を要するいくつかの問題点がある。まず、インドの軍隊を単一の均質的な組織としてみるのは誤りだろう。軍隊そのもののなかに、非常な差異があったからだ。とくに、一九一四年までに部分的にはなくなっていたとはいえ、健康と医療の位置づけにかんして、ヨーロッパ人兵士とインド人兵士との間には著しい違いがあった。つぎに、医療と軍隊との関係は密接とはいえ、なお不安定なものであった。医務官や衛生官の多くが自分たちにその資格があると信じる権威を軍隊にたいして持つようになるには、たいへんな時間と労苦を要した。医療専門職の人びとは、軍当局にたいし治療と予防の担い手としての能力を証明するために長い、困難な闘いを経験しなければならなかったのである。最後に、一九一四年までに軍駐屯地において達成された医療と衛生面の改善の成果が、一般民間人全体の健康の必要にたいしてどこまで意味があったのか、もしくは意味があるとみられたのかについても検討しなければならない。[4]

これらの問題についてさらに検証する前に、簡単に軍隊医師団の規模と性格をみておく必要がある。植民地インドにおける軍隊は人数的にも政治的にもけっして軽視できる存在ではなかった。一八三〇年代頃には、イギリス領インドにおよそ二五万人の兵士がいた。そのうちおよそ四万人がヨーロッパ人であって、うち三分の一は東インド会社に直接、雇用されていた。残りはイギリス軍の連隊に属していた。このイギリス軍の連隊は、一七五〇年代にはじめてインドに投入され、東インド会社の軍隊を助け、帝国の利益を守った。一八五七~五八年の反英大反乱が東インド会社のインド人部隊、すなわち「シパーヒー」(セポイ)の忠誠心に疑問を投げかける以前から、インドにおけるイギリス権力の「土台」は「相当数のイギリス人兵士」が存在することだ、とことあるごとに指摘されていた。[5] 一八五七年の反乱が大規模なものとなり、イギリス人の生命と行政支配に重大な脅威をあたえたことから、強力なヨーロッパ人部隊の存在の必要性がいっそう切実に感じられるようになった。一八五八~五九年、東インド会社のヨーロッパ人部隊は解散したものの、五万五〇〇〇から七万人規模のイギリス軍兵士が世紀の残りの時期、インドに駐屯した。熱帯世界におかれた最大規模のヨーロッパ人部隊であり、イギリス軍全体のおよそ四分の一にあたる人数だった。このように、インドにおける兵士の健康は、ひとつの植民地政府の課題であると同時に巨大帝国のそれでもあった。

一八五七年の反英大反乱以前、東インド会社のインド人部隊は三〇万人以上の規模だったが、イギリス側の軍事上の優位がもう二度と脅かされることのないように、反乱後の軍隊の再編によってその員数が大幅に削減された。新たな兵員は、「好戦的な種族」、とくにパンジャーブ州や、ネパールのグルカー族などイギリスに「忠実」である地域から調達されるようになった。第一次世界大戦の勃発によってイギリス側が兵員の増強に迫られるまで、インド人部隊は一二万から一五万人規模であった。

イギリスが南アジアを征服し、さらにインド国内の反乱を鎮圧するうえで軍隊は重要だったとはいうものの、一九世紀の大半の時期、その主要たる任務といえば駐屯軍として勤務することであり、イギリス領インド、藩王国〔半独立的王侯領地〕および近隣領土に展開する五〇以上もの駐屯地に配属された。軍医は作戦遂行中の兵士の健康管理に特別の責任をもっていたが、軍当局にとって最大の関心事であり、もっとも頭を悩ませたのが兵舎における、とくに白人兵士の健康問題であった。疾病率と死亡率が高く、帝国財政にとって大きな出費になっていたのである。軍の機能が低下する原因となり、イギリスのかけがえのない軍事要員の無意味な使い捨てでもあった。ある計算によれば、一八一五年から一八五五年までの間に、戦闘行為による戦死者をべつにして、一〇万のイギリス生まれの兵士がインドで死亡した。兵士一人あたりの募集と訓練に一〇〇ポンドの政府支出があったとすると、累積する(しかも無駄な、と主張される）損失は一〇〇〇万ポンドにも達するとされた。[6] 戦時中に兵士の高い死亡率をみるのは当たり前である。しかし、一九世紀をつうじてヨーロッパ人部隊が海外で戦った多くの戦争と同じように、この高い死亡率の原因は、敵軍というよりもまず病気であった。一八五七～五八年の反英大反乱のさいのイギリス人部隊死亡者数は、九四六七人。そのうち会戦中の戦死者ないし後に死亡した負傷者はわずか五八六人。残りは病死であった。ある委員会報告はいう。「彼らは敵軍ではなく、病気によって殺された」。[7]

インドに駐屯するヨーロッパ人部隊疾病率と死亡率が高いことから、軍の医療担当者は重い責任を背負わされることになった。本章の後のほうに再録したデータが示すように、白人兵士の間の入院率は異常に高い。一例をあげれば、一八二八年七月から一八三三年七月まで、平均して五三三人の兵士を擁する第一マドラス・ヨーロッパ人連隊は、たしかに健康に悪いマチーリパトナムの東海岸、ついでインド中部のカンプティに駐屯した。その五年間に毎年、平均して一三三二の入院件数があった。毎年、ひとりの兵士が二・五回入院したことになる。[8] 入院日数は平均一二・五日。つまり、兵士は全員、毎年一カ月を病院で過した計算になる。他のヨーロッパ人部隊と同じく、廃兵率も高い。病院で死亡した一四〇人の兵士（さらに、一二件の殺害もしくは「急死」がある）に加えて、八一人がおそらく健康上の理由で除隊となった。軍医の数ある任務のひとつは「仮病」と「怠慢」のケースを報告し、病気療養もしくは除隊に値するかどうかを決定することだった。重要だが、喜ばれるわけではない規律化の役割を引き受けていたことになる。[9]

インドのヨーロッパ人兵士の高い疾病・死亡率が軍医の間で広範な研究対象となるのは、一八三〇年代頃からである。専門家としての責任感や担当する兵士の健康にたいする懸念もあったが、同時に、インドでの軍隊生活が熱帯病研究の機会を提供してくれることに気がついたこともあった。第一マドラス・ヨーロッパ人連隊付きの軍医であるウィリアム・ゲッデス、曰く。軍隊は、「文明社会では一般にみられない」「精確な観察と記録」の機会を病気の研究にあたえてくれる。[10]

軍隊についての医学データが盛んに利用されるようになった。当時、統計学がヨーロッパと北アメリカで人気を博し、一八三〇年代から四〇年代にかけてイギリスの陸海軍についてはアレキサンダー・タラックが、イングランドとウェールズの人口動態についてはウィリアム・ファーが統計学の手法を導入し、インドでもただちに採用された。[11] すでに一八三〇年代までに、健康は数量化が可能なひとつの商品と目され、臨床医学的検証のみならず、比較分析の対象にもなっていたのである。ゲッデスのような東インド会社軍医が統計表を使用するようになったことは、軍隊で病気を精確に観察し、記録したいという願い以上のものを象徴していた。すなわち、兵士という特定の人間集団の健康水準が医療と衛生の施策にどのように反応し、時間の経過とともにどのように改善されてゆくのかを数量的に証明する可能性が生まれたのである。進歩の可能性が、この新しい、統計という感覚に内在していた。また、軍隊について統計を利用できるようになったことは、民間人よりも軍人の健康にたいする関心が大であったことを反映していた。一八七〇年代まで、インドの民間人については、それに匹敵するようなデータがなく、しかも、その段階でも、数字はお粗末で、信頼できないことが多く、また、死亡率だけが記録され、疾病率（もっと正確にいうと、軍隊と監獄については入院件数）が記録されることはなかった。一九世紀の第3四半期まで、人口動態データを集めることができる唯一の場所は、軍隊と監獄だけであった。

しかし、当初、これらの統計学的な調査は軍当局から奨励されたわけではなく、ほとんどの場合、個人のイニシアティブによるものであった。したがって、各駐屯地の軍医の限られた局所的な経験に依拠することになり、長期にわたる、もしくは、ひとつの管区を網羅するような、説得力のある像を結ぶことはできなかった。ヨーロッパ人の不健康と苦痛の成長アルバムのスナップショットでしかなかったのである。その観察報告の多くは、当時生まれたばかりの医学雑誌に掲載されたが、軍当局はその重要性に十分に関心を払ってくれないのを遺憾とする文言が添えられることもあった。

一八三九年、新刊の『季刊マドラス医学雑誌』の編集責任者、サミュエル・ロジャーズは、グムスール丘陵を行軍するさいにマラリア熱の感染の危険を最小限に食い止めた方法にかんする、軍医助手のジェイムズ・キリーの論文を掲載した。おりしも、行軍中の軍隊の高い疾病・死亡率が騒がれていた時期であり、ロジャーズは、軍当局がキリーの進言を真剣に考慮するように訴えつつも、けっして楽観的ではなかった。「この国では、軍事作戦、もしくは行軍の前に医療関係者の意見を打診するようなことがほとんどない」。ロジャーズはいう。「病気は、最良の軍隊さえ打ち負かす」。ならば、病気予防は、「軍医と軍人が力を合わせて取り組むべき」課題でなければならない[12]。ところが、一八三〇年代は、明らかに、そうではなかったのである。

軍隊健康の危機

軍隊の病気と死亡の厳然たる記録がもっと持続的で組織立った検証の目にさらされ、政治と行政の圧力が治療よりも予防に力点をおく医療に有利に作用するようになるのは、一八五〇～六〇年代になってからである。その転換をうながした要因は、いくつかある。ひとつは、一九世紀中葉までにイギリス本国が衛生改革の時代に突入しつつあったこと。軍隊でも、それまでおざなりにされてきた兵舎の設備や衛生の問題についての公的な調査にせっつかれ、改善と再編の過程がはじまっていた[13]。クリミア戦争における医療管理の失敗とフローレンス・ナイチンゲールによるスクタリ〔トルコ西部〕の陸軍野戦病院の惨状の暴露が、改革へのさらなる刺激となった。クリミア戦争に踵を接するようにして一八五七～五八年に反英大反乱があり、インドに駐屯するイギリス人兵士の状態にも関心が向けられるようになった。ナイチンゲールはイギリス国内の軍隊について実施したばかりの衛生調査を、インド駐屯軍についてもおこなうべきであるとして執拗な陳情作戦を展開した。その努力が報われ、一八五九年五月、インド駐屯軍衛生状態王立調査委員会が任命された[14]。こうして、インドにおける軍隊衛生改革はかつてない政治的重要性と緊急性をもつことになった。インドの医療体制はほとんど変わらなかったものの、東インド会社による支配体制から本国政府による直接統治体制への移行によって、風向きが変わり、インド人の福利厚生にたいするイギリス側の責任感が増大することが約束されているかにみえた。

一八五〇～六〇年代に編纂された統計表によって、インドにおける軍隊の健康問題の全貌がはじめて白日のもとにさらされた。軍隊の疾病・死亡率が全体的に高いだけではなく、イギリス人兵士とインド人兵士の健康状態に衝撃的な、帝国の観点からすればひどく困惑させるアンバランスがみられたのである。一八五九年、ベンガル医務局のジョセフ・ユーアトは、表1にみられるように、ベンガル軍を構成する三つの部隊の間には、疾病・死亡にかんして著しい差異があることに注意をうながした。

これらの統計表から、ヨーロッパ人将校は同胞の一般兵士よりもはるかに健康状態がよいことが明らかになった。しかし、もっとも衝撃的な差異は、インド人兵士とイギリス人兵士との間にみられた。イギリス人兵士は、インド人兵士に比べて入院率がほぼ二倍、死亡率にいたっては四倍半以上に達していたのである。入院患者についても、ヨー

表1　ベンガル方面軍における入院率と死亡率，1818-54年

	全兵員にたいする入院率（%）	全兵員にたいする死亡率（%）	被治療者にたいする死亡率（%）
ヨーロッパ人兵士	199.70	5.58	2.79
ヨーロッパ人将校	132.25	2.11	1.60
インド人傭兵	100.84	1.19	1.11

出所：Ewart 1859, 3.

表2　ヨーロッパ人部隊とインド人部隊における死亡率，1803-54年

管区	時期	全兵員	死亡	全兵員にたいする死亡率（%）
ヨーロッパ人兵士				
ベンガル	1812-1854	543,768	37,764	6.94
ボンベイ	1803-1854	306,978	16,954	5.52
マドラス	1829-38, 1842-52	213,587	8,301	3.80
インド人兵士				
ベンガル	1826-53	2,767,347	38,451	1.39
ボンベイ	1803-54	1,451,166	22,960	1.58
マドラス	1827-35, 1842-52	1,242,694	21,759	1.75

出所：Ewart 1859, 19, 36.

ロッパ人兵士の死亡率は、インド人兵士の倍以上に達していた。ユーアトの発見は、一八六三年に刊行されてはじめて、インド駐屯軍衛生状態王立調査委員会の報告が一八六三年に刊行されてはじめて、その全体の正しさが確証されることになる。ユーアトはまた、過去四〇ないし五〇年間のヨーロッパ人兵士の病気と死亡にかんする惨めな姿を描いた。表2がそれである。

これらの数字は軍隊を構成する人種と社会階層の違いを示すと同時に、地域差をも浮き彫りにする。最大規模の軍が駐屯するベンガル、さらにマドラスでのヨーロッパ人兵士の高い死亡率が目立つが、しかし、部分的には一八二四～二六年と一八五二年のイギリス・ビルマ戦争における膨大な病死者の数を反映しており、インド人兵士も、ベンガルに比べてインド南部管区軍では難儀している。イギリス本国やその他の兵士の健康との比較がインド駐屯軍衛生状態王立調査委員会によって若干なされたものの、インド国内のヨーロッパ人兵士とインド人兵士を比較するのがいちばん妥当であるようにみえた。ユーアトは、その統計「ダイジェスト」のなかで、個々の病気と関連させつつ、三大管区のひとつひとつについて両者の大きな違いを明らかにしていった。

軍隊の疾病・死亡原因記録の筆頭は熱病であって、入院件数の半数をしめる。ついで、コレラ、赤痢、下痢、肝炎

の名前があげられる。マラリアは、ユーアトにとって、おそらく同時代の多くの人びとがみた以上に「最悪の敵」であり、「人類の大きな敵」であり、イギリス人とインド人の兵士をなで斬りにし、また、カナダではうまくいっているヨーロッパ人の入植もここインドでは、構想することもかなわない[15]。マラリアをはじめとする病気の統計数字から、病気の差別的体質が明らかになる。すなわち、ヨーロッパ人が何千人という単位で朽ち果ててゆくのにたいして、在地民部隊のほうは軽い素通りなのだ。たとえば、赤痢と下痢による死亡率はベンガルのヨーロッパ人兵士の場合、インド人兵士のほぼ一一倍以上にも達していた。ボンベイでは、ほぼ九倍、またマドラスでは六・五倍[16]。肝炎(すでに述べたように、当時は肝臓障害一般を意味する)の場合、違いがもっとはっきりする。ベンガルのヨーロッパ人兵士はインド人兵士の六〇倍の確率で入院、死亡率もほぼ同じ割合である。ボンベイの場合は、入院率で四四対一、死亡率で二一対一、マドラスではそれぞれ七四対一、三〇対一という驚愕すべき数字だった[17]。

当時のインドでもっとも恐れられた病気のひとつコレラは民間人のみならず、軍人についても大きな死亡原因のひとつになった。一八一八年から五四年までにイギリス人兵士八五〇〇人が、この病気で死亡したと報告されている。過去四〇年間、報告されたコレラ患者の三分の一が死にいたった。その比率はインド人とヨーロッパ人兵士の間でだいたい同じだった。しかし、兵員との関係でみれば、コレラ死亡者の割合はインド人兵士よりも白人兵士のほうがはるかに高かった。ユーアトのデータによれば、ベンガルでは、一八一八年から五四年の間に、四八〇六人のヨーロッパ人兵士がコレラで死んだ。ヨーロッパ人の兵員の平均人数の〇・九七パーセントにあたる。それにたいして、ベンガルのインド人兵士の間で一八二六年から五二年までの間にコレラで死亡したと記録されているのは、四二九二人、たった〇・一六パーセント。つまり、ヨーロッパ人兵士のたった六分の一であった。ベンガルではコレラが慢性的に流行しており、そのために、この種の数字も高くなった。マドラスはコレラの被害が軽くてすみ、ヨーロッパ人とインド人の間の違いもはるかに小さかった[18]。

過去の惨状を再認識させたのが、同時代の体験であった。一八六一年、インド駐屯軍衛生状態王立調査委員会が報告のとりまとめに苦労しているさなか、イギリス軍はインドで体験したもっとも手ひどいコレラの流行のひとつに見舞われていた。インド北部に駐屯していたイギリス人兵士二万人とその家族のうち一九二九人がコレラにかかり、そのうちの六四パーセントにあたる一二三一人が死亡した。ラホール郊外のミアン・ミールの駐屯地では、二四五二人の兵士とその家族のうち八八〇人がコレラにかかり、そのうちの六一パーセントにあたる五三五人が一カ月以内に死亡した。ヨーロッパ人兵士の間にみられるこの驚くべき死亡率（調査委員会の表現では、「近代の文明人の間」では類をみない）の衝撃は、同じ駐屯地にいたのにインド人部隊の死亡率が比較的低かったことで、さらに大きいものとなった。入院患者（と運の悪い病院当番兵）の死亡率が高かったことから、委員会報告によれば、衛生の基本が無視され、またコレラは感染症ではないとする致命的な思いこみがあったことがうかがえた。[19] イギリス本国では、コレラの恐怖が都市の公衆衛生改革を強くうながす要因のひとつになったとすれば、インドでも軍隊の健康と衛生の総点検作業で（たしかに対象は限定されていたが）同様の役割を演じたのであった。

ユーアトと王立調査委員会報告は、その所見、とくにヨーロッパ人兵士の間で疾病・死亡率が高いことについて大筋では一致していたものの、ひとつの重要な点で意見を異にした。委員会側（ロンドンで会議をもち、インドを訪れていない）は、過去四〇年間のヨーロッパ人兵士一〇〇〇人あたりの死亡率、六九・四人というベンガルの数字をインド全体の白人兵士の死亡率の典型例として引用し、一律に劣悪な状態にあり、今もそのままだとの印象をあたえた。それとは対照的に、ユーアトの見解は、インド在住の医療の専門家をよく代表するものでもあったが、死亡率と入院率について管区間でかなりのばらつきがあり、そしてなによりも、近年、その率がめざましく改善していることを証明しようとしていた。たとえば、ベンガル管区では白人兵士の死亡率は、一八一二〜三一年の七・五九パーセントから一八三二〜一八五一・五二年には六・四一パーセントへと低下した。マドラス管区でも、同じ時期、一・三パーセント、ボンベイ管区では、一・四九パーセント、それぞれ低下していた。[20] ユーアトはこう主張する。たしかに、ヨーロッパ人部隊の実際の疾病率はほとんど変化していない。ところが、入院患者の回復率に重要な改善がみられた。この改善は、衛生改革のおかげではありえない。ほとんどなされていないから。本当の理由は、治療法の変化にもとめられる。熱病その他の病気にたいする昔風の「有害」な治療法がしだいにすたれてきたのだ。「瀉血と水銀系薬品が着実にすたれ、その代わりに、キナノキ、すなわちキニーネ硫酸塩をふんだんに投薬するようになり、くわえて強壮剤の投与を迅速におこない、回復期の食事を贅沢にした」。[21]

皮肉なことに、歴史家は、ユーアトのような研究者の言い分を無視し、インド駐屯軍衛生状態王立調査委員会とフ

読者カード

みすず書房の本をご愛読いただき，まことにありがとうございます．

お求めいただいた書籍タイトル

ご購入書店は

・新刊をご案内する「パブリッシャーズ・レビュー　みすず書房の本棚」（年4回 3月・6月・9月・12月刊，無料）をご希望の方にお送りいたします．

（希望する／希望しない）

★ご希望の方は下の「ご住所」欄も必ず記入してください．

・「みすず書房図書目録」最新版をご希望の方にお送りいたします．

（希望する／希望しない）

★ご希望の方は下の「ご住所」欄も必ず記入してください．

・新刊・イベントなどをご案内する「みすず書房ニュースレター」（Eメール配信・月2回）をご希望の方にお送りいたします．

（配信を希望する／希望しない）

★ご希望の方は下の「Eメール」欄も必ず記入してください．

・よろしければご関心のジャンルをお知らせください．
（哲学・思想／宗教／心理／社会科学／社会ノンフィクション／教育／歴史／文学／芸術／自然科学／医学）

（ふりがな） お名前　　　　　様	〒
ご住所　　都・道・府・県　　市・区・郡	
電話　　（　　　　．）	
Eメール	

ご記入いただいた個人情報は正当な目的のためにのみ使用いたします．

ありがとうございました．みすず書房ウェブサイト http://www.msz.co.jp では刊行書の詳細な書誌とともに，新刊，近刊，復刊，イベントなどさまざまなご案内を掲載しています．ご注文・問い合わせにもぜひご利用ください．

郵便はがき

料金受取人払郵便

本郷局承認

3078

差出有効期間
2021年2月
28日まで

113-8790

東京都文京区
本郷2丁目20番7号

みすず書房営業部
行

通信欄

ローレンス・ナイチンゲールの提示した一律に陰鬱な見方を無批判に受け入れる傾向がみられる。委員会報告のテキストとトーン全体に個人的に責任があるのは、ナイチンゲールである。その結果、一八五〇年代以降の軍隊における疾病・死亡率の改善は王立委員会の功績とされ、対照的に、インドの医師団は妨害勢力、反啓蒙主義者、哀れな時代遅れの集団とみなされるようになった。[22] たしかに、インドの多くの軍医や将校は、内政干渉と彼らがみたものにいい顔をしなかった。医師は王立調査委員会を強く批判した。同委員会側が、彼らの、たしかに限界はあったものの一八三〇年代以降に軍隊の健康と衛生について達成した成果を認めようとしないことに怒ったのである。[23]

一八五〇〜六〇年代の統計学・衛生学的な調査の意義とは、突如として帝国の暗部に光を投げかけ、一夜にしてインドの軍隊の健康と軍隊医療の状態を変えた、ということではなかった。それよりも、これらの調査は、ベンガルのユーアトや、いまではロンドンに在住するJ・R・マーティンのような医務官や政府顧問が、それまで無関心だった行政側にむかって、衛生改革と予防医療が緊急に必要であり、治療医学のあり方が不安定な時期にあって、衛生改革と予防医療が緊急に必要であり、また実際的な価値もあるという専門家としての所見を堂々と申し述べる機会をあたえたのである。ユーアトは、これまでインドの政府は「医務官の労力を病気の予防ではなく、治療に限定するという過ちをおかしてきた」と批判する。ユーアトは、コレラをはじめとする軍隊の健康を損なう病気について、「治療科学よりも予防科学のほうが重要であり、はるかにすぐれている」ことを認めるように期待して、マーティンを引用する。マーティン曰く。「効果的な医学体制の重要性は計り知れず、金銭に換算することなどできない」。[24] それまでとは違う一八六〇年代の政治状況のなかで、政府側が以前よりも真剣に耳をかたむけてくれそうなメッセージであった。

軍隊健康の改革

一八六三年、インド駐屯軍衛生状態王立調査委員会によって白日のもとにさらされた軍隊の不健康と死亡の悲惨な記録は、帝国という視点からみれば、たいへんな不安材料となるものだった。インドに多数のヨーロッパ人部隊を配置することは極度の危険をともなうこと、また熱帯の環境のなかでその健康をまもることがいかに難しいかを示していたからである。ユーアトは、かつての東インド会社軍医の環境説の伝統を引き継ぎ、軍隊統計のなかに、インド駐在は「軍隊のわれらが勇敢な同胞の健康と生命にひどく有害である」ことの証拠をみる。たとえば、インド人部隊は、ヨーロッパ人部隊に比べて肝炎の発生件数がはるかに低いが、ユーアトによれば、これは「熱帯気候にヨーロッパ人の身体構造がなじみにくい」ことの「説得力のある証拠」である。[25] 悲惨な兵士の疾病・死亡の記録は、ユーアトが読者に念を押すように、ヨーロッパ人はインドでは「よそ者」であって、この死亡率の重荷を熱帯性気候のいたし方ない通行税として我慢するか、もしくはこの国を完全に撤退するかのいずれしかない、と読むこともできよう。実際には、この軍隊統計数字は不可避の高価な代償であるとも、イギリスによるインド支配が非現実的であることの証拠であるとも解釈されなかった。イギリス支配の背後には強力な政治と経済の至上命令があり、確立されたインドの帝国支配体制をみすみす消滅させるはずはなかった。解決策を見つけてこい、というのが植民地主義の至上命令であった。それどころか、この統計数字は、病気と死亡がインドの白人の避けがたい運命ではないことの証拠とみることもできたのである。

　ヨーロッパ人将校の死亡率が白人の兵士よりも一〇〇〇人につき三一人も下回っていることに注目して、インド駐屯軍衛生状態王立調査委員会はこう結論する。「兵士のおよそ半数の生命は、もっとましな状態におかれれば、将来的には救われるはずである」[26]。ユーアトも同じようにみた。

> 注目されるのは、兵士の間で疾病・死亡率が高いのにたいして、対照的に、軍将校は相対的に病気と死亡から免れていることだ。ヨーロッパ人の文官については、その点がさらにはっきりしている。このことからみて、兵士の健康を大幅に改善し、現在の極度に短い平均寿命を伸ばすことは可能である、それどころか容易に実現可能であることは、疑問の余地がない[27]。

　ヨーロッパ人将校と兵士との違いは、両者の対照的な生活スタイルと物理的環境を反映すると考えられた。兵士とその家族は換気の悪い、不衛生な兵舎に押しこめられ、そこはたちまち病気の温床と化した。いっぽう、将校は広々として快適な宿舎をあてがわれ、食事もずっとよく、運動もし、休暇も頻繁にもらえた。ユーアトは兵士と将校のコレラ疾病・死亡率の違いについて論じたさいに、つぎのように述べている。

> 　将校の住むバンガローは換気がよくて、風通しもよく、ゆったりとしており、また、比較的ひんやりとしている。

清潔、衛生、栄養面でも行き届いた配慮がなされている。病気予防の点で、申し分ない。対照的なのが、立地条件が悪く、換気も不完全で、汚染された兵士の兵舎であり、その全体的な不衛生状態である。ロンドンでいえば、ベルグラヴィアの高級住宅地と、セント・ジャイルズ、ホワイトチャペル、バーモンジーなどの汚染された貧民窟との違いである。[28]

イギリス本国での衛生改革やスクタリ陸軍野戦病院でのフローレンス・ナイチンゲールの仕事にせっつかれるかたちで、病気の発生しやすい環境で生活し、病気やけがの場合に入院する病院が不潔であることが、インドの兵舎や駐屯地にみられる疾病・死亡の多くの原因になっていることがようやく認められたのである。瘴気理論では、当時の瘴気理論とも合致する見方でもあった。瘴気理論では、人間の「汚物」と「発散物」は、湿地、沼地、動物の腐敗した死骸、腐った植物などとならんで病気の発生を助長する原因と目されていた。兵舎や病院は、監獄と同じように換気が悪く、人間が密集しており、病気の原因となる、もしくはそれを伝達する瘴気の発生にうってつけの場所と目された。J・R・マーティンは、インド駐屯軍衛生状態王立調査委員会でつぎのように証言している。熱病、コレラ、赤痢、下痢など軍隊で流行する病気はすべて「激烈な排泄をともない、そのため病院や兵舎の空気、水、寝具、シーツ、クロゼット、壁などが大なり小なり汚染されてしまう」。そのような建物の不運な住人は、たえず病原体にさらされることになり、マーティンに言わせれば、このように多くの人びとが病気になり死んでも、驚くべきことではない。[29]

医療の側が自前の治療法の勝利として誇れるものがほとんど見当たらない段階にあって、衛生こそ、軍隊の健康と衛生を改善する鍵を握っているようにみえた。インド駐屯軍衛生状態王立調査委員会の答申にもとづいて実行された、あるいは、報告書が刊行された段階ですでに進行していた兵舎の立地と構造、排水、水質管理、給水などの改善は、ヨーロッパでその姿がはっきりしつつあった衛生学理論の多くを、植民地の駐屯地という小さな世界のなかで具体化したものであり、たちまち成果をあげたようにみえた。[30] 表3が示すように、軍隊、それもとくにヨーロッパ人兵士の健康は一八六〇年代以降、劇的に改善されたのであった。もっとも、最大の前進は、ずっと後の、第一次世界大戦の前夜にみられた。

一九一五～一九年の五年間は、疾病・死亡率の鋭い反転をみた。おもに一九一八～一九年の世界的なインフルエンザのためである。それをのぞくと、一八六〇年代以降の死

表3　インドにおけるイギリス人部隊とインド人部隊の死亡率と入院率，1860-1919年（1,000人につき）

時期	イギリス人		インド人	
	死亡	入院	死亡	入院
1860-64	31.85	-	-	-
1865-69	27.89	-	-	-
1870-74	19.39	-	-	-
1875-79	20.37	1,475.4	19.93	1,322.3
1880-84	16.30	1,500.3	19.00	1,073.8
1885-89	15.11	1,446.3	12.90	930.6
1890-94	15.09	1,468.3	13.48	874.3
1895-99	17.14	1,383.7	11.34	777.2
1900-04	13.03	1,045.9	10.87	711.8
1905-09	8.93	802.5	6.78	633.6
1910-14	4.35	567.2	4.39	544.6
1915-19	8.23	881.7	14.02	788.7

出所：Balfour and Scott 1924, 128; *India SCAR 1920*, 2, 28.

亡率および入院率の両方の下降傾向は、おどろくほど一貫している。ところが、こちらも注目されるべきことだが、インド人兵士の健康のほうは、一九世紀中葉には見たところよい位置にあったが、ヨーロッパ人兵士と同じ率で改善されることがなく、その結果、一九一〇～一四年には、両者の疾病・死亡率がほぼ互角になった。そのつぎの五年間は、両者ともにインフルエンザの流行によって悪化するが、疾病・死亡率は、イギリス人部隊よりもインド人部隊のほうが高くなっていた。しかしながら、軍全体としてみれば、死亡率は一八六〇～七〇年代の五分の一にまで低下していた。

　この時期には、イギリス軍全体について同じような疾病・死亡率の低下がみられた。一九世紀末のイギリス本国における健康と生活状態の改善を反映するものだが、インドの場合には、一八八〇～一九二〇年の間、全体的に死亡率が急上昇していたにもかかわらず、このような改善がみられたのである。すなわち、マラリア、コレラ、ペスト、インフルエンザが流行し、インド全体の年間死亡率は一〇〇〇人につき四〇、時として五〇人にまで上昇した。ピークは一九一一～二一年で、死亡率は一〇〇〇人あたり四八・六人に達した。それから低下し、一九二一～三一年には一〇〇〇人あたり三六・三人になった[31]。軍隊の健康におけるかなりの改善が、一般民間人の死亡率が上昇した時期に達成されたということは、軍隊内の疾病・死亡の原因がインド人全体にかかわるものとは本質的に違っていたこと、ないし（たぶん、それに加えて）軍隊は、外部の住民を席捲する病気から、その医療上の特権的境遇ゆえに効果的に隔離されていたということにほかならない。これらの要因については、本章の後のほうで考えてみることにしよう。

　コレラは、軍隊全体をもっとも震撼させた病気であって、ヨーロッパと同じように、衛生改革の進行具合を測る試金石となったが、その死亡・疾病率も反英大反乱以降、目だって、しかも一貫して低下している（表4と表5を参照のこと）。しかし、この改善も一部は、腸チフスの見た目の急激な上昇によって帳消しにされている。なお、腸チフスが軍隊の統計にも登場しはじめるのは、一八六〇年代からである。それ以前は、おそらく「発熱」の範疇にふくまれていた。また、軍隊の不健康の最大原因であるマラリア（表ではおもに「間欠熱」と「弛張熱」とに分類されている）の被害が一貫して続いていたことも、改善の部分的帳消しの一因となる。

水道管を設置する、ゆったりとした兵舎を建てるなどの個別の衛生改革の施策は、環境全般の作用によって病気が発生する、ないし悪化するという考え方とたしかに両立で

表4　ベンガルのイギリス人部隊入院率，1859–94年（1,000人につき）

	1859–63	1864–69	1870–76	1877–94
コレラ	19.7	9.8	4.3	3.8
天然痘	2.5	1.9	0.7	0.8
腸チフス	0.2	0.9	3.7	16.4
間欠熱	445.6	393.3	397.3	468.1
弛張熱	85.4	39.5	29.1	13.8
発熱	215.0	106.5	147.7	77.0
脳溢血／熱中症	4.5	5.3	3.4	4.0
アルコール中毒	6.0	4.4	3.3	7.5
呼吸器系疾患	76.7	59.0	60.5	47.7
結核	6.8	8.3	8.9	4.7
赤痢	74.0	39.5	30.0	29.1
下痢	135.4	93.7	59.8	48.2
肝炎	63.6	56.3	50.6	25.2
脾炎	–	6.6	7.4	4.5
壊血病	–	1.1	0.5	1.0
性病	335.1	213.3	196.5	357.1
合計	2,039.6	1,565.5	1,478.9	1,562.7

出所：*India ACAR 1895*, 19.

表5　ベンガルのイギリス人部隊死亡率，1859–94年（1,000人につき）

	1859–63	1864–69	1870–76	1877–94
コレラ	11.6	6.5	2.9	2.7
天然痘	0.4	0.3	0.1	0.1
腸チフス	0.1	0.5	1.7	4.7
間欠熱	0.7	0.7	0.1	0.2
弛張熱	1.7	1.3	1.0	0.8
発熱	2.1	1.4	0.5	0.1
脳溢血／熱中症	2.2	2.5	1.4	1.2
アルコール中毒	0.6	0.4	0.2	0.2
呼吸器系疾患	1.0	0.9	1.1	1.2
結核	1.9	1.6	1.3	0.8
赤痢	5.1	2.1	1.3	0.9
下痢	1.4	0.5	0.1	0.2
肝炎	3.6	3.4	2.2	1.3
合計	36.9	26.6	18.7	18.1

出所：*India ACAR 1895*, 19.

きなくはなかった。そもそも、気温や湿度など、気候ないし自然の影響力が刻まれていないと考えられる病気は、ほとんどなかったからである。しかし、これらの要因はたしかに強力であるとみなされたが、その影響を完全になくすことはできないにしても、和らげることは可能だとする確信がだんだん強まっていった。第1章で論じた医療地誌学調査は、その発想の多くの部分を軍隊側の必要に由来した。J・R・マーティンが強調するように、医療地誌学と軍事地誌学とは深く結びついていた。この点は、マーティンが『カルカッタについての医療地誌学的研究』のなかで兵士の健康に多くの議論を割いていることからもわかる。[32] そのような研究は、ある地域の地勢とその特徴的な自然のすがたを述べる以上のことをおこなった。すなわち、景観のなかに病気を位置づけることによって、病気の最悪の影響を回避する現実的な対策を処方したのである。

インドの広大な大地はほとんどどこもヨーロッパ人にとって有害であり、したがって、軍隊の常駐には不向きだとみる専門家もたしかにいた。たとえば、一八六〇年代、エドモンド・A・パークスは、カルカッタからデリー、さらに下ってシンドにいたるインド・ガンジス平原は「大なり小なりマラリア地帯」であると決めつけた。しかし、T・E・デンプスターのように、もっときめ細かくみて、インドには「健康地域と不健康地域とがいたるところで近接している」とする人もいた。[33] 医療地誌学の任務のひとつは、軍民双方の健康記録を道しるべとして利用し、安全な場所を特定し、病気になりやすい場所を避けることであった。そのような調査が、その後の軍駐屯地の立地にかなり影響することになった。たとえば、ベンガルのベランポールのように恒常的に不健康であることが判明したとして、完全に放棄される駐屯地もあった。兵舎は低湿地帯の「マラリア性」の場所から離れて、あるいは灼熱の太陽や激烈なモンスーンの影響を和らげるようにして建てられるようになった。瘴気の影響があるとして草木が一掃された。ユーアトは、兵舎周辺のすべての樹木と灌木を「一草一木にいたるまで撤去」せよと主張したひとりだった。いざ「マラリア」と闘う段になると、一九世紀の医師たちは、今日からみてそれほど環境にやさしくはなかったのである。[34]

一八六一年のインド北部のコレラについて調査した委員会が推奨し、その後三五年間、軍および監獄の決まり事として採用されたもうひとつの対応は、コレラないし天然痘の流行がはじまるとただちに兵士と囚人をどこか別の、願わくは病気が発生しそうにない場所に疎開させることであった。たとえば、アーグラ監獄の囚人たちは、一八五六年のコレラ発生のさい、タージ・マハルとアクバルの霊廟の広大で優美な庭園に野営した。ジョン・マレーはそのとき、アーグラ監獄の担当医師だったが、一三年後の一八六九年、近年の監獄と軍隊における死亡率低下の証拠を引用しつつ、つぎのように断言する。「疎開は、……コレラ流行時にとりうるもっとも効果的な救命策のひとつである」[35]。そのような周到な疎開作戦は一般人社会の病気と不健康の問題にたいしてなんら現実的な解決策を提供したわけではないが、軍隊内でコレラなどの病気の発生が減少することにおそらくある程度まで貢献した。たしかに、当時はこれらの対策が有効であると確信されたのである。

一八三〇年代のカルカッタで東インド会社医務局長のときから、一八五九～六三年のインド駐屯軍衛生状態王立調査委員会委員にいたるまで、J・R・マーティンは、もっと劇的に環境を変えることによって、インドの天候と病気の惨禍からヨーロッパ人部隊を救いだすことができると主張する、現役ないし退職した東インド会社軍医の急先鋒であった。『ヨーロッパ人の身体構造にたいする熱帯性気候の影響』（一八五六年）のなかでマーティンは、つぎのように書いている。「われらが熱帯領土でイギリス人兵士が若死にする最大の原因は、適切な野営地および駐屯地を選択するのを怠ってきたことである」[36]。しかり、「ほかにも大きな欠陥があるかもしれないが、これに比べれば取るに足りない」。マーティンはヨーロッパ人兵士の健康の保持と回復のために高地駐屯地（ヒル・ステーション）をもうけるように強く主張した。そして、一八五〇年代半ばまでに、いくつかの軍の療養施設がヒマラヤ山麓のふもとの丘陵地帯にあるランドールやカサウリ、あるいは、ニールギリのウェリントンのような人里離れた高地に設置された。この特殊な隔離の形態は、ただ、医療上の必要に対応したということではなかった。ヨーロッパ人は、所詮は「よそ者」であって、インドに完全に馴化することなどできない、しかし、イギリス本国と似た環境である高地ならば身も心も休まる、そのようにずっと考えられていたことを反映する措置であった。しかし、高地リゾート地の効能は、純粋に医療的な見地からも推奨されたのである。エドモンド・A・パークスは一八六〇年代、その医療上の利点を評価して、つぎのように書いている。

> そのような立地条件によって、人びとの活力はおおいに増進する。高地駐屯地にいれば、ヨーロッパ人の健康的な、血色のよい顔色が保たれる。そればかりか、多くの病気を予防できる。立地条件さえよければ、おびただしい種類のマラリア系の病気も姿を消す。肝臓病もあまりみられなくなる。腸の機能障害も、少なくともいくつか

の駐屯地ではそれほどみられなくなる、あるいは症状が軽くなる。消化機能と血液の栄養が改善される。さらに、適度の運動ができて、もっとも望ましい個人の衛生の決まりを守ることも容易である。[37]

マーティンやパークスのような医療の専門家がこのように熱心であり、一八六三年には、インド駐屯軍衛生状態王立調査委員会の報告もそれを全面的に支持したことをみれば、すでにシムラ、ダージリン、ウータカマンドの絶景の頂きで夏の静養を楽しんでいた軍上層部が勧告に従ったのも驚くべきことではない。一八七〇年代には、インド駐屯イギリス人部隊の六分の一、一八九〇年代中葉には四分の一（一万六五〇〇人）が高地駐屯地に駐屯するようになった。[38] それでも、そのような環境の変化は、ヨーロッパ人の健康と死亡という直面する問題の部分的な解決策以上のものにはなりえなかった。しかも、軍事・政治的な見地からみれば、たとえ電信と鉄道の時代になっていたとはいえ、イギリス人兵士が人口の中心地、不穏な政治の動きや社会不安の主たる現場から遠く離れて、高原地帯に少人数で分散しておかれているのは、いかにも不都合であった。また、涼しい場所に移動すれば万事よくなる、というわけでもないこともわかった。パークスは軍隊で「高原下痢」が頻繁に発生すること、また、海抜七〇〇〇フィートでもマラリアに遭遇しうるという都合の悪い発見を認めた。[39] さらに、兵士（または、おびただしい従軍同伴者）が、飲酒癖と梅毒からコレラと腸チフスにいたるまで、かつて平野で彼らを悩ませていたものと同じ不健康の原因を高地駐屯地にまで持ちこむこともわかった。[40] この疎開戦略には、限界があること。民間人であれ軍人であれ、基本的な健康問題は平野において、ひとであふれ返ったインドの都市の内部とその周辺で決着をつけるべきであって、白人兵士を高地に移動させれば、きれいに解決できるものではないことを思い知らされたのである。

ヨーロッパ人兵士の健康

植民地インドにおいて軍隊医療の権威がしだいに明確になってゆく過程を具体的に明らかにし、一九世紀中葉にヨーロッパ人兵士とインド人兵士との間にみられた著しい差異の理由をもう少し検討し、軍隊の健康と民間の健康との関係がどう認識されていたのかを探るために、三つのケース・スタディをおこなうことにしよう。すなわち、酒、性病、それに腸チフスである。

酒

一九世紀のインドでは、環境決定論が一貫して医療思想の支配的なパラダイムだったが、実際には、この支配的な考え方はさまざまな点で手が加えられ、修正された。第1章でみたように、主たる修正のひとつは、道徳と社会と文化の特殊性を強調することであった。この点は、インド社会にかんする医学的言説だけでなく、ヨーロッパ人兵士の間の高い疾病・死亡率をめぐる議論にもかかわる。気候や地勢は、兵士がある特定の病気の犠牲になる、また、ある種の疾病が熱帯では重度のものになる理由を説明してくれるかもしれない。しかし、他の多くの身体の状態については、社会的なふるまいのほうがもっと適切な、もしくは補足的な説明となるようにみえた。軍医や将校の側は、兵士の不健康ぶりを生活習慣と普段の行状のせいにしがちであった。こうして、ヨーロッパ人部隊の病気をめぐる論争に、階級という重要な側面がつけ加わる。別の文脈では、インド人が病気になりやすい理由を説明するのに、文化的な信条や社会的習慣が引き合いにだされた。ところが、飲酒については、立場が部分的にせよ逆転する。高カーストのヒンドゥーの兵士の禁酒ぶりが、イギリス人兵士につきものの飲んだくれぶりや「無節制」ぶりに対比され、好ましいことだとされた[41]。

飲酒はセックスと同じく、軍隊医療の担当者にとって厄介な問題であった。専門家の立場から軍医は、多くの理由をあげて「かの恐るべき習慣[42]」である深酒が兵士の健康と規律にとってはなはだ有害だとみた。ところが、とくに一八五〇年代以前の段階では彼らの権威がまだ不安定だったことの証拠にもなるのだが、彼らを雇った軍隊の内部でも、この件にかんする助言はしばしば無視されるか、もっと切実な事情のために握りつぶされたのであった。一八世紀末から一九世紀はじめにかけての時期、強い酒がふんだんにあり、簡単に入手さえできれば、インド駐屯のイギリス人兵士は不満をもたず、退屈で不快な兵舎生活にも耐えることができると考えられていた。戦時にあっては、蒸留酒が兵士の耐久力を支え、向こう見ずの勇気を燃え立たせると期待された。勝利のご褒美となり、敗退や逆境の慰めにもなる。イギリス人兵士の主要部分を供出する労働者階級にとって深酒は「当たり前」とみる軍医や将校も多くいた[43]。暴飲は労働者階級文化の嘆かわしい、でも固有の部分と目され、したがって、手のつけようがないとされたのである。つぎのような意見もあった。近隣のバザールに行かせるくらいなら、兵舎で欲しいだけ酒をあたえたほうがましだ。バザールの「地酒」は健康にとってもっと有害だし、軍の規律を維持するのも難しいからである[44]。

しかし、酒は規律と医療にかかわる重大な問題でもあった。多くの将校や軍医のみるところ、軍隊内部の犯罪や不服従の主要な原因であり、また、飲み会と酒がらみの病気が原因の「非能率」という問題もあった。一八一九年、ベンガル方面軍区司令官は、「この破滅的な酩酊という習慣から生じる健康破壊と命令無視と犯罪行為と人間性の喪失」にたいして注意をうながした。飲酒そのものと、さらに酩酊による不服従と犯罪にたいして課せられる重い処罰の両方から生じる人間性の喪失は、医学書でもよく取り上げられるテーマであった。ところが、同司令官は、この残忍な状況を軍当局が容認していることをある程度まで認めてしまうのだ。曰く。ヨーロッパ人兵士は、インドでの時間の大半を兵舎に閉じこめられたまま過ごす。「不純な気候で消耗し、おまけに、時間をつぶし、没頭できるような作業なり趣味なり娯楽がない[45]」。

マーティンをはじめ軍医の側は、政府が一方で酒の「道徳的・身体的な毒」を奨励しつつ、他方では、規律違反で鞭打ち刑を課していると抗議したものの、深酒はインドにおける軍隊生活の制度化された一部分であり続けたのであった[46]。毎日、兵士一人に二ドラムの「火酒」が配給された。それに加えて、酒保では事実上、好きなだけビール、ワイン、ブランデーを飲むことができた。一八三〇年、五〇〇人を擁するマドラス方面軍第一ヨーロッパ人連隊はたった一年で一万ガロンのアラック酒と膨大な量のブランデー、ジン、ワイン、ビールを消費しているが、たぶん例外的ではなかった[47]。一八五四年まで毎日の蒸留酒配給の制度が続いた。強い蒸留酒よりもビールを飲むように勧める試みがその頃からなされるようになるが、すぐには改善の兆しはみられなかった。インド駐屯軍衛生状態王立調査委員会においてサザーランド博士は、こう証言している。インドのイギリス軍は、「たぶん地上最大の酒飲み集団である。不節制によって直接・間接を問わず生じる病気についても同じである[48]」。振顫譫妄（しんせんせんもう）によるインドの白人兵士の死亡者数は、イギリス本国の民間人の一六倍に達するとされた。また、肝臓障害の件数が異常に多いのも、やはり強い蒸留酒を絶えず大量に飲んでいるためだと考えられた[49]。

このように飲酒を病気とつなげることは、どこまで正しかったのだろうか。どの程度まで、医学的というよりもむしろ道徳的な判断だったのだろうか。簡単には答えられない。飲酒がらみにみえた病気のあるものは、ほかに原因があったかもしれない。たとえば、肝臓障害は、アメーバ赤痢とウイルス性肝炎の結果だったのかもしれない。軍の統計で肝炎と肝膿瘍とが別々に表示されるようになるのは、一八八八年以降のことである。アメーバ赤痢と肝膿瘍との関係は一八九〇年代中頃までよくわからず、一九〇二年にようやく、レオナルド・ロジャーズによって完全に解明される。一八九八年の段階でも、「近代熱帯医学の父」と呼ばれるパトリック・マンソンは、ヨーロッパ人兵士のほうがインド人兵士よりも肝膿瘍にはるかにかかりやすいのは、「刺激の強い食べ物とアルコール飲料をむやみにとりすぎる」からだとする見解になお執着していた[50]。

肝炎とアルコールがらみの病気がヨーロッパ人兵士の「不節制」なライフスタイルに特有のものとみられている限り、植民地社会全体の改革はもとめられず、軍隊という「飛び地」内での小規模の対策ですむと考えられた。それが長期服務の兵士にかかわる堕落の問題である限り、一八七〇年代、イギリス人部隊の服務義務期間が短縮され、肝臓病の発生件数が減少した。一八四〇年代までは、兵士はイギリス軍に生涯にわたって、もしくは健康上の理由で除隊になるまで服属することになっていた。一八四七年の服務制限法によって、歩兵隊に一〇年勤続すれば、任意に除隊することが認められるようになった。ただし、さらに一年間、兵役に服することも可能だった。一八七〇年の軍改革によってそれが六年となり、予備役期間も六年間となった。一九世紀末になると、インド駐屯軍は一〇代と二〇代の若い兵士が主力となるが、四〇代ないし五〇代の古株の下士官に比べてアルコールがらみの病気で入院することは少なくなっていた。

酒保で消費されるアルコール飲料、なかでも強い蒸留酒の量がしだいに減少し、図書室、スポーツ競技、庭いじりなどの飲酒にとって代わる余暇を楽しめるようになり、また、節酒運動も浸透し、そのおかげでアルコール中毒および肝臓病の発生件数が減少したのかもしれない。それでも、白人とインド人との著しい違いは残る。一八九五年、ヨーロッパ人部隊の肝膿瘍による死亡率はインド人部隊の七〇倍と計算され、一九一〇年でもまだ、腸チフスに次ぐインド駐屯イギリス人部隊の第二の死亡原因だった[51]。

性　病

インドにおける軍隊の性病の歴史も、組織の社会的構成と内部の管理体制を反映するが、同時に、軍医の力の限界、さらに相矛盾する見解についても多くを語ってくれる。梅毒と淋病が原因で、インドに駐屯するヨーロッパ人兵士の死亡者数が増大するようなことはほとんどなかったとはいえ、一九世紀の大半の時期、ヨーロッパ人兵士が入院する最大の原因であり、その数は熱病の高い数字をさらに上回っていた。病気除隊のよくある原因でもあった。一八六一年、コルヴィン・スミス医師はインド駐屯軍衛生状態王立調査委員会でこう証言する。三つのものが「インドで……男性の身体構造を破壊する。マラリア性の気候と、……飲酒と梅毒である」[52]。

一九世紀後半、性病入院患者の数はすでに高かったが、反英大反乱のさいにイギリス人兵士が流入したため、いっそう増加した。一八五五年の入院は、一〇〇〇人につき一七七人。それがベンガルでは一八五九年には三五九人まではね上がった。しかし、一八六七年には一六七人にまで低下した。一八七〇年、短期服務制度が導入され、インド駐屯イギリス人部隊の若い未婚の兵士の比率が増加した。一八八〇年には四一パーセントが二五歳以下であり、また、二五〜二九歳が三四パーセントをしめていた。その結果、性病件数はふたたび急上昇し、一八七五年の一〇〇〇人につき二〇五人から、一八九五年には五二二人と倍増した。毎年、軍隊の半数以上が性病で入院したことになり、失われた軍事勤務の延べ日数は一〇〇万日をこえた。対照的に、インド人兵士について報告された性病の率はそれをはるかに下回る。ところが、そこでも上昇傾向がみられた。一八七七年には一〇〇〇人あたり二七人。それが一八九〇年には四一人になった。しかし、一八九五年にはふたたび減少し、三一人になっている[53]。

植民地医療は、性病をほとんどもっぱら軍隊の問題としてとらえた。とくにヨーロッパ人部隊の「組織と規律にとって有害な」病気とされた[54]。関係する性病のうち数字の上でもっとも重要なのは、梅毒である。一六〜一七世紀にこの病気をインドに持ちこんだのはヨーロッパ人であり、主な感染源は陸海兵士だった。にもかかわらず、外部から、とりわけ低カーストの売春婦との接触によって軍隊を脅かすものと考えられた。インドの民間人の間で性病がどの程度まで広がっていたのかはわからなかったし、一九二〇年代までは、調査もほとんどされなかった。この病気が国家医療にとって重大だったのは、白人兵士が危険にさらされていると考えられたからである。一八〇八年という早い段階で、あるイギリス人医師は、性病は天然痘についでインドでは二番目に「破壊的で危険な病気」であるとみなし、インドの成人男子一〇人のうち一人が感染していると主張していた[55]。

ヨーロッパ人部隊の性病問題は、二つの点をめぐって展開する。第一は、軍隊の社会的構成と性生活である。一八五〇年代以降、既婚の白人兵士はほとんどいなくなった。短期服務制度がはじまると、その数はさらに減少した。公式には、海外に駐屯するイギリス人兵士のうち一二パーセントが妻を「軍籍に入れて」もつことを認められていたが、実際の比率ははるかに低い。一八九〇年についてみると、インド駐屯イギリス人兵士六万六一九四人のうち妻帯者は二五四四人、すなわち三・七パーセントにすぎなかった。陸軍の主力をなす歩兵隊では、その比率はわずか二・八パーセントだった[56]。イギリス人兵士は同じ人種、そして同じ階級の女性の数が少なく、ほかにすることもなく、勢い、インド人売春婦と接することになり、性病の危険に繰り返しさらされることになった。軍当局も、そのことを承知していた。しかし、深酒がそうであったように、当局はそのような性生活を下層階級の「動物」的情熱の一部とみなしがちであり、手のほどこしようがないとみていた。売春は、自慰よりはまだましだった。自慰は身体を弱くし、精神にダメージをあたえると考えられていたからである。また、未婚男性のほうがいい兵隊になる、あるいは、兵士の給料ではインドでヨーロッパ人妻子を養うことはできないとの声もきかれた。このように、さまざまな理由で、軍当局は、おおぜいの妻子にたいする財政的・行政的な責任を負うよりも売春制度を黙認しておくのをよしとしたのであった[57]。一九世紀のはじめにはインド人女性を内縁の妻とすれば、性病の蔓延を予防できるとする見方もあった。ところが、一九世紀中葉頃には道徳的・人種的な雰囲気が変わり、もはや望ましいこととは考えられなくなっていた[58]。

軍隊に性病が蔓延したことにともなう第二の係争点は、医療による監督と統制が可能かどうかということであった。性病に感染した売春婦の身柄を拘束し、治療するための性病病院が一九世紀はじめから軍隊で利用されていた。しかし、その道義性の問題と性病を制御するうえで実際に有効なのかどうかはつねに論争の的であり、意見がいつも揺れていた[59]。水銀系薬品はこの病気の治療に有効なのかどうか、あるいは、他の病気の治療についてもそうだったが、患者の身体に有害かどうかについてさえ、専門家の意見は一致をみずにいた[60]。

一八六八年、インド政庁は、イギリス本国の最近の先例に追随し、自前の接触伝染病予防法をつくり、従軍売春婦の検査・治療と身柄拘束に性病病院を利用することを正式に認可した。しかし、この制度は効率よく運用することが難しく、さらに、その道義性と実際の効果についても疑問が投げかけられた。売春婦はできるだけ検診と性病病院を避けようとしたし、兵士の性的欲求を、免許を持ち定期検診をうける軍直属の少人数の売春婦に限定させることなどできるはずがなかった。ブレア・ブラウン軍医少佐は、一八八〇年代末、接触伝染病予防法をめぐる論争が頂点に達した頃、売春婦の検診についていくつかの反対の根拠をあげている。検診はおざなりで、正しい診断などできず、よって、いわれるところの予防効果も、「お粗末で、無意味であって、医師の検診能力についてのばかげた見方と、女たちのいわゆる清潔さによって完全に帳消しになっている」。それどころか、ブラウンの推測するところでは、このようにいい加減に実施される検診のために、実際問題として「梅毒の毒素」を女から他の女に移しているかもしれない。医師の治療能力についても、ブラウンは疑いの念を隠そうとしない。兵士を入院させ、初期症状が消えるとさっさと退院させてしまうが、これは「応急手当」でしかなく、本当に治したことにはならない[61]。

一八八一年の年次報告のなかで、インド政庁衛生監督官のJ・M・カニンガムはつぎのように述べている。「採用された当初の段階では、この制度はうまくいきそうにみえたが、実際の運用では完全に失敗だったことが年を追うごとに、ますますはっきりしてきた[62]」。すべての医師がこの意見に同意したわけではないし、検診と性病病院にたいする道徳的な反対論を受け入れたわけでもない。インド高等医務官職の見解が非公式のかたちで述べられる場である『インド医学通報』は、この制度は適切に運用されるなら、有効であるとの立場をとった。一八八三年、同雑誌の論説はカニンガム報告について論評したさいに、イギリス人兵士の間で性病が持続的に増大していることに注目し、つぎのように論じた。「この種の疾病の伝播条件」は、他のどの接触伝染症よりも「具体的に、決定的に、そして精確に」わかっているから、予防措置も講じやすいし、しかもインドのヨーロッパ人部隊は孤立しているから、観察も規制もやりやすいはずなのである」。ところが、法律がはじめて施行されてから一五年にもなるのに、いまだに性病を効果的に封じこめずにいることを指摘したうえで、この論説は、カニンガムの告白は、「衛生学が無力であることの記録」にほかならないとした[63]。医療の専門家が性病病院によっても軍隊内の性病を抑止することができなかった理由について論争していたのにたいして、外部の批判者は、無神経で威圧的だとされる検診の方法と、国家が「売春婦」の後ろ盾になることの醜悪さに焦点を合わせた。一八八〇年代、ある役人がいみじくも指摘したように、接触伝染病予防法の運用は、「人びとの生活習慣にじかに」触れてしまった[64]。この領域では、国家医療は軍隊という飛び地を防衛する必要に迫られながら、有効な制御策を編みだす力がなく、しかも、その手際の悪い医療警察を試行したために世論の怒りをかってしまうことにもなった。

一八八六年、イギリス本国で接触伝染予防法が廃止され、インドでもそれに倣うようにとの圧力が強まった。インドのキリスト教伝道団とそのイギリス本国の同志によるキャンペーンが展開され、それにおされて下院は、一八八八年六月、女性の強制検診を弾劾し、性病病院および軍隊売春婦登録制度の廃止をもとめる決議案を採択した[65]。インド政庁は意に反してイギリス本国の議会とインド担当大臣の意向に従わざるをえなかったものの、接触伝染予防法を廃止することに大きな危惧の念を抱いていた。皮肉にも、この場合には、インド政庁と軍当局側は、多くの医師自身以上に大きな信頼感を医療の力に寄せていたことになる。インド政庁軍務局書記官は、同法の撤廃の直後にその絶望的な思いをつぎのように綴っている。軍隊における性病問題は、いまや「ほとんど人間の手が届かぬところにいってしまって、ほとんど手の打ちようがなくなった[66]」。

実際には、軍隊にとってこの問題の先行きは、このような泣き言がいうほど暗いものにはならなかった。その後の数年間は、たしかに性病の件数が増大し、一八九五年には一〇〇〇人につき五二二人というピークをむかえたものの、その後は急激に減少する。一九〇〇年には二九八人に、一九一三年には五三人にまで落ちた。二〇年前のわずか一〇分の一だ。この目のさめるような逆転劇は、駐屯地の規則を厳しくすることによって（接触伝染病予防法の廃止によって公式には放棄されたはずの売春婦管理のある部分をそっと復活させた）、さらに、医師、軍隊付き牧師、将校らによる道徳的な圧力と啓蒙活動によって達成されたようにみえる[67]。一九一〇年からは有機砒素化合物の新薬であるサルバルサンが試験的に投与されるようになり、兵士の梅毒の治療に成功をおさめた。永年の道徳的・軍事的な懸案事項にたいして、医療上の有効な手立てがついに発見されたのであった[68]。

腸チフス

インドにおいてヨーロッパ人兵士の健康を守ることが医療的・行政的にいかに困難であったかをさらに鮮明に示すのが、腸チフスである。腸チフスの症状についてはすでにアンズリーやトワイニングらも注目していたものの、一八五〇年代までインドでは認知されずにいた。軍の統計に登場するのは、一八七〇年代になってからである。それ以降、二〇年間、腸チフスはまたたくまにイギリス人部隊の間の主要な疾病・死亡原因のひとつになった。腸チフスによる死亡率は一八七七年には一〇〇〇人あたり一・六人。それがピーク時の一八八九年には六・一人にまではね上がった。疾病件数も一八八一年は一〇〇〇人あたり五・六人。それが一八九八年には三六・九人に増加した。しかし、その後は低下し、一九〇五年には一六・一人、一九一〇年には四・六人となる[69]。

コレラや肝炎と同じように腸チフスも、インドの意地の悪い、差別的体質の病気のようにみえた。そのうえで、コレラ以上に、インドの住民と軍隊の間の医学上の問題と優先順位の隔たりが浮き彫りにされる。というのも、一八九〇年代まで、記録された件数はほとんどすべてがヨーロッパ人のものだったからである。インド人はこの病気に事実上、かからないと考えられた。のちに判明するように、インド人の多くは、幼少の頃に腸チフスにかかり、そこで免疫性を獲得する。ただし、保菌者になることはありえた。それに加えて、腸チフスの特徴的な症状であるところのバラ疹が、ヨーロッパ人の青白い肌とちがってインド人の黒い肌では目立たないからだともいわれた。インド人兵士にたいする検死が禁じられていたため、小腸と孤立リンパ小節の潰瘍など、腸チフスによる内臓器官の症状を特定することはできなかった。しかし、刑務所の遺体のほうは利用できたので、監獄は医学研究にとって、もっと豊かなフィールドとなった[70]。ところが、一九一四年までに形勢が逆転する。インド人兵士の間の腸チフスの疾病・死亡報告例が増大し（診断法が改善され、検査手段も改良された結果である）、他方、ヨーロッパ人兵士の生命にたいする脅威ではなくなっていたのである。

腸チフスを特定するのが難しかったこととはべつに、一八七〇年代に短期服務制度が導入された結果、ヨーロッパ人部隊において腸チフスの発生率が相対的に増大した可能性がある。というのも、若くて病気にかかりやすい男性という、絶えず入れ替わるプールができたからで、その多くがインドに赴任してから数日ないし数週間のうちに食物、水、ハエが原因で腸チフスにかかった。このように、性病と同じく腸チフスにもっともかかりやすいのは、若い兵士だった。一八九〇年代のある計算によると、一〇〇〇人のイギリス人兵士のうち、一〇・二人がインドに赴任して最初の二年のうちに腸チフスで死亡した。それが三ないし五年たつと、一〇〇〇人あたり三人に、六年から一〇年、インドに滞在すると二・二人にまで減少した[71]。

当初、腸チフスの病因が謎めいていたこと、さらに、この病気にインド人はかからないようにみえたこと。そのため、インドの病気にたいする気候と環境の影響力について新たな憶測がなされ、そもそも伝染病であるのかどうかも疑問視された。一八六〇年代以降、コレラの原因とその伝播をめぐってなお激烈な議論がたたかわされていたとはいえ、その間に下水設備の改良と飲料水の濾過によって軍隊はコレラとの闘いに勝利をおさめており、多くの医師にとって、腸チフスもまた下水設備と衛生状態に関係するとの見方を受け入れることは、なおのこと難しくなっていた[72]。しかし、一八八〇年にカール・ヨーゼフ・エーベルトが原因となるバチルス菌をつきとめて以降、腸チフスは、汚染された食べ物、飲み物、下水設備などを介して兵舎に持ちこまれる「汚物病」であることがしだいに認められるようになった。その当時のマラリアやペストなど他の多くの病気と同じように、腸チフスもヨーロッパ人とインド人との相互の嫌悪感を助長し、そうして、人種間に、社会的のみならず物理的にも距離をおくべきだとの要求が生まれた(73)。ヨーロッパ人がこの病気にかかりやすいのは身体構造のせいでも、あるいは、よく言われる気候の悪影響のせいでもなく、「原住」民の間でこの病気がいつでも温存されているからだとみなされるようになったからである。細菌学説と一九世紀末の人種と帝国の理論が結びつき、その強い影響のもとで、腸チフスは、少なくとも軍隊内においては、狡猾な敵としての病気の典型とみなされるようになった。それは、近隣のバザールから、インド人の使用人や売春婦、牛乳や果実の配達を介して、駐屯地という殺菌された世界にこっそり忍びこむ。あるいは、無辜の若いイギリス人兵士が駐屯地という安全地帯を一歩踏みでた瞬間から、それをつけ狙うのである。

一八九〇年代から一九一四年まで、腸チフスと性病は臨床医学的な性格が明らかに違っているにもかかわらず、よく比較され、両方とも駐屯地周辺に群棲する「原住民(サドル)」のバザールに共通の起原をもつとみなされた。一八九四年、ラクナウのある軍医は、新しい水道施設が導入されたにもかかわらず腸チフスから兵士を守ることに失敗したのち、つぎのようにこぼしている。

駐屯地内には、この病気を引き起こすような不衛生なものはなにもない。ところが、駐屯地の外は事情が違う。駐屯地の原住民(サドル)のバザールが小規模都市なみに成長し、ありとあらゆる階層の原住民と彼らの汚らしい住まいがひしめいている。撞球場、宴会場、売春宿などの兵士向けの各種遊興施設があり、そこで兵士はあらゆる種類の感染体に身をさらすことになる。……性病入院患者の恐るべき数は、兵士がどこで余暇時間を過しているかをおしえてくれる。そして、性病にかかる場所では、腸チフスにもかかると考えても、間違いではないだろう(74)。

一八九〇年、インド政庁衛生監督官はつぎのように自問自答する。なぜ、腸チフスはヨーロッパ人兵士の間で流行し、インド人の間ではまれなのか。「原住民は、何世代にもわたって、特殊な汚物が充満した」環境のなかで暮らすことによって、この病気にたいする免疫性を獲得した。ところが、「それにくらべて清らかなイギリス」から若い兵士がインドにやってくると、たちどころにこの病気にやられてしまう。駐屯地は「清らかさのオアシス」かもしれないが、「汚物の砂漠の真っ只中」に位置するのだ。[75]

このように、腸チフスは、ヨーロッパ人、それもとくに若い白人兵士を狙い撃ちしているようにみえたために、強力な人種的・政治的な圧力がはたらき、それを抑制することが、医学・行政上の優先課題となった。このような位置づけと、一九〇〇年段階で利用できるようになった医療技術。腸チフスの源泉とみなされたものからイギリス人兵士を守ろうという予防戦略が奨励された。バザールにあまり出入りしないようにと兵士を説得するほか、バザールの飲食物がいかに有害であるかを兵士に教育する精力的なキャンペーンも展開された。食堂のドアと窓に防虫網戸がつけられるようになった。駐屯地に配達される牛乳についても、厳重な監視がおこなわれた。インド人が量を増すために水で薄めることを知っていたのだ。腸チフスであることが判明すると、他の兵士に病気をうつさないように隔離されるか、二つの特別療養所（ひとつはインド北部のナイニータール、もうひとつはニールギリのウェリントン）に送りこまれた。[76]

しかし、もっとも頼りにされたのは、ネトレイ陸軍医科学校のアルムロス・ライトが開発した腸チフス・ワクチンである。一八九八〜九九年、インドに駐屯するイギリス人兵士四〇〇〇人を対象にはじめて実験された。[77] 一九一三年までにインドに駐屯するイギリス人兵士の九三パーセントがその予防接種をうけ、腸チフスから相当程度、守られることになった。予防接種キャンペーンの対象は、兵士にとどまらなかった。インド人の料理人や給仕など食べ物を用意したり運んだりする人びとも接種をうけた。保菌者は、解雇された。インド人兵士の間でも腸チフス流行がある程度、流行していることがわかってくると、それについても予防措置がとられるようになった。しかし、一九一四年の段階では、インド人兵士のうち接種をうけたのは、およそ一〇分の一にとどまった。しかしながら、イギリス人部隊にかんするかぎり、このような集中的な措置がとられた結果、かつてはあれほど恐れられた腸チフスも、わずか二〇年足らずで「ほとんど無視できる程度」にまで減少したのであった。[78] 以上のことから、第一次世界大戦までにインド駐屯軍にとって医学がいかにありがたい存在になっていたかがわかるが、同時に、軍隊医療上の諸問題と解決策がいかに特殊で、インドの公衆衛生というもっと広い領域の懸案事項とはいかにかけ離れていたかも示しているのである。

インド人兵士

軍の医療体制側が設定した優先順位にしたがって、ここまで軍隊医療論はインドに駐屯するヨーロッパ人兵士に焦点を合わせてきた。では、インド人部隊はどうだったのだろうか。一八五〇年代から六〇年代にかけて作成された統計数字は、インド人兵士の健康のほうがヨーロッパ人の相棒よりもはるかにまさっていることを示唆していた。インド人の健康と死亡について、全体としては楽観的な見方を助長する発見だった。『ヨーロッパ人の身体構造にたいする熱帯性気候の影響』(一八五六年)のなかでマーティンは、ヨーロッパ人兵士の健康の記録が散々であるのにたいして、インド人兵士は「注目に値する健康状態」を享受しているようにみえることに注意をうながしている。[79] インド人兵士の疾病・死亡率が低い原因としては、気候への身体構造の適応や社会と文化の特徴などがあげられた。たとえば、ヨーロッパ人の牛飲馬食ぶりとは好対照の禁酒の風習。ヨーロッパ人部隊において性交がらみと飲酒がらみの病気がいかに大きな比重をしめていたかを思えば、たしかに、インド人兵士のほうがずっとまともにみえたのであった。

インド人兵士の健康状態のほうがおそらくよかったのには、別の理由もある。南アジアという病原菌の充満する環境のなかで、インド人は子どもの頃から数多くの病気にさらされ、したがって、その後の免疫性を獲得する傾向がみられた。たとえば腸チフス。それがインド在住のヨーロッパ人の間で猛威をふるったのは、すでにみたとおりである。ところが、世紀が進み、帝国が新しい病気の環境へと拡大し、さらに募兵政策も変わり、特定の「好戦的な種族」に大きく依存するようになると、インド人兵士のほうも、かつてヨーロッパ人兵士がこうむった、フィリップ・カーティンのいう「転地のコスト」に直面することになった。記録がもっともはっきりしている例のひとつがグルカー兵であって、故郷のネパールを遠く離れて配属され、ヨーロッパ人の相棒と同じように腸チフスや性病に悩まされたのであった。社会学的・疫病学的にみてまったく同じ理由からである。[80]

しかし、とくにインド人兵士にかんする統計記録の扱いは、慎重でなければならない。一八五〇〜六〇年代のヨーロッパ人兵士とインド人兵士の健康状態にみられる著しい違いは、多くの点で誤解を招きやすい。ヨーロッパ人は病気にかかりやすいとの予断があり、さらに、軍隊という特別な場所の内部におかれていたにしても、インド人兵士の実際の健康状態についてはあまりよくわからずにいたことが反映されているからだ。インド人兵士は、ヨーロッパ人の相方と比較して、病気の治療や入院についてははるかに経験が浅い集団だった。一八三〇年代、白人兵士の各連隊には三人の軍医が配属されていたのにたいして、インド人連隊のほうはわずか一名にすぎなかった。[81] 多くの駐屯地には「原住民病院」がもうけられていたが、ヨーロッパ人用にくらべて小さく安普請で、収容できる患者の数も少なかった。一八三〇年代のインド北部の主要駐屯地のひとつであるメーラトの軍病院についてみてみると、四〇〇人のヨーロッパ人部隊用の病院は四つの大部屋からなり、うちひとつは兵士の妻用、もうひとつは接触伝染病患者用であり、各室に一二から一四のベッドがおかれ、スタッフはヨーロッパ人軍医と助手をふくめて八名いた。一五〇〇人にいるインド人兵士用の病院が同じ敷地内にあったが、その規模は前者の五分の一で、一四ベッドの大部屋がひとつしかなく、スタッフも「原住民医師」四人と外科手術の助手が一人いるだけだった。一八三三年一月から一八三七年六月の間に一五五七人のヨーロッパ人兵士がメーラト病院に入院、うち四三人が死亡した。他方、インド人兵士の入院は五八一人、うち死亡者は二六人であった。[82]

第一次世界大戦以前、インド人兵士が治療をうける病院は「賄い付き設備」でさえなかった。備品といえば、「ベッド、マットレス、枕、限られた枚数の毛布、一対の医薬品箱、不足気味の医薬用品」ぐらいであった。患者服も支給されず、吊り扇風機（パンカー）もなかった。衣類や寝具は患者が持参した。食事も各自の糧食をとることになっており、それに「特別療養食」が添えられた。[83] 条件が大きく変わるのは、一九一四年以降のことである。

一九世紀はじめのインドでは、西洋医療の医師のお気に入りである強力な下剤、瀉血療法、水銀系薬品がヨーロッパ人兵士の健康にたいしてたいへん有害な影響をあたえたようにみえるが、インド人の患者にたいしてはめったにほどこされることがなく、一八五〇年代以前、この攻撃的な治療を免れたという点では、おそらく運がよかった。もうひとつ、たぶん当局の怠慢によって助かったところがある。ヨーロッパ人兵士のように兵舎に住む代わりに、空き地をあてがわれ、そこに自分たちの小屋を建てた。食費代も支給され、自炊した。こうしてインド人兵士は、換気の悪い、過密状態の不衛生な兵舎と、ヨーロッパ人部隊の間に急速にコレラを蔓延させ、たいへんな被害を生んだ食堂の難を免れることができたのであった。[84]

しかし、インド人兵士の健康問題はさして重大視されておらず、相当数の疾病（入院の数で記録される）がたんに報告されなかっただけなのかもしれない。その可能性のひとつが性病であって、イギリス人部隊に比べてインド人部隊の記録された件数ははるかに低い。社会的・文化的な違いを反映するのかもしれない。実際、多くのインド人兵士は駐屯地内に妻や家族と同居し、他方、ヨーロッパ人兵士の間では、すでにみたように、妻帯者は例外的だった。それでも、違いを過大評価してしまう可能性がある。一八八〇年代、その点についてつぎのようなことが指摘されている。「インドでは、周知のごとく原住民兵士はめったに性病検診をうけない。ところが、ヨーロッパ人と同じ女性と関係をもつのである」[85]。軍当局と医療側の関心はもっぱらヨーロッパ人の健康のほうに向いていたから、実際、ヨーロッパ人よりも低かったとしても、インド人の感染件数がかなりの程度まで過少申告されていた可能性がある。ヨーロッパ人兵士を募集し、訓練し、保持するのは相対的に高くついた。それにひきかえ、インド人のほうは安くて、簡単に手に入り、使い捨て可能な商品だった。慢性病を患うインド人傭兵は、白人兵士よりも簡単に首にできたし、その死亡は死亡者リストから漏れていた。

　世紀の進行とともに、インド人兵士の物質面で不利な実態がだんだん明らかになっていった。竹と藁のきゃしゃな小屋は、モンスーン季の雨や寒い季節にたいしてはほとんど無防備であった。インド人兵士がヨーロッパ人兵士に比べて、リューマチ、肺炎、気管支炎、肋膜炎その他の呼吸器感染に苦しめられたのも驚くにはあたらない。一八九〇年と一九一八～一九年のインフルエンザの流行（肺炎が一般的な合併症となる）では、ヨーロッパ人兵士よりもインド人兵士の疾病・死亡率のほうがはるかに高かったが、これもウイルス性呼吸器感染にたいへんかかりやすかったことの証拠である[86]。食事が不十分だったことも、そのように脆い健康状態の一因だったかもしれない。食費代が固定されていたため、穀物価格が食糧不足や飢饉のはしりで急騰すると、それでは賄えなくなった。一般民間人と同じように飢えに苦しみ、食糧暴動に参加することさえあった[87]。その食費で自分と家族の両方を養おうとしたため、栄養不足になり、体が弱り、いっそう病気にかかりやすくなった。このように、インド人兵士の健康状態は、ヨーロッパ人兵士よりもはるかに敏感に農業経済の動向と流行病の広まりを反映していた。脚気、線虫、鉤虫などによる衰弱もイギリス人兵士の間ではまれだったが、これも、病気が文化的環境のみならず物質的な環境をも反映することを示している[88]。

　インド人兵士が相対的に軽視され、ヨーロッパ人兵士の健康が特別視されたことは、植民地社会全体のあからさまな支配者側の偏見と人種の優先順位が軍隊のなかでも再現されたということにほかならない。この点では、軍隊は典型であって、例外ではなかった。植民地社会全般についてそうだったように、インド人の健康にたいする植民側の無関心、ないし軽視の姿勢は、現地住民側の抵抗、もしくは少なくとも抵抗が予想されることによって強められ、また合理化されたのであった。ひとつのたいへん逆説的な状況が、インド人部隊のありようからみえてくる。いくつかの点でそれが端的に示すのは、在地の従属民にたいする植民地支配体制の権威が強力であり、帝国支配という巨大な体制のなかにインドの人的な資源が軍事的にたいへん効果的に編入されたということである。インド人兵士は南アジアや、さらにもっと広い領域において植民地支配の確立と維持にたいへん重要な役割を果たしたのであった。同じく、イギリス(と、短期間だがフランス)のインド人傭兵部隊(セポイ)は、それまで南アジアで知られていたいかなる軍隊とも、なによりもまず、ヨーロッパ式の軍事規律と組織(とそれにともなう教練、制服、固定給、白人将校)が押しつけられた点で一線を画していた。

にもかかわらず、軍隊は、植民地支配に固有の弱点の多くを端的に示すことにもなったのである。インド人兵士は、過度の、ないしは文化的に脅威となる規律化や身体の植民地化に抵抗した。一八〇六年、インド南部のヴェルールの反乱で兵士の反乱がおきた。将校側が傭兵のカーストのしるしになるものを取り除き、ターバンの代わりに帽子と皮製の花形帽章をつけさせ、ヨーロッパ人兵士風に見せかけようと試みたことが事件の発端となった。「弾薬筒獣脂」事件に端を発する一八五七年の反英大反乱も、インド人兵士が白人将校の命令することなら何でも受け入れるわけではけっしてないことを改めて、さらにはっきりとわかるかたちで証明してみせたのであった。[89]

このような兵士の不満の爆発。しかも、一般民間人の支持を相当程度かちえたようにみえたこと。インドでイギリスの権力を保持するには、軍の規律と秩序に抵触しないかぎり、インド人の信仰や社会的習慣を尊重するのがいちばんよいと考えられるようになった。そのような慎重で保守的なアプローチは、当然、医療と衛生の実践にも投影されることになった。ヨーロッパ人兵士の間であれば適切である、いや絶対に必要だと考えられる措置であっても、カーストと信仰を傷つけ、不満を煽り、反乱に追いやるのではないかとの不安から、インド人兵士については適切ではないとされたのである。[90]

このように、一般に西洋医療の治療をうけたがらないインド人兵士の傾向に拍車をかけたのが、少なくとも一九世紀の第3四半期までは、医療と軍の体制派が相対的に無関心で、不干渉もしくは非強制という現実主義的な政策をとったことである。一八六三年のインド駐屯軍衛生状態王立調査委員会報告のことばを借りれば、インド人兵士は、「兵舎にたいして本能的な恐怖心」を抱いている。「勤務をおえると自分の小屋に戻る。そこは、医師もあえて足を踏みこもうとせず、傭兵は自由になる。その小屋こそ、彼の家なのだ」[91]。それより二〇年前、ジョン・マレーもメーラトの駐屯地についてこう記していた。「原住民は一般に入院することを忌み嫌う。連隊の常勤ではない人びとは、病状がかなり進行するまで医師の診断をうけようとしない」[92]。インド人兵士にたいする検死が事実上、禁止されていたのも、医学実験のにおいが少しでもすることに利用するのをためらったのも、慎重さのあらわれであった。対照的に、ヨーロッパ人兵士は生きているときも死んだ後も、インドにおける医学研究の頼みの綱となった。

しかし、この不干渉政策にも例外があった。牛痘接種は、一八六〇年代までにインド人部隊の新兵にたいして強制的になり、一八九〇年代までに家族についても広く実施されるようになっていた。どうも医療措置としてというよりも、イギリス人に仕えていることの「マーク(ティーカー)」として受け入れられたらしい[93]。実際には、医療・衛生措置にたいする表立った抵抗はまれで、忌避や噂のほうが一般的であった。病気になるとインド人兵士は、近隣の町やバザールにいる在地の医療従事者のところに出かけるか、自分で民間的・宗教的な治療をおこなったのである[94]。

しかし、世紀が進み、一八五七年の反乱の記憶もうすらぎ、インド人兵士は植民地の軍隊医療体制のなかにさらに組みこまれ、そして、ヨーロッパ人兵士の健康を守ろうとする措置のおこぼれだったにせよ、しだいに、西洋医療側の新しいスキルや技術の世話になるようになっていった。一九〇〇年代はじめには、牛痘接種に加えて、腸チフスとペストの予防接種、マラリア予防のキニーネの服用が実施されるようになった。その多くが数十年前であれば、危険な反対運動を誘発しかねない処置であった。さらに、軍当局は、インド人兵士の福利厚生にかかわる他の領域にも干渉するようになった。一九〇〇年頃には、インド人兵士は駐屯地内の自分の小屋から、専用に建てられた兵舎に移動するようになった。反対もなくはなかったが、自分の小屋で自炊する代わりに軍隊食を食べるようになる[95]。インド人部隊の医療化が進行するにつれて、除隊兵は西洋医療の考え方や実践を広める重要な仲介役になったかもしれない。とくに、一九世紀末にインド人部隊の多くを輩出したパンジャーブ州の町や村がそうだったようだ[96]。

インド人ならびにイギリス人兵士の生命にたいする軍隊医療側の支配力が増大したことは、第一次世界大戦の直後に出版されたある公式記録にもよく反映されている。

兵士の高い水準の身体の健康と持久力を維持し、病気にたいする抵抗力を増大させなければならない。そこで、医療活動の側には、兵士の生活のあらゆる側面、軍が駐屯する地域の気候や衛生状態、身につける軍服、携行する装備、口にする糧食の品質や献立、課せられる訓練の中身や程度などに関心をもつことがもとめられている。[97]

飛び地の外へ？

では、このように軍隊内で医療側の責任と権威が拡充されてゆく歴史は、インドにおける軍隊社会と民間人社会との関係をどこにおくのだろうか。ここまでの議論は、どちらかといえば、広い意味での飛び地説の議論を補強するものであった。すなわち、軍隊の医学上の問題とその解決の多くはそれ独自のものとされ、駐屯地という消毒されたオアシスと外部の病気の環境とをもっと徹底して切り離すことが必要であると目されていたことを強調する流れだった。軍隊内の死亡率が低下する時代はちょうど、マラリア、コレラ、ペスト、インフルエンザなどが大流行し、民間人社会の側では高い、しかも増加傾向の死亡率が計上されており、この飛び地主義は、たしかに成功したかのようにみえた。

しかし、軍隊医療が民間人社会とは無縁のものであると認識されていた、もしくは実際そうだったかどうかは、ともすると誇張されがちである。一八五〇〜六〇年代の衛生改革者にとって、軍隊の健康管理は、ただたんに兵舎内の状態を改善すればそれですむような問題ではないことは自明のことであった。サザーランド博士は、インド駐屯軍衛生状態王立調査委員会用に準備したレジュメのなかでこの点をつぎのように述べている。

ほとんどの駐屯地では、原住民の衛生状態と軍隊の衛生状態とが密接に連関している。そのように緊密な関係にある以上、軍隊の衛生改革はつぎのどちらかの道を選ばなければならない。民間人から軍隊を遠ざけるのか。それとも、駐屯地の衛生改善を原住民の都市、町、そして農村の衛生改善の一環とするかだ。[98]

軍隊と民間人の健康が「密接に連関している」との認識は、インド駐屯軍衛生状態王立調査委員会も全体として共有しており、報告書のなかでもそのことがはっきり明記されていた。それは、インド政庁が公式に取った立場でもあった。一八六三年、インド担当大臣が同委員会の答申を実行するために州衛生監督官を任命するようにうながしたさい、インド政庁側は、期待どおりにつぎのように回答した。「軍隊における死亡率の低下と衛生状態の全般的な改善は、念頭におく第一の目標ではあるが……ヨーロッパ人部隊の健康状態の完全な改善は、兵士の衛生状態を改良することだけを意図した対策によって達成されるものではなく……住民全体の利益も、軍隊同様にかかわっていると理解している」[99]。

とはいえ、「密接」な連関を公式に認めることと、予算を割き、軍隊内で実現しつつある医療・衛生改革を一般民間人にまで拡張するための制度機構をつくりだすこととは、別問題であった。この点で、インド政庁や地方行政体は、つぎの三〇年間、全体としてみれば職務怠慢だった。一八六八年の接触伝染病予防法やその一〇年後の牛痘接種法のような「公衆衛生」の対策が導入されたときでさえ、ヨーロッパ人、とりわけ兵士の健康があいかわらず関心の中心にあることは、見えみえだったのである。

兵舎の内部でおきていることと、外部の民間人の生活とをつなげるもうひとつの道筋は道徳的な議論を介するものであって、この点については、インド在住の医療の専門家よりも、ロンドンにいるフローレンス・ナイチンゲールのほうが熱く語った。曰く。衛生とは、これすなわち文明である、と。ナイチンゲールのみるところ、イギリス人兵士がインドで病気、不節制、不潔の状態で生活することは、文明国たるイギリスの履歴上のおぞましき汚点である。しかし、ナイチンゲールは、イギリスには文明化・衛生化の使命があると同じくらいに信じていた。それは同胞兵士をこえて、インドの「原住」民にも拡大されるべきものであった。一八六三年五月、インド駐屯軍衛生状態王立調査委員会の調査がようやくおわりに近づいた段階で、ナイチンゲールはつぎのような感想を述べている。「インドにとって、これは衛生問題についての新しい時代の夜明けである。我が軍のみならず、原住民にとっても」。同年一〇月、ある挨拶のなかでナイチンゲールはインドを「流行病の巣窟」として、またコレラの故国として描く。「家中が不潔な」国であり、もろもろの疫病が「ごく当たり前」のものとして存在する。問題は、「インドでどのようにして公衆衛生の組織をつくり、高度の文明をインドにもたらすのか、その一点に尽きる」。一年後の一八六四年九月、ナイチンゲールは、インドの新しい総督で、病気との戦いで信頼できる同盟者、サー・ジョン・ローレンスにこう書き送った。「これから、あなたは文明によって新たにインドを征服なさるのです。はじめて、剣の代わりに知識によって帝国を領有なさるのです」[100]。実際には、インドでの衛生政策や医学思想にたいするナイチンゲールの影響力は、彼女を崇敬する人びとが考えたがるほど大きくはなかった。しかし、文明、そしてインドにおけるイギリス支配の広範な目的や道義上の正統性に、健康と衛生の問題を結合させることで、インド在住の多くの軍医や衛生官たちの思いを代弁してもいたのである。

医療の支配領域としての刑務所

軍隊以外に、植民地国家がそのインド従属民にじかに接したごく少数の領域のひとつが刑務所である。実際、刑務所の運営においては、一九世紀末までインド人部隊ではみられなかったような居住環境や食事にたいする国家の規制が盛りこまれていた。にもかかわらず、軍隊と同じようにここでも、医療はなかなか権威の座を獲得できなかったのである。

植民地刑務所管理に医療が介在する歴史がはじまるのは、実質的には一八三〇年代からである。一八三八年、東インド会社政府〔のちにインド政庁〕によって任命された委員会が監獄における規律についての報告書をとりまとめ、大まかにいってベンサム主義の路線にそったインド刑務所改善案を答申した。重要なことは、一四名の委員のうち医師がひとりもふくまれておらず、調査の過程で医療の専門家の意見を打診することもなかったことである。囚人の健康管理も審議事項のひとつだったが、病気、食事、治療などの問題は、規律の強化や囚人のより効果的な監督の必要に比べれば副次的だったのである[101]。それより前、一八三五年にベンガル医務局書記官であるジェイムズ・ハッチンソンが「原住民監獄の医療管理」についての報告をまとめていた。そのなかでハッチンソンは、疾病・死亡率の恐るべき実態を暴露し、「人道」的で「文明」的な政府が囚人の健康管理を怠り、そのために、事実上、短期服役刑が、よくあるように死刑判決と同じことになってしまうのは、道義的にみて許されるべきことではないと主張していた[102]。しかし、ハッチンソン報告（一八四五年、刑務所規律委員会が任命されたさいに再版される）はほとんど顧みられず、軍隊のインド人部隊と監獄との不都合な比較もぞんざいに扱われたのであった[103]。

このような反応の理由のひとつは、インドの刑務所管理におおかたの責任をもつ司法当局が職業柄、囚人の健康に関心をもっていないことだった。地方行政官や刑務所管理官は、刑務所はひたすら抑止的であるべきであって、外部の最貧困階級が耐えているもの以上の生活条件をけっして提供すべきではないと信じていた。囚人の食事、居住環境、全般的健康条件を改善することは、この抑止戦略に相反するとみなされた[104]。

もうひとつの要因として、医務官の地位が低く、刑務所運営方法にたいして限られた影響力しかもっていなかったことがある。それから三〇年後、ベンガル方面軍軍医助手のR・T・リヨンズは、一八六〇年代以前にインドの刑務所で横行していた悲惨な疾病・死亡率の状況は、刑務所管理官と地方行政官に責任があると指摘した。というのも、彼らは医療側の意見を無視し、刑務所の状態について非科学的な結論をだしたからだ。

刑務所管理官側は、医学の教えをばかにしていた。医務官の意見を……まともに取り上げようともしなかった。当時の医務官は地位が低かった。行政職というよりも、判事の奥方の召使い扱いされた。そのように低い地位にみられていたので、役人の世界での影響力も弱かった。医学の教えを軽視し、誤った考え方をしたこと。昔日の行政史の悲しき一ページをうめる刑務所管理体制がこうして生まれたのである[105]。

ところが、一八五〇年代中頃になると、風向きが変わりはじめた。イギリス本国における刑務所改革の影響をうけ、さらにインド行政・司法体制の広範な改革の一環として、ロンドンのペントンビル刑務所〔一八四〇～四二年に建築〕をモデルにした新しい中央刑務所が、それまでの古くて、不潔で、おんぼろの地方留置所にとって代わった。各州にそれぞれ独自の監獄局がもうけられたが、専門の刑務所係官がいなかったために、インド高等医務官職の医師が刑務所監督官に任命されるか、もしくは州刑務所監察官に就任した。一八五六年のボンベイ刑務所規定に定められた後者の責務には、「監獄の内部管理、規律、運営」がふくまれていた。大きな刑務所には専従の医務官もいたが、その任務は軍隊の場合と同じようにたいへん広く、狭義の医療活動はもとより、規律にかかわる事項もふくまれていた[106]。

それまでは敬遠されていたのに、一八六〇年代以降になると、インド高等医務官職の医師が刑務所の状態にかんする調査委員会の委員に任命されるようになり、とくに食事、居住環境、懲罰などにかんする審議と答申に強い発言力をもつようになった。一八五〇～六〇年代、ヨーロッパ人兵士の高い死亡率が当局の関心を惹起し、医師は衛生改革を実行する新しい責任と機会を得るが、ほぼ同時期に、刑務所の健康問題も当局による詳しい調査の対象となり、治療に情熱をかたむけ、衛生を実行に移す新たな展望が開かれたのであった。一八六四年、刑務所の高い死亡率が問題になり、インド政庁は調査委員会を任命することを余儀なくされた。一八年前の刑務所の規律にかかわる委員会と違って、今回は医療関係者を委員にふくんでいた。ついで、一八七七年にはインド監獄会議が開催され、そこでも医療関係者が大きな役割を演じた。一八八九年には監獄の管理にかんする二人の調査委員会が任命された。ひとりは、軍医総監でインド政庁衛生監督官のW・ウォーカー。もうひとりは、軍医少佐でベンガル州刑務所監察官のA・S・レスブリッジ。植民地行政側が囚人の健康問題をヨーロッパ人兵士のそれほど急を要するものではなく、重要でもないとみていたことは間違いないが、多くの医務官は、高いレベルの疾病・死亡率は軍隊だけでなく監獄についても容認してはならず、医療・衛生の施策によって軍隊の場合と同じように対処できると強く確信していた。

一八五六年、ベンガル州刑務所監察官に任命されたばかりのF・J・ムアットは、つぎのようにいう。囚人の健康は、「きわめて由々しき問題である」。二〇年前のあのハッチンソンの物言いさながらに、個人的刑務所改革宣言とでもいえそうな口調でムアットはいう。「三ないし四年の投獄が実質上、死刑判決に等しくなるような服役囚の扱いは、けっして正当化できるものではない。その多くは、そのような厳しい処罰に値しない」。現在、ベンガルの監獄には、「予防可能な死亡例が山のように」ある。「たいへん憂慮すべき事態だ」[107]。

ムアットは、医学上の輝かしいキャリアを積んだ後に刑務所勤務についた。つい最近までカルカッタ医科学校の医学の教官であり、西インド諸島への年季契約労働者の間の死亡率について非常に批判的な報告書をまとめ、また、『人体解剖図解』（インド北部の共通語の記述をふくむ）という著作もあった[108]。思うところを腹にとどめるような人物ではなかった。一八六九年に退官するまでの長い在職期間中、ムアットは、インドの囚人の監督と管理と規律について医療の専門家には特別の資格と責任があることを強く主張した。たとえば、一八五五年、カルカッタのアリープル監獄を査察したさいには、医務官の職務怠慢が囚人の健康に重大な影響をおよぼしていることを発見し、抗議した。食事の向上（本章の後のほうで立ち戻る）のために熱心に運動し、しまいに政府の側もある程度まで耳をかたむけざるをえなくなった。さらに、医務官には囚人の労役と懲罰の適切なかたちを決める権利があると主張した。一八五〇年代、ムアットはつぎのように述べている。「手に負えない囚人や、殺人などの重い罪で服役中の者など見せしめにすべき囚人は、健康が許す最大限の厳しい労役に配置すべきである」。しかし、ムアットはこうつけ加える。「各労役にたいする唯一の限界は、囚人の耐久力と健康である」。そして、「その調整には、いつでも、監獄を管理する医務官の助言を利用できる」[109]。ムアットによれば、懲罰の方針と実行の両面について立案者は医務官、刑務所の規律と効果を判定する主要たる判断基準は健康でなければならない。

このような見解を政府なり他の医務官が必ずしも共有したわけではない。ムアットの時代から半世紀たった、一九一九～二〇年のインド監獄委員会でも、医師は刑務所の監督官としての特別の資格を有するとかつてのムアットと同じように熱心に語るインド高等医務官職の医師がまだ数名いた。マドラス州刑務所監察官である軍医少佐、H・P・キャメロンは、同委員会でつぎのように証言している。「インド高等医務官職の医務官は、監獄を運営するのに「うってつけなのである」。というのも、「訓練をうけた科学者であり、軍法、組織、行政、衛生、精神医学、熱帯医学についてそれぞれ専門的な知識をもっているからだ」。キャメロンは、監獄には医師のする仕事などないとする見方を「とほうもないナンセンス」だと切り捨てる。「臨床の仕事が山のようにあるばかりか、監獄は、予防医学の調査研究と実践にとって理想的な場所でもある」[110]。しかしながら、それとはかなり違う姿を描く証人もいた。以前、コインバトールの監獄の監督官だったファーンサイド軍医中佐によると、「医務局の役立たず」のインド高等医務官職の医務官が監獄局に左遷された[111]。

明らかに、インド高等医務官職の医務官全員が、監獄勤務で得られる研究の機会に燃えたわけではなく、囚人を管理することにとくに向いていると感じたわけでもなかった。刑務所と犯罪にかかわることで、手が汚れると感じるものもいた。刑務所の業務は、忙しい医師に余分な任務を課した。しかも、私的医療行為を犠牲にすることへの金銭的な補償もなかった。任務をおろそかにするものもおれば、形ばかりの視察しかおこなわない医務官もいた。元アリープル監獄の監督官だったジョン・マルヴァニー軍医中佐によれば、監獄局は「インド高等医務官職のシンデレラ」だった。医務官の県監獄での任務は「機械的に書類にサインし、時おり監獄を査察し、入院中の重病人を平均して一五分ほど、急いで診察する、たいていはそれに尽きる」からだ。さらに中佐は、仕事の一〇分の九が通訳によって処理されていると主張し、監督官が日常的な監獄運営といかに遊離した存在であったかを強調した。マルヴァニー自身も実際に体験してみて失望したくちだが、彼によれば、監獄の内部管理はおおかた、囚人自身、とくに牢名主の手に握られており、「非常に多くの場合」、インド刑務所規則に盛りこまれている条文はただの「死文」にすぎなかった。「囚人の道徳的な状態はまことに嘆かわしく」、「むごたらしい抑圧」によってのみ規律が維持されていた。[112]

監獄の健康

それでも、刑務所は医療の観察と統御の重要な現場となった。たとえ、それ以外のインド社会が、植民地支配の権力と知の影響を相対的にこうむらずにいたという、ただそれだけの理由だったにしても。[113] インドの大半が医学と統計学の目が届かないところにおかれているなかで、囚人だけは分類し、頭数をかぞえることが可能だった。一八三〇～四〇年代には、刑務所にかんするデータが集積されるようになり、軍隊と同じように、入院者数、疾病・死亡の主要原因、各監獄の囚人の疾病・死亡率などがわかるようになった。

注目されるのは、刑務所であることの特殊性が初期の段階では見過ごされ、一般人の主要な病気や全体的な健康状態の目安とされたことである。一八二〇年のベンガルにおけるコレラ流行について論じたさい、ジェイムズ・ジェイムソンは、刑務所の統計が、「各県の健康状態を判断するさいのかなり良質の基準」になるとしている。一八三〇年代、F・P・ストロングもベンガルの二四パルガナ県について同じようにみた。[114] 一九世紀の中葉になると軍隊と同じように、刑務所内の死亡率、とくにコレラとマラリアの流行時、および飢饉時の死亡率の全貌を示す統計数字が蓄積されるようになった。たとえば、不作の年である一八六六年、マドラス管区刑務所の死亡率は、外部の住民の四倍、すなわち、後者が一〇〇〇人あたり二五人だったのにたいし、一〇〇人に達した。[115]

一九世紀インドの刑務所の受刑者数は相対的に少なく、そのため、統計データの収集や分析の作業が容易だった。一八三八年、イギリス領インドの刑務所人口は、総人口九一五〇万人中、五万六六三二人と記録されている。[116] しかし、統計をどのようにまとめるのか、とくに未決囚をふくめるべきかどうかをめぐって混乱があり、この数字は信頼できそうにない。一八八〇年頃になると統計はしっかりとしたものになっていた。囚人の数は一〇万六七六三人と、一八

表6　ベンガルの監獄における疾病，1863-92 年

時期	一日の平均収容者数	一日の平均病人数	一日の平均病人率（1,000 人につき）
1863-67	19,997	766	46.7
1868-72	18,338	651	35.4
1873-77	20,670	777	37.5
1878-82	17,464	883	50.6
1883-87	14,239	683	45.7
1888-92	15,254	641	42.1
1863-92	17,329	733	42.3

出所：*IMG* 1893, 28, 293.

表7　ベンガルの監獄における死亡率，1863-92 年

時期	コレラによる死亡者数	その他の病因による死亡者数	合計	コレラ死亡率（1,000 人につき）	その他の病因の死亡率（1,000 人につき）
1863-67	315	1,060	1,370	17.1	58.1
1868-72	125	756	880	6.6	41.2
1873-77	157	909	1,067	6.5	43.8
1878-82	165	1,106	1,271	9.2	63.2
1883-87	68	598	666	4.6	41.6
1888-92	83	521	604	5.6	34.2
1863-92	152	824	976	8.8	47.8

出所：*IMG* 1893, 28, 293.

三八年の数字のほぼ倍になっていたが、それでもインドの全人口のごく一部分でしかなかった。ベンガルとマドラスでは、全人口の〇・一パーセント以下だった。一九一四年には、インドの囚人は、アンダマン諸島のポート・ブレアの流刑地をふくめて一一万四一一三人、その後、政治不穏が高まり、数がかなり上昇する[117]。女性とヨーロッパ人の囚人はごくわずかだった。

法律や、警察の組織や、裁判所の判決方針などの変化をべつにすると、一九世紀をつうじて二つの要因が囚人人口の規模を左右した。ひとつは、恐るべき死亡率。一九世紀最初の六〇年間、年間死亡率は、しばしば二五パーセントに達した。つまり、たった一年で監獄の全囚人の四分の一が死亡したのかもしれない。軍隊と同じく、ここでもコレラ、マラリア、赤痢、それに下痢が主な死亡原因であった。たとえば、マンガロールの監獄では一八三八年、二六三人の囚人中一五一人、すなわち五七パーセントが一年間で死亡した。半数以上はコレラによるものである。また、メーラトの監獄では、一八六一年のコレラの流行（イギリス人兵士とその家族も大きな被害に遭う）のさいの囚人死亡率は六二パーセントにまで急

騰した。ベンガルの刑務所全体では、一八四三〜六七年の四半世紀間に、四万五五〇人が死亡した。その五分の一以上がコレラによるものである。この数字は同時期の全囚人数の八・二パーセントに相当した[118]。一八六〇年代になっても、表6と表7が示すように、ベンガルの刑務所では疾病・死亡率があいかわらず非常に高いレベルにあり、またコレラがなお主要死亡原因のひとつに数えられていた。

囚人人口の規模と囚人の健康状態の両方を左右するもうひとつの要因は、飢饉による食糧不足である。穀物価格の高騰、農村雇用の喪失、迫りくる飢えの恐怖が農村での犯罪数を急増させ、それが囚人人口の増加にもつながった。通常より三分の一も増えることもあった[119]。未決囚と服役囚の衰弱状態のために、コレラと赤痢がまたたくまに広がった。また、新入りの囚人から他の囚人へ伝染した。ベンガルでは、一八六六年が刑務所死亡率のひとつのピークとなった。このとき、オリッサで飢饉があり、囚人人口は二万六六三人に達し、全死亡者数は二二二三人を数え、そのうち六八四人がコレラで死んだ。一八七六年にもういちど、ピークがあった。このときは、運悪く飢饉とコレラが結びつき、一二四二人が死亡、うち九七五人がコレラによるものだった[120]。

「インドの監獄の過剰な死亡率がまことに不名誉であることは、議論の余地がない」。一八八〇年、インド政庁衛生監督官のJ・M・カニンガムはそう述べている。しかし、一〇〇〇人につき五〇人以上という平均年間死亡率をどうすれば許容範囲にまで引き下げることができるのか、とくにこれという名案もなかった[121]。兵舎でなされた類いの改善が監獄の疾病・死亡に作用するには、時間がかかった。外の世界で猛威をふるう流行病と飢饉から刑務所を隔離するのは、もっと難しかった。刑務所内の衛生状態は、兵舎よりはるかに原始的であった。おまけに、国家も、ヨーロッパ人兵士、さらにはインド人兵士の健康のためならばともかく、囚人の健康のために投資することには、いい顔をしなかった。たしかに、軍隊同様、コレラはしだいに姿を消してゆくが、それでも、第一次世界大戦にいたるまで、マラリアと赤痢があいかわらず刑務所の疾病・死亡率の主たる原因であった。他方、刑務所の過密状態につきものの結核がしだいに目につくようになってゆく。結核は刑務所の過剰定員にたえずつきまとう問題だが、それがしだいに目立つようになった。刑務所病院は、外部の世界の衛生と医療の水準に達していないとの批判もあった。一九一九年、マルヴァニーはベンガルの監獄について、「不潔さで悪名高い町よりも住むのに危険である」と述べ、ある監獄病院の状態をつぎのように生々しく描いている。

こちらには、患者がおそらくしぶりばら〔赤痢の主症状〕で苦しんでいる。床にうずくまり、看護人に支えられて血液混じりの下痢を排泄しようとがんばっている。病人用のおまるがほとんどないのだ。あちらでは、もうひとりの患者がおそらく夜中の半分の時間、排泄物のなかで寝ていたらしく、忙しい掃除夫がきれいにしてくれるのをじっと待っている。こちらには、慢性の赤痢のために憔悴しきった患者がいる。背中は硬いベッドの鉄製のラスが原因で床擦れだらけであり、目もあてられない。唇は腫れ物に覆われ、顔にはハエがたかり、体は汚物まみれ。……監獄死亡率を高くする原因をほかに探す必要があろうか[122]。

刑務所の死亡率も低下していった。一九一〇年には、全インドについて囚人一〇〇〇人あたりの死亡率が二一・六人までに下がっていた。それでも、インド人部隊の五倍である。一九一三年には、インド本土の刑務所の死亡率は一〇〇〇人中一五・五人と過去の最低値にまでたどりついた。それでも、一八八〇年代の初頭以降、軍隊では見かけなくなったレベルであった（表8を参照のこと）[123]。

病気と死がおぞましくも充満した監獄。監獄運営への医務官の関与。刑務所が医学の観察と実験の重要な拠点になったことは、驚くにあたらない。そのような事例は、植民地インドだけに固有のものではない。しかしながら、インド国民一般の病気についての統計学的・臨床医学的な情報があいかわらず欠乏していたこと。ほかのインド人社会では、植民地化された側の身体に物理的にアクセスすることにたいして文化的・政治的な障害があったこと。そのため、刑務所がことさらに際立った、重要な位置をしめることになった[124]。初期のコレラや赤痢についての記述も、のちの時代の腸チフス、脳脊髄炎、結核、リーシュマニア症、鉤虫

表8　インドの監獄における入院と死亡率，1910年*（1,000人につき）

	入院	死亡
コレラ	0.4	0.21
天然痘	0.2	0.03
腸チフス	0.8	0.22
マラリア	231.5	1.37
原因不明の発熱	8.8	0.05
肺結核	9.4	3.98
肺炎	11.9	3.08
呼吸器系疾患	30.3	0.89
インフルエンザ	1.8	-
赤痢	62.3	3.90
下痢	35.6	0.73
貧血	9.7	0.47
膿瘍，潰瘍，おでき	58.8	-
合計（ここにリストアップされていないものもふくむ）	663.8	21.62

*：ビルマとアンダマン諸島をふくむ。
出所：*India ACAR 1910*, 87.

の研究も、囚人観察に大きく依拠していた。これらの症状についての調査の多くがとくに重要視されたのは、プランテーション労働者の間でもよくみられたからである。それらの病気を特定し、治療することは、なかでもインド北東部のヨーロッパ人のお茶プランテーション経営者にとって、重要な経済的意味をもっていた[125]。

刑務所という閉ざされた空間であれば、外部では非現実的、もしくは得策でないと判断されそうな観察でも実施することが可能だった。たとえば、解剖のための死体を植民側の医師が入手するのははなはだ困難であり、またインド人からは猛反発をくらったが、監獄は数少ない死体供給源のひとつとなった。インド人囚人の遺体を入手できたある研究者は、たいへん運がよかったとしている[126]。一八六〇年代には、とくに不審な状況のもとでの死亡、または死因がよく確認できない場合、死亡した囚人について検死をおこなうのが当たり前になっていた。そのような手順は、インド人部隊でほとんどみられなかった。囚人にたいする解剖は、処罰の上ましにもなった。裁判所が下した判決に、医学のおまけがついたのである。検死には犯罪抑止効果があるという突拍子もない意見もあった。『ベンガル監獄便覧』はこう指示している。囚人の遺体は、検死がもたれるまで刑務所から移動してはならない。「囚人が死を装って逃亡するのを防止する」ためである[127]。

また、刑務所では、各種の予防薬や予防接種の試行的実験も可能だった。一八五六年、ムアットはこう書いている。「病気の予防手段がもっとも効果をみせるのは、監獄の囚人のように完璧に管理された人間集団である」[128]。刑務所なら、インドのほかの場所では西洋医療側の悩みの種である文化的・社会的な障害を無視、ないし乗りこえることが相当程度、可能であった。天然痘予防の牛痘接種がインド各地でなお猛烈な反対や忌避に遭遇している時代に、囚人にたいしては強制的になされた。刑務所医務官の仕事のひとつは、新しい囚人を検診し、以前、牛痘接種をうけたことがあるかどうか、あるいはそれ以外の方法で天然痘の予防をしているかどうかを判断することであった。一八五五年のベンガル管区政府の通達によれば、予防接種をうけていない囚人は入所時に、「監獄の規律の問題」として必ず接種をうける決まりになっていた[129]。一九一一年、パンジャーブのある男性は、娘の牛痘接種を拒んだために刑務所送りとなるが、入獄にさいしてその牛痘接種を強制された[130]。

ペストとコレラと腸チフスにたいする予防接種の初期の実験もまた、一八九〇年代から一九〇〇年代はじめにかけて、選別された（志願した、とされる）囚人にたいして実行された。一八九四年には、ビハールのガヤーの監獄で、ロシア人の細菌学者、ワルデマール・M・ハフキンが、四三三人の囚人中、二一五人にたいしてコレラの予防接種を実施した。三年後、ボンベイの感化院で収容者のおよそ半数が、やはりハフキンのペスト予防血清の実験接種の対象となった。両方とも、囚人（プランテーション労働者と兵士にも並行して実験がなされた）から得られた実験結果は、これらの予防法が安全かつ有効であり、一般人に使用してもかまわないことの根拠となった。しかし、実験のやり方については、とくに一八九〇年代末の緊張した政治状況ということもあって批判があり、囚人は志願して実験に参加したわけではないとの声もきかれた[131]。

また、刑務所は、マラリア（刑務所病院入院の最大の病因でもあった）の予防薬であるキニーネの実験場にもなった。監獄は、厳密に決められた分量を投薬し、その効果を注意深く観察するのにうってつけの場所だったからである。当時、キニーネはとても苦く、「発熱」の副作用があり、また効果も疑わしくみえたため、一般住民の強い抵抗にあった。その点で、刑務所で身柄拘束中の被験者は、効果のほどを証明するのに願ってもない機会を提供してくれたのである。最初にキニーネが囚人に投薬されたのは一九世紀末のことだが、組織立った使用は一九〇七年からである。パンジャーブ州の刑務所監察官であるG・F・W・ブレイドが同州の刑務所監督官にたいして、マラリアが流行する月に囚人にキニーネを毎週、投薬するようにと指示した。この年の断食月（ラマダーン）はちょうどマラリアの季節とかち合ったが、ムスリムの囚人も例外であってはならず、日没後に薬をのまなければならないとの訓令がだされた。「断食月であっても、（キニーネの配給を）止めてはならないし、監視を緩めてはならない」。ブレイドが重視したのは、十分な量を定期的に投薬することであった。定期的にのまないために、しばしば効かないようにみえたからだ。刑務所係官はその権威を行使して、すべての囚人が「施行中の規則で定められた分量の薬を正しく、決められた時間に受け取る」ようにと強く要望された。

翌年の一九〇八年は記録に残る最悪のマラリア流行のひとつとなった。八月から一一月までの四カ月に、パンジャーブ州の住民の九〇パーセントがマラリアにやられ、五〇パーセントが重い症状にかかった。四〇万人以上の死亡例が報告され、膨大な労働力の喪失に政府も憂慮を示した。ところが、ブレイドのキニーネ作戦は功を奏したようにみえた。なぜなら、囚人の疾病・死亡率は一般住民のそれをはるかに下回っていたからである。住民の九割がマラリアにかかったのにたいして、囚人のほうはわずか一割。キニーネの予防効果はこれによって証明されたとされ、今後は、一般住民の側も監獄の例を見習うようにと強くうながされたのであった。[132]

規律と食事

一九世紀はじめ、刑務所は、インド人部隊とは対照的に、国側がインド人にたいして住まいだけでなく、食事も提供せざるをえない領域でもあった。そこから、一連の重大な論争がもち上がった。まず、規律と食事の関係について。つぎに、カーストと信仰を刑務所内でどこまで認めるかについて。最後に、労働生産性およびインド人の身体状態の一要因としての食物の重要性について。

食事は、規律化にたいする囚人側からの抵抗の争点のひとつになった。もっとも尾を引いた事件のひとつは、つぎのようなものである。一八四〇年代はじめ、ベンガル管区の監獄の囚人が給食制度の導入に公然と反抗した。それまで、囚人は自分の食べ物を購入し料理することが認められており、そのための現金を刑務所側から支給されていた。その制度のもとでは、囚人は料理と食事についての信仰とカーストの決まりを守ることができた。また、監獄にやってくる商人と値引き交渉をしたり、他の商品と物々交換をしたりして刑務所暮らしの退屈さを紛らわせることもできた。その権利の剝奪は、監獄の規律を厳しくし、囚人がなお享受している若干の自由を制限しようとする政策の一部をなしていた。刑務所暮らしをもっと懲罰的に、もっと犯罪抑止的なものにするために、政府は、囚人は刑務所の料理人が用意した食事だけをとること、カーストとは無関係に全員が一緒に食事をするようにした。この歓迎されざる新方式にたいして一連の抗議、ハンガー・ストライキ、暴力行為、最後に暴動が起こり、軍隊が鎮圧するという流血の惨事を招いたのであった。[133]

抵抗は鎮まったものの、一連の騒擾事件は[134]、刑務所の運営および規律と両立できる範囲で、カーストを尊重したほうが得策であることを示すものと理解された。ロンドンの東インド会社取締役会は、給食制度によって得られそうな利点も、「導入にともなう難問や危険を相殺し」そうにないと判断し、「不服従に譲歩するのは危険であり、不適切で」あることを承知しつつも、ベンガル管区政府は「原住民の宗教上の見解や感情に干渉し、警戒心や不満を刺激しかねない政策」には固執すべきではないと確信したのであった。[135] ムアットが一八五六年にビハールの監獄を訪問したさいに観察したところでは、五〇四人の囚人のために五三人の料理人が食事を用意していた。原住民の「見解や感情」に行政の側が積極的に対応したことの証拠である。ムアットはこう論評する。「ビハールでは、カーストの偏見が強いのは確かだが、同じカーストの者でも互いの手から食べ物を受け取ることができず、同輩でも細分化されていて、それぞれに独自の規則と習慣があるというのは、まことにばかげている」[136]。

ムアットのような医務官にとって、監獄食は規律の問題であると同時に重要な科学の問題でもあり、刑務所体制のなかで医師のもつ二重の役割の両方がそこに反映されていた。一九世紀末以前のインド人の食事についてはほとんど知られておらず（とくに消費される食物の量）、刑務所は、広い範囲で応用のきく観察と実験の格好の場所になった。その種の調査が、早くも一八四〇年代にはじまった。一八四六年、Ａ・Ｈ・リースがボンベイ感化院のインド人囚人の健康状態について調査をおこなった。そこは、疾病・死亡率が一貫して高いところだった。刑務所の立地にも、囚人に課せられる仕事の量にも問題はなく、リースは食事に焦点をしぼった。そこの献立は米とレンズ豆カレー、それに少々の塩と液状バターから成っていた。リースの提案で、米の代わりに、ピクルスと小麦粉を用いた改良食が導入され、その結果、壊血病は姿を消し、疾病率は低下し、囚人の体重と健康状態が改善されたのであった[137]。

ムアットが一八五六年の最初の視察旅行のあとで、ベンガルの監獄食の欠陥を批判するコメントをおこなったことが、この問題にたいする関心を蘇らせた。ムアットが提案した改良食にたいして、カルカッタでは反応がすぐにはなかった。ところが、一八六一年、ムアットの報告がロンドンで反響を呼び、インド政庁は各地方にたいし、現在提供されている監獄食について報告し、さらにその食事を、一般の労働者（囚人人口のおおかたの出身母体である）と比較するように要請した。そうして作成された調査報告書は、当時の食物消費のパターンについて実に興味深い手がかりをあたえてくれる。一般住民の食生活にかんする先駆者的な調査が刑務所の健康問題にたいする、どちらかといえば気乗りしない配慮から生まれたこと。植民地インドにおける医学と社会科学のねじれ体質がわかる[138]。

さらにいくつかの食事調査が続き、インド人囚人にとっていちばん妥当な食物の量と献立の種類をめぐって医務官と刑務官との間で熾烈な論争が展開することになった。経費節約・厳格対応派の医師は、囚人にあたえられる食事は外部の最貧困階級が消費するものより上等であってはならないと主張した。食事が贅沢すぎると、囚人が特権階級となり、外部の同じ階級の人びとよりも快適かつ安全に生活できることになる。刑務所暮らしは犯罪を抑止するどころか、むしろ誘発することになり、このように貧民がおおぜいいる国では、国家は巨額の無駄な出費を強いられることになろう。食事は、規律と犯罪抑止の必要に準ずるべきなのである。[139]

それにたいし、ベンガルのムアットやマドラス衛生監督官のW・R・コーニッシュらは、つぎのように論じた。囚人の健康こそ、合理的な枠のなかで最優先課題とならなければならない。国家は囚人をただ生かしておくだけではなく、健全な身体の状態に保つ義務を負う。医学と食物学の観点からすれば、彼らの健康にとって不可欠である新鮮な野菜、肉、液状バターをお預けにするなどして、この義務をないがしろにすることがあってはならない。もっと種類が多く、栄養分に富み、分量もある食事にすれば、囚人の健康は向上し、医療負担も減少する。もっと信頼できる生産的な労働力となる。ムアットは、囚人の生活を改善することもさることながら、国家の財政負担を軽減するためにも刑務所を作業場化することを願っており、とくにこの最後の点については熱心だった。[140]

実際には、一八六〇年代から一九二〇年代までの刑務所政策はこれら二つの立場の間を行きつ戻りつして安定しなかったのだが、その間、囚人は懲罰食のかたちで最新の実験のための不本意な実験材料となったのである。[141] このように不安定なところがあったにもかかわらず、食事調査は、刑務所をこえた重要性をおびることになった。一九世紀末、飢饉が頻発したさいに、国の救済をもとめる人びとに食糧もしくは現金を施すさいの基準となったのである。生命と労働を維持するにはどのくらいの量の、いや、むしろどのくらい少ない量の食物が必要か、ということである。[142] こうして、刑務所のなかから生まれた植民地の知識が、社会的・経済的に広く応用のきくひとつの基準を生んだのであった。

また、刑務所のデータは、インド人とヨーロッパ人、さらにインド各地の住民間の食事および生理学的な違いについて「科学」的な発言をするさいに利用された。一九一二年、カルカッタ医科学校教官のP・マッケイはベンガルと連合州（かつての北西州）の監獄食を比較し、得られた結果を利用して、米食のベンガル人は身体が脆弱にみえることを、乳製品と小麦と肉の食文化をもつインド北西部のシク教徒やラージプート族が逞しく、好戦的で男らしいことと対比させる。マッケイによれば、食事の違いから、連合州の囚人（と、したがってその母体となる農民階級）のほうが、ベンガル人の囚人よりも「身体の発達の点ではるかに高い水準」にある理由を説明できる。

連合州の囚人は、全身の筋肉がベンガル人よりもはるかに発達し、労働能力も高い。歩くときもはるかに機敏で、きびきびしており、日々の生活でも万事に敏速に対応する。下ベンガルの住民によく見られるだらしなさとか無気力ぶりは見当たらない[143]。

証拠は限られていようとも、マッケイが刑務所の収容者の健康や福利だけを念頭においているわけではないことは明らかで、食生活の「欠陥」をどのように改良すれば、囚人、農民、そして国家の共通の利益となるかを考えていた。その場合、監獄食は、「兵士が誇りとし、同時に劣等人種が羨望のまなざしでみる心身の属性や特質を形成し、発達させる」うえで、純粋に文化的、遺伝的、あるいは環境的な要素よりも食物のほうが重要であることの指標となった[144]。多くの初期の植民地医師がそうであったように、マッケイの場合も、囚人の生理学から一般民間人の健康状態を読みとることになんら不都合なところはなかったのである。

結論

植民地インドの軍隊と監獄は、医学側の観察や管理がなされた例外的な現場であった。一般民衆の健康のことはまだほとんどわからず、調査もなされていない段階にあって、両者は医学調査と実験のための格好の機会を提供したのである。一九世紀をつうじて、これらの飛び地は、西洋医療と衛生の実践によってしだいに植民地化され、それに対応して、国家医療の権威と責任も増大した。軍隊においてこの医療行為の増大をうながしたものは、イギリスの権力が決定的に依拠するとみられたヨーロッパ人兵士の生命を守ることの政治的・戦略的な重要性であった。軍隊の健康問題は、一般民間人のそれと完全に切り離すことができないにもかかわらず、かなりの程度までインド社会から孤立したままで処理された。同じように軍隊内部でも、インド人兵士よりもヨーロッパ人兵士の健康のほうがはるかに大きな関心を集めた。軍隊の健康問題の多くは、兵隊、そしてそのヨーロッパ人部隊に固有のものだとされた。もしくは、軍駐屯地を衛生の「オアシス」に変え、兵舎の門の外に溢れかえる病原菌からできるだけ切り離しておくことが最良の策であるとみられた。とくに一八九〇年代以降、疾病・死亡率の統計数字に著しい改善がみられることからも明らかなように、この衛生学的隔離の試みは、かなりの程度まで成功した。インド人兵士の健康についても改善がみられたが、部分的にはヨーロッパ人側の改善の副産物であった。

いっぽう、インド人囚人の健康問題のほうは、はるかに立ち遅れたのであった。

しかし、軍隊と刑務所を医療・衛生の飛び地としてみることが可能だとしても、インドにおける西洋医療と植民地支配のもっと幅広い性格や願望と無関係ではなかったし、それらを表現していなかったわけでもない。軍隊もしくは監獄でおきていたことは、外部世界の潮流のしばしば徴候でもあった。健康問題であれなんであれ、インド人よりもヨーロッパ人のほうを優先させるのは、一九一四年以前、当たり前で、ほとんど世界的な植民地現象であった。同じように、抵抗、ないし抵抗の噂にもかかわらず、インド人は、西洋の医療と公衆衛生の体系のなかにしだいに編入されていったが、それも、世界的潮流に沿うものだった。軍隊、さらにそれよりも監獄は、さまざまな統計や臨床や（刑務所の場合は食事）の調査のためのパイオニア的な空間となることで、一般住民、とくに生産的労働にかかわる医療の理論や技術のための観測所、また実験室となった。それぞれ違う道筋において軍隊と監獄は、お手本となる空間となった。すなわち、少なくとも理論上、西洋医療と衛生の実践活動が一般社会について、どのように展開しうるかのモデルとして認識されたのである。

では、軍隊と刑務所の医療は、どのようなモデルもしくは制度的基礎を提供したのだろう。インド高等医務官職が、軍隊と監獄における医療の専門的知識を他の領域にも拡張することを可能にする媒体となった。しかし、それはごく少数のエリートであって、一九一四年以前はほぼ完全にヨーロッパ人で構成されていたし、職業柄、また政治的にも国家側の必要や優先事項に結びついていた。もっと独立的で、市民社会的な医療専門職の代用となるような機関ではなかったのである。軍隊と刑務所の医学を公衆衛生へと翻訳しようとするさいの障害となったのが、健康と衛生を規律の事柄としてみようとする固有の傾向である。住民が無知で迷信的である、あるいは、ものぐさなら、たとえ力づくでも押しつけるべきであった。自由意志にもとづく、地域社会に根ざした自助と自己改良の運動の一部ではなく、トップダウン方式の、国家主導体制の一環としてみたのだ。そのような状況においては、住民の願いよりも国家の必要のほうが優先されるのは当然のことだった。同じように、カーストと宗教はインド社会を相手にするさいの大きな緩衝装置であり、刑務所およびインド人部隊の医療化と衛生化にかんしても、主要な障害であると理解された。では、社会全体について医療・衛生改革を実行しようとすれば、どのような展望があったのだろうか。国家医療と一九世紀インドの三大流行病、すなわち天然痘、コレラ、ペストとの関係を詳しく検討することで、いくつかの解答がえられるはずである。

第3章　天然痘――女神の身体

一九世紀、インド在住のイギリス人医師たちは、もっとも蔓延し、破壊的な流行病のひとつとして天然痘の名をあげた。ある報告書はいう。天然痘は「インドのたたり」であり、犠牲者は「他の病気をすべて合計した」ものよりも多く、その「執拗で凶悪な」性質によって、「人類がかかるもっとも獰猛で情け容赦のない病気のひとつ」になっている、と。[1]たしかに、天然痘は一九世紀末だけでも数百万単位の死亡者を計上していた。年平均でいえば、一〇万人以上である。

しかし、天然痘がひときわ恐ろしい病気にみえたのは、そのすさまじい死者の数のためだけではなかった。病気そのものに、背筋の凍るような性質があったのである。天然痘は急性ウイルス感染症である。非常な高熱がでたのち、皮膚に多数の丘疹、さらに膿疱ができる。顔と四肢にもっとも集中的に出現するが、重度の融合性天然痘の場合、全身がほとんどくまなくそれで覆われてしまう。発病者の三分の一以上は、最初の症状が現われてから通常は二週間以内に死亡する。たとえ死なずにすんでも、一生、醜い顔面のまま、あるいは障害を背負って生きていかなければならなかった。顔面がまるで月面のように痘痕(あばた)だらけになったり、角膜の潰瘍のために見にくくなったり、失明したりしたのである。インドの失明の四分の三は、天然痘の後遺症だとする専門家もいた。[2]

一八七〇年代以前については満足な統計データがないため、天然痘の猛威を完全に測定するのは不可能である。人口三三万以上を擁するカルカッタについて、一八三七～五一年の天然痘の死亡者は一万一〇〇〇人とされる。そのうち六一〇〇人は、一八四九～五〇年の流行時のものである。

表9　イギリス領インドにおける天然痘の死者および予防接種，1871-1900年

	年平均の天然痘死亡者数	天然痘死亡率（1,000人につき）	年平均の有効牛痘接種件数
1871-80	168,964	0.93	3,951,709
1881-90	121,680	0.63	5,024,353
1891-1900	81,233	0.38	6,778,624

出所：*Imperial Gazetteer* 1907, 525.

表10　年平均天然痘死亡者数，1875-1904年（100万につき）

	ベンガル	北西州	パンジャーブ州	ボンベイ	中央州	マドラス	イギリス領インド
1875-79	196	1,704	1,430	590	1,848	1,428	976
1880-84	280	1,782	550	376	490	1,000	804
1885-89	98	482	632	218	856	860	410
1890-94	208	440	334	152	158	960	430
1895-99	204	580	774	172	420	438	432
1900-04	438	152	532	262	440	600	392

出所：Leonard 1926, 4.

さらに、一八五一〜六九年には九五四九人が天然痘で死亡した。[3] 一九世紀も最後のほうになると、もっと信頼できる包括的な死亡統計表がつくられるようになり、天然痘の猛威の全貌が明らかになる。もっとも、その頃には牛痘接種が普及して成果をあげており、死亡率ははっきりと低下しつつあった（表9を参照のこと）。

同じような低下傾向は、表10にもみられる。しかし、この表では、時期によってかなりの違いがあったことがわかる。大流行の発生を反映するためだ。また、行政区による違いがみられる。北西州やボンベイのように「牛痘接種が普及した」ところと、マドラスやベンガルのように「いまだなお普及していない」ところとの違いである。[4]

しかしながら、一九世紀インドにおける天然痘の流行についてのもっとも印象的な史料の一部は統計数字よりも、むしろ状況証拠である。一八六九年、プリングルは、インド北部のガンジス河とヤムナー河との間に位置する人口稠密のドアーブ平野では、人口の九五パーセントが生涯のある段階で天然痘の危険にさらされると推測した。一八七〇年代のインド北部および東部の囚人、学校児童、労働者についての調査もこの印象を裏づける。天然痘は、インドの大半の地域で五ないし七年に一回の割合で大流行し、前回の大流行以降に生まれた子どもがその主な犠牲者となった。

プリングルによると、インド北部ではこの病気がごく当たり前のものであるため、「農民階級、さらに富裕階級の間でも、子どもは天然痘にかかり、回復するまで家族の恒常的な一員として数えないということがよく口にされる」(5)。一八七九年、サー・サイヤド・アフマド・ハーンも総督立法参事会に牛痘接種を義務化するための法案を提出したさい、同じような口調でこう述べている。

> 天然痘は、すべての子どもがこの世で生きる前にどうしても渡っておかなければならない橋であり、この病気から治ることが第二の誕生とみなされる。……他の病気は偶発的とみなされるが、天然痘はほとんど誰でもかかるものとみられるし、実際、そうなのである。人間のいちばん傷つきやすい部分に作用する。この国には、死なずにすんだものの、天然痘の猛威の痕跡を顔面の深い刻印、あるいは失明というかたちでとどめているひとが何千人もいる(6)。

天然痘はこのように蔓延し、人命を奪い、恐るべき症状をともなう病気であり、インド人とヨーロッパ人の心に深く印象づけられ、病気の概念化にも深い影響をあたえることになった。天然痘を理解し、それにたいしてなんらかの制御力を獲得する第一の道は、宗教を介することであった。天然痘はひとつの病気というより、神の現前として理解され、ヒンドゥー教の信仰と儀式において突出した位置をしめた。すなわち、女神である「シータラー」をはじめとする神々と天然痘とが同一化され、インドのほとんどすべての地域で崇められ、そして鎮められたのであった。第二の道は第一の道と相容れないものではなく、身体にたいするシータラーの権利を認めたうえで、人痘接種を実施することであった。生の人痘成分を接種して人為的に軽度の天然痘の病状をつくり、それ以降の攻撃から個体を守ろうとするのである。第三の道は、牛痘接種である。一九世紀はじめにイギリスがインドに持ちこんだ。生の人痘成分ではなく、牛痘ワクチンを用いた予防介入であって、真性の天然痘の機先を制する点では人痘接種よりもさらに徹底していた。しかし、牛痘接種の導入が意味するところは、ある制御の技術が別のものに変わる、それだけのことではなかった。人痘接種は効果的な予防手段であるばかりではなく、同時に宗教的な行為として一般に理解されていた。それにたいして、牛痘接種は性格が世俗的で、しかも外来のものであり、個人と地域社会に国家権力が決定的におよぶことを象徴するものでもあった。

西洋医療はインド側の相方と同じく、天然痘を治療することはできなかった。ところが、牛痘接種の登場によってイギリス人医師は、主要な病気の大半を治療できずにいる時代にあって、天然痘だけは予防が可能な病気であると自信をもつようになった。牛痘接種は、操作が比較的簡単で、しかも低価格であり、当初は、西洋医療の効き目をいかんなく発揮してくれるものとみなされ、植民地国家によって採用され、その公称するところのインド国民にたいする人道主義と慈愛の象徴になった。イギリス側は牛痘接種を疑問の余地のまったくない恩恵であるとみなし、当初から大きな期待が寄せられた。ところが、一般の人びとに受け入れられ、天然痘の死亡率にはっきりした効果がみえてくるまでには、相当の時間を要することになる。インドでの集団予防法として受容されるのに、ほとんどまるまる一世紀を要したのである。さらに、この恐ろしい病気が最終的に根絶されるまでには、七五年もかかる〔一九八〇年にWHOが天然痘根絶宣言を出す〕。

ある次元でみれば、たしかに牛痘接種は、西洋医療がインドに積極的に介入し、成果をあげた目ざましい事例とみることができる。イギリス統治がおわろうとする頃には、牛痘接種ならびにその再接種が巨大な規模で実行されるようになっていた。マドラスだけでも、一九三六年から四五年までの間に年平均、四三〇万件の予防接種が実施された。全人口のおよそ一〇パーセントに達する数字である。イギリスがインドから撤退する年の一九四七年には、全土で二一三〇万件の予防接種が実施された(7)。医療活動がそのような壮大な規模でなされたことは、かなりの程度まで社会的に認知され、また行政側も深くかかわったことを意味する。しかし、実際には、これからみるように、牛痘接種は、在地民側の強い反対、ライバルとなる信仰と予防法の存在、さらに技術上の諸問題、くわえて植民地国家が集団予防接種の政治的・財政的な負担を負うことを嫌ったことなどの理由で、なかなか普及しなかったのである。

天然痘の女神

インド北部を横断して、西はシンドとグシャラートから、インド北部と中央を経て、東はベンガル、アッサム、オリッサにいたるまで、天然痘はある女神と同一化されていた。その女神は、一般にはシータラーとして知られていたが、単純に、しかしはっきりと「マーター」、すなわち母とも呼ばれた。ある地域では、「シータラー」は、病気そのものと、それを司る神との両方にあたえられる名前であった。ベンガルでは、この女神は「バサンタ」、ないし「バサンタ・チャンディー」、すなわち春の女神、病気のほうは

「バサンタ・ログ」、すなわち春の病気と呼ばれることもあった。天然痘がもっとも蔓延し、女神がもっとも広範にお祭りされる季節でもあったからだ。[8] シータラーは、本来のヒンドゥー教の神々のなかには登場しない。おそらく民俗的な神が起源であり、それがしだいに、しかも部分的にブラーフマンのヒンドゥー教のなかで認知されたのであった。

一八九〇年代、ウィリアム・クルックは、ヒンドゥー教の小さな、農村的な神々の範疇のなかにシータラーを「病気の小神」という扱いにしてふくめている。初期の植民者や伝道師は、シータラーをはじめとする病気の神々を「悪魔」とも「悪霊」とも表現していたが、クルックもそれに倣っているのである。しかし、このような性格づけでは、シータラーが近代ヒンドゥー教においてもつ重要性も、またその礼拝がとるさまざまな形態も正しく伝えたことにはならない。[9] クルックが指摘しているように、インド北部の農村では、シータラーは、七人の病気の女神もしくは姉妹のひとりとして考えられることもあったが、他の病気の神々が遠くおよばないほど目立つ存在であり、しかも効能をもつものと目されていた。ベンガルでは、シータラーを祀る寺院はほとんどなく、小さなお社、象徴的な壺、もしくは彩色をほどこした石があるだけだった。しかしながら、インド北部にはシータラーの重要な礼拝場所があった。ひとつはデリーのすぐ南のグルガオンにあって、毎年三月、天然痘の季節がはじまる頃、おおぜいの巡礼者が集まってきては子どもの御加護、あるいは誓願成就を女神に祈った。インド西部にも同様のシータラー祭りやお社があった。シータラー礼拝、すなわち巡礼し、誓願し、祈禱や唄を唱え、女神に甘いお菓子や「熱冷まし」の飲み物や果物を献納するさいに主導的な役割を演じたのは、女性である。天然痘はなによりも子どもの病気であること、あるいは男性よりも女性のほうが女神に嘆願するのにふさわしいと考えられたからだ。[10]

シータラーに結びつく特定の聖職があったとすれば、それは女性ではなく、また、インドの最高位の司祭カーストであるブラーフマンでもなく、下位の、しかし「清浄」なカーストである「シュードラ」〔四つの種姓の最下位に位置する隷属民〕であった。すなわち、インド北部では、庭師や農民のカーストである「マーリー」。ベンガルでは、同じくマーリーと呼ばれる（もしくは、「マーラーカール」）小商店主、花輪づくり、それにインド北部のマーリーと同じように人痘接種師のカースト。これらの人びとが、シータラー女神と密接に結びついていた。ダッカに永いこと在住したイギリス人外科医のジェイムズ・ワイズによれば、マーラーカールは、毎年、ヒンドゥー教の暦でいうチャイトラ月の初日（三月一五日）に催されるシータラー祭りの準備を取り仕切った。その祭りでは、凝乳、ココナッツ、プランテーンの実などが供物としてシータラーに奉げられた。[11] ローレンス・A・バブも今日のマディヤ・プラデーシュ州、チャッティスガルにおけるヒンドゥー教の信仰にかんする記述のなかで、この日付に触れている。重要なのは、この日がその地域の暑い季節の開始点を画し、一年のうちで天然痘がもっとも発生しやすくなる季節の到来を告げていたことである。しかし、ヒンドゥー教暦の他の日、たとえばシュラーヴァンナ月（七月と八月）の第七の日がシータラーに奉げられることもあった。[12] このようにヒンドゥー教の伝統にしっかり根づいたものであったが、ベンガルやパンジャーブのように、シータラーが、ヒンドゥー教からイスラーム教に改宗した人びとによって崇拝される地域もあった。少なくとも、天然痘が流行しているときは、シータラーを宥めようとした。信仰上の他の多くの側面でもそうだったように、共通の民俗文化になお執着していたのである。一九世紀、東ベンガルのムスリム改革運動であるファラーイジ派の活動家は、このように持続するシータラー信仰を地域から一掃しようと躍起になった。[13]

シータラーは、しばしば「天然痘の女神」、もしくは簡単に「天然痘女神」と呼ばれたが、天然痘は、女神の本質的な性格というよりも、むしろ、その性格なり存在が表に出たものとして理解された。この病気は、女神の「戯れ」もしくは「いたずら」なのであって、大目にみるか、もしくは、この訪れた女神にそれ相応の敬意を表さなければならなかった。天然痘はひとつの病気としてというよりも、むしろ一種の神の憑依として概念化されたのであった。高熱や膿疱は、女神が身体内に入ったことを告知するのであって、治療行為ではなく、むしろ儀式によって応対すべきだった。いかなる形態であれ、予防ないし治療は不信心だとみるヒンドゥー教徒もいた。そのようなことをすれば、女神を怒らせ、いま女神がその身体に鎮座している子どもの生命をいっそう危険にさらすことになるからだ。

シータラーとは、「クールなお方」という意味である。これは、天然痘のいちばんはっきりしていて、もっとも恐ろしい局面である高熱症状に直接、触れるのを避けるための婉曲の言い回しだと理解されてきた。しかし、スーザン・ウォドリーの議論に従えば、それよりも、女神の側のクールでありたいとの内なる願いとして理解したほうがよい。その願いは人間の怠慢や不義、さらに、その結果としての女神自身の燃え盛る憤怒によってたえず裏切られる。シータラーのお祭りに羊や鶏などの動物が供物として奉げられる地域もあったが、普通は、凝乳、プランテーンの実、冷した米、甘い菓子などの「クールにする」種類のものが供された。熱を忌み嫌う女神の祭りの期間中は、調理された食べ物の用意は禁じられ、家内の火は消され、「熱くなる」行為である性交渉もご法度とされた[14]。

同じように、天然痘の症状が現われると、クールにする飲み物が女神の居所である患者に供された。患者の熱くなった身体を冷たい水で洗い、あるいはシータラーのお好みの木であるニームの木の湿った葉でそっとなでた。儀式の専門家が患者に付き添っていないときは、家の女性たちが扇をあおいで身体を冷やした。あるいは、女神を称えるつぎのような唄をうたった。


お母さん、世界に救いをあたえるお方、貧しい者に優しいお方。

私の雌牛がシータラーの森に迷いこみました。

お母さん、世界に救いをあたえるお方、貧しい者に優しいお方。

神様は誰にでも［子どもを］授けてくださる。

シータラーがくださるときだけ、子どもを授かるのは。

世界に救いをあたえるお方。

シータラーが怒るとき、ミルクにも、ミルク壺にも、揺篭の息子にも、家にも庭にも、どこにも喜びはありません。お母さん、世界に救いをあたえるお方。

あなたは大地と水、あなたは最も強いお方。

あなたは三つの世界の女王。お母さん、世界に救いをあたえてくださるお方[15]。


しかし、たいていは、マーリーをはじめとするシータラーのお気に入りのカーストの人びとが女神に応対するために呼ばれた。ワイズによれば、東ベンガルでは天然痘がヒンドゥーの家に出現すると、ただちにマーリーにお呼びがかかった。

手はじめに、肉をはじめ調理に油や香辛料を必要とする食べ物をすべて禁じる。それから、患者の右の手首に頭髪の房、宝貝の貝殻、ウコン、金製品を結びつける。それから、患者は、「マンジュ・パッタ」と呼ばれる、オオバコの若い、まだ広がっていない葉の上に横たわる。処方される食べ物は、ミルクだけだ。聖なるニームの木の枝であおいでもらう。また、入室する者は、みな水をかけてもらう。さらに熱が高くなり、譫妄状態に入ると、もしくは子どもが泣き叫び、ほとんど眠れなくなると、マーリーは、マーター・プージャーと呼ばれる儀式を執りおこなう。この病気を引き起こす女神の像を沐浴させ、水をあたえる儀式である[16]。

皮膚の炎症を和らげるために、マーリーはヒラマメ、ウコン、穀粉などをすりつぶした熱冷まし剤や粉状の貝殻を身体にふりかける。病状が七日目の夕刻、いよいよその頂点に達すると、病室に水壺をおき、米、ココナッツ、砂糖、花々、それにニームの木の葉のお供えを奉げ、いちどに何時間もシータラーにお祈りを唱える。膿疱が膿んでくると、鋭い棘で穴を開け、患者を楽にする。最後に、患者が回復し、かさぶたも剝がれたところで、マーリーは、シータラーへの最後の礼拝をおこない、供物の分け前と手間賃をもらって帰ってゆく[17]。

　このように、シータラーは、天然痘の源泉であり、同時に、天然痘から身を守るための手段として認識された。というよりも、事実上、誰もがこの病気にかかる状況では、子どものうちに、女神の憤怒から生じる危険な合併症をともなわずに、軽く「適正な」かたちで天然痘を体験しておくための手段として位置づけられたのである。身体は、シータラーの寺院であり、万能の、しかし気難し屋の神を信者が崇め立てるお社であった。身体の熱は、儀式上の熱として理解された。すなわち、ヒンドゥー教の女性原理である「シャクティ」〔性力、女神（デーヴィー）の根源的力〕の両義的な力が表明されたものであって、獰猛で破壊的な力ではあるが、儀式によって宥めれば、庇護と幸運と豊穣に転化しうるはずだった。

　女神の到来は、また憑依を意味したのかもしれない。天然痘の患者の願いごとが、きき入れられた。女神自身の声を表わすものと解されたからだ。患者には御託宣の能力が備わっていると信じられ、その願いなり命令が遵守された。天然痘に付きものの譫妄や幻覚症状が、そのような考え方を助長したのかもしれない。霊的な意味での憑依は、実際に天然痘にかかった人びとだけに必ずしも限定されてはいなかった。流行期間中、女性がシータラーに憑依されたと称してトランス状態になり、女神の願いや怒りの理由などを明らかにした。一九世紀のベンガルには、女神の憤怒の原因を牛痘接種員の活動に帰する霊媒もいた。おそらく、この外来の風習にたいする集団的な不安感を鮮明化したのである。逆に、憑依された女性がシータラーの名前で、牛痘接種を歓迎することもあった[18]。

人痘接種

アーユルヴェーダ医療のテキストも、その医療従事者も、天然痘に脅かされている人びとに、たいした救いも慰めもあたえることができなかった。紀元後五世紀より以前に編纂された『チャラカ・サンヒター』と『スシュルタ・サンヒター』は、最古のもっとも尊ばれた医学書であるが、そこでは、「マスーリカ」と呼ばれる発疹性の病気のことが簡単に触れられているだけで、天然痘は目立たない病気だったと推測される。なお、この病名は、ヒラマメ（マスーラ）と膿疱のかたちが似ていることに由来する。したがって、天然痘はこの二大医学書が編纂された当時のインドには存在しなかったか、もしくは、この段階ではまだ悪性のものになっていなかったかのいずれかだ、と考えられている。その後の時代の医学書、たとえば、八ないし九世紀に書かれた『マーダヴァの病因論』になると、天然痘についてかなり詳細にわたる記述がみられ、その頃には、この病気がはっきりと重度のものになっていたことがわかる。[19]

アーユルヴェーダの体系における他の病気と同じく、マスーリカ、つまり天然痘も身体にかんする体液論の文脈で理解された。病気は、身体の生理学的な作用を共同して司る三つの要素ないし体液（トリドーシャ）、すなわち、体風素(ヴァータ)（風）、胆汁素(ピッタ)（熱）、粘液素(カパ)（痰）の三者間の攪乱、ないし不均衡の結果として概念化される。健康体にあっては、三つの体液がすべて調和した状態にある。病気は、そのひとつが過剰、ないし不調になったときに発生する。[20]体液の不均衡なり過剰については、さまざまな原因があげられる。一八三一年、カルカッタの有力なヒンドゥー教徒である、ラダカーンタ・デーブは、ある雑誌論文のなかに書名を明記せずに医学書を引用している。おそらく、『アシユターンガフリダヤ・サンヒター』〔さきに登場した『チャラカ・サンヒター』と『スシュルタ・サンヒター』とならんでアーユルヴェーダの「三医聖」のひとりとされる、ヴァーグバタによって七世紀以前に書かれたらしい〕からのものだろうが、そこでは天然痘は、刺激が強く酸性の、ないし塩気の多いものを食べること、また、たとえば魚とミルクのように食べ合わせがまずいことに原因があるとされている。また、食べた物が十分に消化される前にまた食べたり、不潔な水を飲んだり、汚染された空気にさらされたり、さらには、縁起の悪い天体の作用によっても起こりうるとされる。[21]経験を積んだヴァイドャであっても、できることといえば、診断の腕前を発揮しておもに膿疱の性格から病気を特定し、熱冷ましのために風通しをよくするように指示し、塗り薬を処方し、毒素を一掃するために下剤を調合し、体液錯乱の原因となる、もしくはその状態を長引かせるような食べ物を禁止することぐらいであった。一九世紀でも全体からうける印象は、医師の側も天然痘を予防ないし治療することは人知のおよぶところではないとみていたことである。こうして、唯一の適切な対応策は、シータラーの仲介をあおぐことであった。シータラーがアーユルヴェーダのテキストに入りこむのは、比較的新しい時代のことだった。ジェイムズ・ワイズはつぎのように報告している。「病気の性格が特定されると、ただちにカヴィラージは退室し、代わって、［シータラーのお付きである］マーラーカールが呼びこまれる」。あるいは、ラームチャンドラ・マッリクは、一八五〇年のカルカッタ天然痘対策委員会でこう証言している。ヒンドゥー教徒は、この病気を「医療の力のおよぶところのものではないと信じている。患者は、ひたすらシータラーにおすがりする」[22]。

しかし、ほぼ間違いなく天然痘の発病をみるものの、その最悪の惨禍にたいする防壁を獲得できる方法がひとつだけあった。人痘接種である。一九世紀後半にジェンナーの種痘法に取って代わられるまで、インドの在地医療のなかでもっとも一般的で、しかも効果的な対処法であった。しかしながら、多くの同時代人が証言しているように、人痘接種は医療処置そのものというよりも、宗教上の儀式として、シータラーへの祈願の儀式としてみられていた。

一八～一九世紀、インド東部と北部における人痘接種については、数多くの記述が残されている。大半は、ヨーロッパ人医師によって書かれたものである。それらの記述は、人痘接種の手順についての記述内容に多少の食い違いがみられる。地域差、時代による変化、あるいは、たんに報告者側の知識が不確実であることを反映したものだろう。さらに、人痘接種の評価についても違いがみられる。一八〇〇年頃まではおおむね、好意的な記述であった。ところがその後は、それに対抗する牛痘接種法が導入され、懐疑的、ないし露骨に軽蔑する内容になってゆく。さらに、人痘接種が当局の不評を買うようになり、禁止措置がとられるようになると、人痘接種の性格が変化し、だんだん秘密裏におこなわれるようになって、かつては人痘接種の効果を高めることに役立った禁止条項や処方がなくなったこともあったようだ。

もっともよく引用されるベンガルの予防接種についての記述は、J・Z・ホルウェルが一七六七年にロンドンの王立内科医協会に書き送ったものである。インドに長期滞在したさいにおこなった観察にもとづく内容である。ホルウェルが期待したことは、インドの人痘接種を魅力的に描くことによって、本国の人びとに人痘接種は安全で、信頼できると安心させようということだった。当時、イギリスでは人痘接種はなお目新しく、その効果にたいする疑いが根強くあった。人痘接種が攻撃にさらされるようになった一九世紀後半に多くの医師が書いたものより好意的な記述になったのは、そのためであった。

ホルウェルの理解するところでは、ベンガルの人痘接種師は、「ブラーフマンのある特定の部族」の出身であって、ヴリンダーヴァン、アラーハーバード、ヴァーラーナシーから「毎年、この任務のために各地に派遣される」。三ないし四人がチームをつくり、「例年、この病気が戻ってくる時期よりも数週間前に」、目的地にやってくる。ベンガルでは普通、二月ないし三月はじめのことになる。ホルウェルの説明によると、「身体のどこでもおかまいなしに予防接種をおこなう」。しかし、好まれるのは腕の外側であって、男性は手首と肘との中間、女性は肘と肩との中間である。人痘接種師は、布で八ないし一〇分間、その選んだ箇所をこする。それから、

小さな器具で何回も軽く触れながら、銀貨大の傷をつける。出血はごく少量ですむ。それから、二つ折りにしたリンネルのぼろ切れ（腰のまわりの袋にいつも携行している）を開き、人痘成分をふくんだ小さなガーゼを取りだす。それに、ガンジス河の水を二、三滴湿らせ、傷口に当て、小さな包帯で固定し、六時間、動かさないようにと指示する。(23)

ホルウェルによれば、使用される人痘成分は、前年の接種によってできた膿疱から得られたものである。「新鮮なものでは、けっして接種をしない。また、たとえ非融合型の軽い種類の天然痘であっても、自然に感染したものは使用しない」。このように古くて、注意深く選んだ天然痘の成分を使うことが肝要であった。そうすれば、自然感染よりも薄められたかたちで人為的に病気を誘発し、さほど重度ではない、しかしその後に予防効果をもちうる程度の天然痘をつくりだすことができるからだ。

また、ホルウェルは、経験を積み熟練した人痘接種師が腕前を発揮するため、注意深く全体を仕切っていることに注目する。妊娠中の女性や接種をうけていない成人など天然痘にかかりやすそうな人びとが、接種の場所から遠ざけられる。一連の食事制限が課せられる。手術の成功に実際にはほとんど影響しないにしても、人痘接種はたいへん重要かつ危険であり、その病気が伝染性のものになるのを予防するためには、万全の注意を払う必要があることを強調するものだ。魚、ミルク、それに液状バターが接種の前後それぞれ一カ月間、禁止される。被接種者は、人痘接種師から養生食を命じられる。その献立は、「その気候と季節が産出する熱冷ましのもの」であって、プランテーンの実、サトウキビ、西瓜、お米、白いケシの種のお粥、冷たい水など。ホルウェルは、これらの食の処方箋を「たいへん合

理」的だとみる。たとえば、魚は「粘着性で、炎症性の食べ物であって、皮膚の分泌腺と排出管をふさぐ傾向があり、さらに、身体構造にたいへん有害な、非常に粘り気のある粘液を胃と食道につくりだすからだ」。

接種した翌朝早く、大量の水が被接種者の頭に注がれる。六日目のおわり頃に発熱するまで、朝と夜、それが繰り返される。発疹がはじまると、三日間、中断する。それから、かさぶたがとれるまで、もういちど、この冷水浴がおこなわれる。その段階で、先のとがった棘によって膿疱が切開され、膿を出す。膿が出なくなるまで、それが数回繰り返される。被接種者の不快感を和らげ、同時に、翌年度の接種に必要な人痘成分を確保するためである[24]。

予想されるように、ホルウェルは読者層のことを考えて、インドの人痘接種について宗教よりも医療の側面のほうに関心を寄せつつも、しかし、最初に腕をこするところから、最後に包帯で縛るところまで、人痘接種師が『アタルヴァ・ヴェーダ』〔古代ブラーフマン教聖典のひとつ〕にある「発疹の女神」を称えることばをたえず口にしていることに注目している。回復すると、女神を称えるプージャーと呼ばれる感謝祭がもたれ、その段階ではじめて人痘接種師は、代金を受け取る。「貧しい人びとからは、一ポンドの宝貝をもらう。金額にして一ペニーに相当する」。ホルウェルは、人痘接種師をブラーフマン出身とし、『アタルヴァ・ヴェーダ』にも言及するわけだが、そこには、西洋の読者に人痘接種がインド古来のものであり、権威があると納得させようとの意図がおそらくあった[25]。さらに、ホルウェルの説明するところによれば、人痘接種によって誘発された天然痘は軽度のものだったという。膿疱の数も五〇から二〇〇と少なく、接種をうけていない人びとに感染する、あるいは被接種者が死亡する危険はほとんどなかった。ベンガルでは「おおぜいの人びと」が毎年、接種をうけているが、ホルウェルによれば、人痘接種は「ヨーロッパで一般に想像されているように、自然にかかったこの病気をさらに悪化させることも、その感染を広げることもない[26]」。

ホルウェルの記述は、それからおよそ五〇年後の一八三一年、ラダカーンタ・デーブによっておおよそのところが裏書きされる。ホルウェルは人痘接種者の肩書きを書いていなかったが、デーブは「ティーカーダール」と呼ぶ。「ティーカー」、すなわち、マークをつける人という意味である。デーブも、医療関係者、この場合はベンガル在住のヨーロッパ人医師向けに書いており、やはり人痘接種について宗教よりも医療の側面を強調する。

パールグナ月（二月と三月）とチャイトラ月（三月と四

月）、ティーカーダールは健康的な少年・少女に接種をおこなう。先のとがった鉄製の器具を彼らの腕に刺すか、もしくは強く押しつけるかして、良性の自然の天然痘が化膿したものから綿のなかにあらかじめ集めておいた膿を注入する。それから沐浴させ、ひんやりした水気の多い食べ物を食べさせる。それを何度も繰り返す。六ないし七日以内にひどい発熱があり、天然痘がそれに続く。熱は三日以内に引き、膿疱がいっせいに現われる。五日目に少量の水をそれにふりかける。膿疱の隆起をうながすのである。七日目に、すりつぶした生のウコンを塗る。できるだけ早く化膿させるためだ。九ないし一〇日目、膿疱をつぶす。以上の処置がおわると、被接種者は三週間以内に完全に回復する。その間、家族の被接種者全員が、離れに、注意深く隔離される。不浄な者の出入りが禁じられる。両親や家事奉公人も食事を質素にし、「ベインチ」（Flacourtia sapadia）と呼ばれる灌木の棘で「シータラー」女神にお祈りを奉げる。天然痘をはじめとする発疹性の病気を司る女神である。ティーカーダールは、両親もしくは被接種者の境遇におうじて報酬を受け取る。貧しい人びとには、一人につき一ないし二ルピーしか請求しない。[27]

ホルウェルと同じように、デーブもインドで人痘接種がどの程度まで実践されていたかについてはいっさい書いていない。その普及度が明らかになるのは、のちにイギリス側がこの処置を禁止しようとする頃からである。一八四八〜六七年の資料では、ベンガルの監獄の囚人のほぼ八二パーセントが接種をうけていた。一八七〇年代の一連の「牛痘接種調査」からも、ベンガル、アッサム、ビハール、オリッサでは人痘接種が「一般的な習慣」となっており、人口の六〇パーセント以上が接種をうけていたことがわかる。一八七二〜七三年のベンガル管区での一万七六九七人の調査（おもに囚人、学校児童、施療院患者、プランテーションの労働者）からは、六六パーセントが人痘接種、五パーセントが牛痘接種をうけ、一八パーセントが天然痘を体験し、一一パーセントが接種をうけていないことがわかる。[28]人痘接種はインド東部以外でも、北西州の東部、とくにヴァーラーナシー県、クマオンとパンジャーブの高原地帯を経て、北西部のラーワルピンディー、南に下ってラージャスターン、シンド、カッチ、グジャラート、またマハーラーシュトラのここかしこ、コンカン沿岸地帯、それにインド中部でも一般的にみられた。理由は定かではないが、ヴァーラーナシー県より西のインド北部、アワドとデリー地域、ネパール、ハイダラーバード、マイソールなどでは人痘接種は、事実上、知られていなかった。ドラヴィダ語圏のインド社会〔現在のインドの総人口の四分の一をしめる〕においては、オリッサ出身のブラーフマンが人痘接種をおこなっていたマドラス管区のいくつかの地域をのぞけば、ごくまれであった。たぶん偶然かもしれないが、そこでは、マーリアンマンがシータラーに代わって天然痘の女神の座についていた(29)。

人痘接種はヒンドゥー教徒の間で広く実施され、またそれにムスリム社会が反対することもあったが、けっしてヒンドゥー教徒だけに限定されていたわけではない。最近の研究によると、ラージャスターンでは、「人痘接種は、ほとんどムスリム社会に限定さ」れていた。たしかにインド全体についてはそうでなかったにしても、インド北西部では、人痘接種はイスラーム教徒と緊密に結びつき、導入したのも彼らだともいわれた(30)。人痘接種によって守られる可能性が少ない社会集団もいた。不可触民が接種をうけることは、ごくまれだった。彼らと接触することは、カースト・ヒンドゥーの人痘接種師にとっては、儀式的に、穢れることを意味したからだ。そもそも、代金を払うことができなかったのかもしれない。ということは、総人口の実に二〇パーセントが人痘接種から漏れた、もしくは拒絶されたことを意味し、こうして、感染の可能性をもつ成人と子どもの巨大なプールが維持されることになった。多くの「部族民」も人痘接種とはまったく無縁だったようだ。女性は排除されなかった。しかし、女性の人痘接種師がいたという記録はない。女性の生命がいかに軽んじられていたかは、代金が男性の半額だったことからもうかがえる。北部では男性が四アンナだったのにたいし、女性は二アンナだった。少人数のサンプルだが、一八七二〜七三年の牛痘接種調査によれば、ベンガルでは、女子生徒は男子生徒よりも接種の割合が低かった(31)。

ホルウェルは人痘接種師、つまりティーカーダールのことを「ブラーフマンのある特定の部族」だと書いていたが、実際には、もっと多様な集団であった。ラダカーンタ・デーブの報告によれば、ベンガルでは、複数のカーストがふくまれていた。「すなわち、下位のブラーフマン……、アーチャールヤ、もしくはダイヴァッギャ（占星術師）、クムブカール、もしくはクマール（焼き物師）、シャンクカール、もしくはシャンクリー（貝殻細工師）など」。またデーブは、少なくともカルカッタにかんするかぎり、遠方のヴァーラーナシー県あたりから人痘接種師がやってくるという説を否定している。彼の知る人痘接種師は、カルカッタ市内に住むか、もしくはブルドワン、フーグリー、ナディアなど周辺地域からやってきた。また、デーブは、血や膿に触れるこ「この国の内科医であるヴァイドャは、血や膿に触れることを忌み嫌い、この職業には就かない」ともいう。[32]

一八五〇年のある報告によると、カルカッタに当時在住する四二人のティーカーダールの大半が低い身分の手工業もしくは小商いのカーストであった。「マーリー」、「ターンティ」（織工）、「クマール」（陶工）、「ナーピー」（理髪師）がそれだ。東ベンガルでは、ワイズによると、人痘接種は、「マーリー」（すでにみたように、シータラー儀式の専門家である）の「主な生業のひとつ」である。しかし、ワイズは、ナーピーも人痘接種師だとしている。[33] オリッサのバラソール県では、代々、接種を営むのは「モスタン」、すなわち「下位」のブラーフマンであった。ビハールの一部では、フランシス・ブキャナンによると、「ゴートパッチャー」、もしくは「パチャナャー」と呼ばれる集団（ビハールの花つくりカースト）が人痘接種をおこなっていた。ブラーフマンと自称していたけれど、実際は大半がマーリーであった。北ベンガルのラングプルでは、人痘接種師をつとめるのは交霊、悪魔祓い、毒蛇の傷治しを生業とする「ロジャ」であった。インド北部および中部では、人痘接種師にはブラーフマン、理髪師に加えて、手工業および農業のさまざまなカーストの成員もふくまれており、そのなかにはマーリー、ムスリムの織工、「スィンドゥーリヤー」（朱売り）もいた。西海岸で人痘接種をおこなったのは、「クンビー」のような農業のカーストであり、ポルトガル領ゴアでは、下位のカトリック聖職者が人痘接種をおこなっていた。ほとんどすべての人痘接種師にとって、接種はあくまで副収入源でしかなく、農作業の負担が軽くなる収穫後の時期の季節労働だった。専従者はめったにいなかった。[34]

にもかかわらず、人痘接種師の毎年の事業規模は著しいものがあった。インド東部では毎年、接種の季節になると各地区で何十人ものティーカーダールが、家から家、村から村を回り、いちどに一世帯の複数の家人に接種をおこない、膿疱を出すために戻り、それぞれの被接種者が発熱および回復の各段階を経過してゆくのを見守った。同じく注目されるのは、村民の側もすすんでこの行為に代金を払ったようにみえることだ。高名な人痘接種師のなかには、高収入を得るものもいた。その腕前により、実収入ばかりか尊敬をもかちえたのである。カルカッタのあるティーカーダールは、一年で一万二〇〇〇ルピーを稼いだとされるが、接種の季節に一カ月、八〇ないし九〇ルピーというのが、少なくともインド北部では相場であった。[35]

明らかに、人痘接種師の身分やその手法には大きな違いがあった。ブキャナン自身は内科医であり、ベンガルの内陸部やビハールにおける多くの従事者のカーストとしての身分の低さを強調する。「彼らはけっして尊敬されないし、医療従事者と対等だとはみられていない」[36]。しかし、どこでもそうだったということではなかったようだ。たしかに人痘接種師のなかには十分な報酬を受け取るものがいたし、彼らの食事制限や儀式上の指示も忠実に守られていたようにみえるからである。ティーカーダールの多くは、代々、この技能を受け継いでおり、彼らは奉仕する家や村で顔を知られていることが多く、尊敬されもした。北西州のある記録によれば、「各村には人痘接種師がいて、天然痘専門のかかりつけの医師として扱われている」[37]。ところが、イギリス側が人痘接種に敵対していることがだんだんわかり、風当たりが強まってくると、しだいにもぐりの営業となっていった。多くのティーカーダールが世襲の職業を放棄するか、牛痘接種に鞍替えすることを余儀なくされた。こうして、あまり評判のよくない、技量も劣る人痘接種師が幅を利かせるようになったらしい。「病気が広まるのを予防するための決まりを遵守させるだけの影響力をもっていなかった」[38]。

人痘接種は、一般に「高位」のブラーフマンもしくはヴァイドャによってなされることはなかった。だからといって、それが宗教的な意味を欠き、骨接ぎ、毒蛇傷治し、助産のように純然たる技能だったということにはならない。人痘接種が成功するためには、シータラーの許可を得ることが不可欠だとみなされた。作業中にシータラーを称える唄をうたい、その慈悲を乞い願うティーカーダールは、自分たちが女神の領土を侵犯していることを率直に認めていたのである。接種する側にとっても、見守る側にとっても、人痘接種は「実際、ひとつの宗教的儀式」だった。シータラーがいなくては、成功も接種されたひとの身の安全も保障できなかった。一九から二〇世紀への変わり目のオリッサにおける人痘接種についての記述のなかでオマーリーは、人痘接種師がシータラーへの「厳粛なる奉納」からはじめて、作業中も繰り返し女神を称えている様子を説明している。手術に続く回復期でも、

被接種者のご機嫌をとり、優しくいたわり、どんなにむずかっても怒らない。まるで天然痘を司る神が子どもの体内におり、叱ったりいじめたりすると、その女神が気分を害し、融合性天然痘や死亡というかたちで子どもに怒りをぶつけると信じられているかのようだ[39]。

このように、人痘接種は、女神の御加護を祈願する方法として一般に理解されていた。牛痘接種と違って身体にたいするシータラーの支配権を侵害するのではなく、むしろ祝福したのである。

牛痘接種

天然痘は、一九世紀インドにおけるヨーロッパ医学の思想と実践の歴史のなかで逆説的な位置をしめる。これほど蔓延し、インド人のみならずヨーロッパ人の生命をも脅かしていたにもかかわらず、インド固有の病気とはみられず、「温暖気候の病気」にかんする一九世紀の文献の一部を構成することもなかった。ジェイムズ・アンズリーの『インド流行病素描』（一八二五年）やウィリアム・トワイニングの『ベンガルの重要な病気についての臨床医学的例解』（一八三二年）のような影響力のある書物に登場することもなかった。網羅的であるとタイトルではうたいつつ、実際は、当時のインドにおける医学思想の視野がいかに狭いものであったかが如実に反映されていた。一八九八年に出版されたパトリック・マンソンの『熱帯病――温暖気候病提要』にも、天然痘は登場しない。

天然痘は、多くの理由によって他の病気とは別個のところに位置していた。まず、一八世紀末から一九世紀はじめの時代、インド同様、ヨーロッパでも天然痘はよく知られた病気だった。慢性病としても流行病としても周知の病気であり、ことさらに論じられることもなかった。「熱帯病」の一員となるのは、ヨーロッパおよび北アメリカにおいて完全に絶滅したあとの、第一次世界大戦以後のことである。[40]つぎに、たとえ科学的には説明できなくても、天然痘が接触伝染することはよく知られていた。天然痘は病気伝播のモデルとなり、他の病気はそれと比較される、というよりもむしろ対比された。マラリアをめぐっては「瘴気」の問題、コレラをめぐっては「接触伝染」するのかどうかという論争があったが、天然痘については、そのような難問が提起されることはなかった。第三に、天然痘をインドないし熱帯の環境と結びつけるべき理由がほとんどなかった。チャールズ・モアヘッドは天然痘についてとにかく論じたことではむしろ例外的な存在であり、インドでの天然痘の死亡者がヨーロッパに比べてはるかに季節的に集中していることに注目している。その半数が春に集中していた。[41]しかし、それ以外の点については、この病気はヨーロッパで知られているものと本質的に同じであるようにみえたのであった。逆説的に、ヨーロッパとアジアでこの病気が同一であることが、インドにおけるそのまったく異なる文化の文脈に関心を向けさせることになった。シータラーを宥めようとする行為は、西洋医療の医師たちにとってことさらに不可解かつ不合理にみえた。この病気を科学的に理解していると確信していたからだ。そして、牛痘接種の登場をうけて、人痘接種は温暖気候や熱帯の瘴気よりむしろたちが悪い、といっそう強調されることになった。この悪性の、しかし「予防可能」な病気を循環させておくからである。

インドにおける主要な死亡原因のひとつとして天然痘は、一八世紀から一九世紀はじめまでヨーロッパ人の間でもひどく恐れられた。一七八〇年代から一八〇〇年代はじめにかけての時期、カルカッタ在住のイギリス人も人痘接種をうけるようになった。しかし、長い伝統をもつインドのそれではなく、ヨーロッパの最新流行にならうものだった。

さもなければ、「天然痘の流行によってつねに生じる惨禍」を逃れ、「流行の季節が過ぎるまで地方に疎開した」[42]。

一八〇二年六月、ボンベイに牛痘接種が伝わり、ただちに採用された。そのおかげで、ヨーロッパ人は、コレラや腸チフスをはじめインドで遭遇し、牛痘接種に匹敵するような防御策のない多くの病気と違って、天然痘にはかからずにすむと思えるようになった。一八〇六年、ベンガル在住のイギリス人は、天然痘からの解放を感謝してエドワード・ジェンナーに四〇〇〇ポンドを送った。すぐあと、マドラスとボンベイでも三三八三ポンドが集まった[43]。しかし、六ないし七年ごとに農村と都市を席捲する大流行は、接種をうけていない、あるいは、きちっとした接種をうけていないヨーロッパ人にとってなお脅威となった。一八四九～五〇年のカルカッタでの流行のさいには、七六人のヨーロッパ人が総合病院に天然痘で入院、そのうち二〇人が死亡した。犠牲者の大半はヨーロッパ人の貧困階級であって、おもに兵士と水夫だった。カルカッタの富裕な白人住民はもっとよく保護されていた。牛痘接種をうけていただけでなく、広い邸宅と庭があり、インド人との接触も限られていたからである。ボンベイでは、牛痘接種による防護のおかげで、ヨーロッパ人の間の天然痘死亡率はインド人の六分の一と目された[44]。

このように、天然痘の感染が減少したとはいえ、ヨーロッパ人の心配の種でなくなったわけではない。あるイギリス人訪問者によると、ベンガルでの牛痘接種はやり方がまことに心もとないもので、「無意味」だった。一九世紀後半に再接種法が導入されるまで、免疫効果は十全でなく、短期間だけ、ということもありえた。インド人の家事使用人が、「バザール地区の不潔な家」から病気をもらってきて、子どもが危険にさらされるかもしれないと考えられた。一八五〇年の、カルカッタ天然痘対策委員の報告書によれば、小さく、狭く、換気の悪い貧民の家は、天然痘をふくむ「あらゆる疫病の常設貯蔵庫」であった[45]。

そのような状況のもとで、牛痘接種政策は、部分的にはヨーロッパ人の健康を断固守ろうという作戦になった。ヨーロッパ人の高原静養地で、インド政庁の夏期首都でもあるシムラの周辺では、天然痘の潜在的危険を最小限に食い止めるために周辺に厳重な警戒網が敷かれた。一八九三年になっても、プネー（プーナ）において牛痘接種義務制度を導入しようとしたさいにあげられた理由のひとつは、「多数のヨーロッパ人がいる軍駐屯地のすぐ近くに位置し、駐屯地との間で頻繁に人の行き来があるから」ということであった[46]。ある程度までインド人との接触は避けられないとすれば、西洋医療側の選択肢のひとつは、白人居住地の周辺に「防疫線」を張ることであり、それに加えて、もっとも身近なインド人、つまり家事使用人、兵士、プランテーション労働者にまず牛痘接種をほどこすことであった。人痘接種を禁止し、牛痘接種を義務づけるようにとの要求は、このように、部分的にはインド人よりもまずヨーロッパ人の生命を助けようという思いから出てきた。

しかし、牛痘接種がインドの白人だけを対象にして意図されたことは一度もなかった。牛痘接種は、ただちに国家医療の目玉商品として取り上げられた。西洋医療が、純粋に飛び地的なメンタリティに必ずしも支配されていたわけではないことを示す重要な証拠である。ところがすぐに、医師たちの意気込みも、政府側の財政上の制約や政治的な打算のために、しっかりとした支えがあったわけではなかったことが明らかになる。牛痘接種が導入された時期は、ちょうどインド植民地主義史のある決定的な時期でもあった。軍事力によってようやく支配体制が確立されたばかりであり、またマラータ同盟〔デカン高原西部の諸侯の連合体〕との戦いは、まだ決着がついていなかった。そのなかで牛痘接種は、東インド会社側からすれば、その従属民にたいして「人道的で慈悲深い」厚意を「新たに証明」する絶好の機会を提供してくれることになった。すなわち、インドにおける「イギリス人統治の親心のいまひとつのしるし」なのである[47]。白人の兵士と民間人を保護することが植民地当局のさしあたっての関心事だったけれど、一八〇三年、ボンベイ管区知事が明言したところでは、それが唯一の関心事ということではない、いや、第一の関心事でさえない。数カ月前に牛痘接種が首尾よく導入されたことを「大いなる喜び」とし、こう述べる。「この活動によってわれわれは信頼を獲得し、インドの人びとからおおいに感謝されることになった。たいへんありがたいことである[48]」。

天然痘の予防接種の報酬を政治のみならず実利の文脈でみる行政官もいた。マドラス管区知事のベンティンク卿は、一八〇五年、牛痘接種への公的支出を承認するにあたって、こう述べている。「これほど素晴らしい個人の至福、ないし公共の利益の目的に、かつて公的な支出がなされたことはなかったと思うと、喜びにたえない」。国庫収入の多くの部分を土地の耕作から得る国にあっては、「救われる生命のひとつひとつが国庫の追加収入となり、人口はいやまし、東インド会社の領土は限りなく繁栄することになる」。[49]

当初、ヨーロッパ人側は、インド人側も「このように測り知れない恩恵を人類にもたらす」発見を自分たちと同じようにおおいに「感謝」して受け入れるだろうと心から信じていた。浅はかな予想もあった。ヒンドゥー教徒は牛を崇敬することで知られる。ならば、この人類にたいする牛からの最新の贈り物に「熱狂的に」飛びつくはずだ、と。[50]ところが、牛痘接種が簡単に、しかも感謝されながら受容されるだろうとの希望はあっけなく潰えたのであった。一八〇四年、ベンガル牛痘接種総監督官であるジョン・シュールブレッドは、つぎのように認めざるをえなかった。「この病気［牛痘］が本来、牛のものであることが、その採用にたいする非常に強い反対理由となっている」。牛痘接種の導入から一〇年もたたないうちに、医務官たちは「原住民の偏見や怠惰」、そして、「天然痘の被害を甘受するように洗脳する宿命論」を嘆くようになっていた。[51]たしかに、牛痘接種の件数はずっと低かったようにみえる。一八〇三〜〇六年、インド東部と北部全体で、一万一〇〇〇から一万八〇〇〇の間。一八一八〜二九年、面積が広大で、人口も多いベンガル管区での接種件数は、年平均でわずか三万。一八二八〜二九年、ほぼ六万二〇〇〇にまで達したものの、一八三二年には、わずか一万五〇〇〇にまで落ちこむ。一八四三年になっても、まだ一五年前のレベルをほとんど回復できずにいた。[52]

明らかに予想に反した結果であり（実際には、すぐあとでみるように政府の金の出し渋りを反映していたところもあったのだが）、インド人にたいする多くのイギリス人医務官の先入観が裏書きされることになった。一八〇四年、ベンガルに牛痘接種が導入されてからわずか二年もたたないうちに、シュールブレッドは、ヒンドゥー教徒は「新しいものにはなんでも反対する性格だ」と酷評し、ここの労働者階級は「愚かで鈍感であり、牛痘接種は人類にとって測り知れない価値をもつ」ことがすぐにはわからないのだと弾劾した。[53]一八三一年の論文のなかでW・キャメロンも、シュールブレッドの報告以降も牛痘接種のはかばかしい浸透がみられなかったことを嘆き、「牛痘接種を介して政府が提供しようとするたいへんな恩恵」にたいして、ベンガルの住民の大半が「信じられないほど無関心」であると非難した。[54]一八四〇年代に牛痘接種総監督官となるダンカン・スチュアートも、同じようにヒンドゥー教徒は恩知らずで無知だと噛みつき、こう非難する。「下劣な信仰にいまだに束縛され、思考は停止し、ものをみる目は目隠しされ、相互の心のふれ合いも妨害される」。スチュアートの主張するところでは、受け手にとって「まことに単純明快で、疑問の余地のない現世の利益」になるものを提供してみても、「ほんの少しでも昔からのしきたりからはずれ」ていると、ヒンドゥー教徒には受け入れがたいのだ[55]。このような憤りはベンガルだけに、あるいは一九世紀はじめに限定されていたわけではけっしてない。たとえば、一八七八年、北西州の衛生監督官は、同地域での牛痘接種の普及がごく限定されている原因はインド人固有の事情にあるとする。曰く、「生まれながらの無関心、……新しいものを認めようとしない体質、不合理な信仰、あるいはカーストの偏見[56]」。

このような腹立ちまぎれの反発の結果として、人痘接種と人痘接種師は、牛痘接種という正義が勝利するのを妨げ、さらに、天然痘がインドでこのように猛威をふるう主要な理由であると目されるようになった。一八三一年のキャメロンの論文によれば、人痘接種を抹殺することは、「人類の利益にとって必要不可欠」である。このような主張の根拠は、つぎのような申し立てである。カルカッタでは現在でも一〇から一五人のティーカーダールが営業中であり、「その彼らを介して、天然痘が存在し続ける」。それどころか、キャメロンによれば、ティーカーダールは「影響力や報酬」を失うのを恐れ、牛痘接種にたいする人びとの偏見を煽ろうと、「うそやばかげた噂」を私的な目的のために意図的にたれ流している[57]。一八五〇年三月、最近の流行をうけて天然痘対策委員会が設置された。七人の委員のうち三人はベンガル人であり、そのひとりはカルカッタ医科学校解剖学講師のパンディッド・マドゥスーダン・グプタであった。委員会は大筋でキャメロンの敵意に満ちた見解に同意した。それどころか、さらに踏みこみ、こう述べた。

キャメロンは、さらにこうつけ加えてもよかったのではないか。この国ではごく最近まで、寡婦殉死や嬰児殺しのような習慣が宗教上の習わしであることを理由に正当化されてきた。同じように、無知なヒンドゥー教徒を欺き、彼らの単純素朴な心に偏見を抱かせて、新奇なものであるとか、彼らの信仰上の特権を侵害するものであるとか偽って吹きこんだものに敵対させる狂信者にことかかないのだ。……この殺し屋稼業を潰すべきときが到来した。もう一刻の猶予もならない[58]。

そこで同委員会は人痘接種の禁止をもとめ、無知で浅はかな何百万人もの民を、「故意の自殺行為から救う」ことは政府の義務であるとした。曰く、「神の摂理によって、政府はこれらの人びとを管理し、守ることを委託されている」[59]。当面、政府はそのような荷の重い責任を引き受けるのを拒むが、しかし、少なくとも医療界においては、人痘接種はつぎの三つの点で危険であると広く信じられた。第一に、もっと安全で優れている牛痘接種法の普及を阻害していること。第二に、被接種者にたいしてしばしば重度の、死に到ることもある病症を引き起こすこと。第三に、自然の天然痘をばらまくことによって、流行の原因をつくること。たとえば、シュールブレッドは、確かな証拠というよりも風説にもとづいて、ベンガルのティーカーダールは二〇〇回の接種につき一件の割合で死者がでることを内々に認めていると主張する。シュールブレッドは、人痘接種がかつてヨーロッパで実行されていた頃の死亡率は三〇〇回につき一件だったとし、両者を比較して、「当時のヨーロッパよりも、インドの場合はもっと好ましくない」ことは確かであり、インドでは、人痘接種された者のうち六〇ないし七〇人に一人の割合で死亡事故がおきていると結論した[60]。

しかしながら、ほんの数十年前、ホルウェルの目にはインドの人痘接種法が安全そうにみえたこと、またホルウェルは、ティーカーダールが予防措置をとっている点を強調していたことをここで思い出そう。また、シュールブレッドの同時代人であるフランシス・ブキャナンも、人痘接種をはるかに好意的にみており、その死亡例はわずか一パーセントであると見積もっている[61]。後代の論者もすべてがシュールブレッドのように人痘接種を否定的にみていたわけではない。一八六〇年代末、当時の牛痘接種総監督官のT・E・チャールズは資料を注意深く検討し、つぎのように結論する。人痘接種者の死亡率はおそらく一パーセントをこえないし、伝統的な約束事さえ守れば、天然痘の流行の原因になることもめったにない。同じように、ダッカ在住の医務官ジェイムズ・ワイズも、牛痘接種をインド東部の住民がなお広範に忌避している以上、「有効な代替法」をあたえられない状態のまま人痘接種を禁止するのは時期尚早である、と主張した。チャールズのみるところ、人痘接種を禁じれば、住民にとって「たいへん困ったことになる」。手軽に利用でき、しかも信頼されている予防法が拒まれるからだ。チャールズは牛痘接種のほうが優れていると思うと明言しつつも、ティーカーダールを許可制にして、国家の規制のもとにおいてはどうかとの提案までおこなった。しかし、人痘接種師にたいする反感が強まりつつある状況では、政府も採用しそうにない方針だった[62]。

チャールズやワイズのようなひともいたけれど、一九世紀の初頭以降、人痘接種は「殺し屋稼業」であって、ティーカーダールの瑣末な利害関係でのみ持続しているにすぎず、それを抑えこまないかぎり、牛痘接種の完全勝利はありえないというのが一般的な責任転嫁の論調であった。実際には、牛痘接種は、イギリス本国でも相当の反対や無関心に遭遇したことはめったに口にされなかった。一般に他人には見せない、牛痘接種体験であった[63]。その代わりに責任をとらされたのがインド人の信仰であり、社会的な習慣であり、慣習だった。しかし実際には、文化的な抵抗がインドで牛痘接種の普及が遅かったことの重要な要因だったことは確かだとしても、それが唯一の阻害要因だったということではけっしてなかった。

試験期間中の牛痘接種

牛痘接種は取り扱いが簡単で、しかも効果があると喧伝されたけれど、技術的にも実際の運用面でも多くの難問があり、そのためにインドでなかなかうまく活用されなかった。人痘接種を牛痘接種と対比させる今日の論者は、牛痘接種が一九世紀をつうじていかに未熟であり、信用できないものであったかをついつい忘れがちなのである。

なによりもまず、供給の問題があった。牛痘は、インドではめったにみられなかった。まったくなかったとする向きもある。したがって、一八九〇年代まで使用されるワクチンの多くは、イギリスから輸入された。一八〇二年六月、インドに到着したワクチン第一号は、バグダードからボンベイまで子どもの腕をつぎからつぎに接種してきたものであった[64]。その後は、牛痘痂皮、もしくは封印した容器に入った痘苗が、イギリスから海路もしくは陸路で運ばれてくるようになった。しかし、痘苗を実際に使用するころにはすでに何カ月もたっており、効き目がなくなっている、あるいは使用に適さなくなっていることがしばしばあった。インドで当初、失敗例が多かったのもそのためである[65]。

いったん、ある地域で牛痘接種が確立されると、イギリス本国と同じように、腕から腕への接種リレー方式により供給を維持しようとした。ところが、ワクチンが人間リレーの途中で「紛失」する、あるいは、他人の接種用の牛痘を確保することに自分の子どもが利用されるのを親が拒むことがしばしばあった。夏の暑い盛りには、牛痘接種が効かない、もしくは「汚らしい腫れ物」ができる傾向がみられた。その結果、接種は九月から三月までの涼しくて、空気も乾燥している時期にだいたい限定されるようになった。

つまり、人痘接種と同じように季節的なものとなり、そのため、翌年に引き継ぐ十分な量の痘苗を確保するのがさらに困難になった。[66] 腕から腕へのリレー式接種法は、たしかに比較的安くてすむという利点があった。たとえば、一八七〇年代のベンガルで首尾よくいった接種は、一回につき二アンナもしなかった。ところが、ヨーロッパと同じように、梅毒やハンセン病のような病気を伝えてしまう危険があるのではないかとの見方もあった。一八九一年、牛痘接種に批判的なあるタミル語系の新聞は、「膿」をある身体から別の身体に移しても、そのような「有害な結果」を産むことはない、と医師はどうして考えられるのかとの疑問を呈している。[67]

牛痘接種が輸入痘苗や腕から腕へのリレー方式に頼るかぎり、インドでの実施規模は限定されざるをえなかった。ボンベイでは、ベンガルよりも牛痘接種が熱心におこなわれ、人痘接種との競合関係もたいしたものではなかったが、それでも、一八四六〜五〇年、実施された接種件数はわずか四四万六〇〇〇にとどまり、一八五一〜五五年でも八四万九〇〇〇件だった。こうして、一九世紀中葉の段階では、牛痘接種をうけた住民は全体のおよそ一・五パーセントにとどまっていた。[68]

ところが、それ以降、重要な技術的進歩があった。北西州のクマオン高地の冷気のなかで、近隣の平地で使用するための牛痘痂皮と痘苗を確保できるようになった。一八六七〜六八年だけで、この方式により、およそ二万の牛痘痂皮が発送された。[69] 一八五〇年代、ボンベイの牛痘接種局は、純粋に人を供給源とすることによる実用面での限界を克服する方策として、子牛痘苗の生産の実験に着手した。しかし、子牛から人間の腕へという技術が安心して一般に使用できるようになるには、二〇年を要した。その段階でも、とくに農村部では、子牛を牛痘接種員とともに移動させるという難問が障害となり、ベンガルの一部の地域では第一次世界大戦まで腕から腕のリレー方式がのこった。しかしながら、その頃になると、ラノリンやグリセリンなどによって保存される子牛痘苗が相当量、生産され、輸入に頼らずにすむようになっていた。ボンベイ管区のベルガウムにもうけられたワクチン研究所では、一九一一年までに、年間、二〇万本の子牛ワクチンを製造するようになっていた。マドラスのギンディの王立予防医学研究所でも同じような量のワクチンを生産していた。また、電気冷蔵庫の登場で、ワクチンを必要になるまで保存しておくことが容易になった。[70] こうして、一九一四年までには、牛痘接種は三〇ないし四〇年前に比べてはるかに効果があり、信頼できる医療行為になっていた。

このような技術の進歩があって、ようやく、牛痘接種の規模は飛躍的に増大することになった。一八五〇年、イギリス領インドでは三五万。それが一八七七年には四五〇万、一八八三年には五〇〇万、一八八八年には六〇〇万、その五年後には七〇〇万、そして世紀末には八〇〇万に達していた。[71]一八六七〜七六年、北西州では接種をうけた子どもの数は全体の三分の一に満たなかった。それが一九〇八年には、連合州（北西州の新しい呼称）の一歳以下の幼児のおよそ半数近くが接種をうけていた。ボンベイではもっと劇的な進展があり、世紀末には約八〇パーセントの子どもが牛痘接種をうけていた。逆にみれば、まだ少なくとも二割が無防備のまま放置されていたことになる。[72]ベンガルは、ほかの地域よりはるかに立ち遅れる。一八七三年、その人口は六八〇〇万人と推計され、少なくとも毎年、二〇〇万の接種が必要だったにもかかわらず、その三分の一にも満たなかった。一九〇〇年に年間二〇〇万人の第一回目の接種という数字は達成されたものの、ターゲットとなる年齢層である一歳以下の幼児のうち、二〇パーセント以上がまだ漏れていた。[73]このように子どもの五人に一人が接種をうけずにいたことが、独立の後までインドの天然痘死亡率の大幅な減少を妨げることになる。

腕から腕へのリレー方式がなお続いていたことも、牛痘接種が不評である理由のひとつだった。ティーカーダールの人痘接種法では、一般に、旧くなったかさぶた（もちろん、ガンジス河の水をふりかけて清めた）が使用されていたのにたいして、牛痘接種法のほうは人から人に直接、体液を移植した。大半のヒンドゥー教徒にとって、それはひどく身を穢すことを意味した。とくに、低カーストもしくは不可触民の子どもがしばしば唯一、利用できる痘苗伝達者だったからである。高カーストの親は、自分の子どもがそのように利用されないようにたいへん神経をつかった。[74]また、子どもの腕から痘苗を搾り出すのは、たいへん苦痛に満ちた体験でもあった。一八九三年、ベンガル衛生監督官である軍医大尉H・J・ダイソンは、つぎのように書いている。

めそめそ泣く母親に付き添われて、その子どもは町や村を、あるいは村から村を連れ回される。その子どもの腕の水疱から痘苗をすべて抜き取ってしまうと、牛痘接種員は、さらに接種用の痘苗を確保するために、接種による膿疱の炎症した根元の部分をきつく搾るのが普通のやり方である。この方法による苦痛が耐えがたいものであることは明らかであり、長期間、非常に深い潰瘍で苦しむこともある。また、そのように使用された子どもが破傷風、体力消耗、持続性の熱病のために死亡することもある。したがって、牛痘接種にたいしてベンガルの住民がいまなお大なり小なり敵対的な態度でいるのも驚くにあたらないし、親たちは牛痘接種員から子どもをこっそり隠す。[75]

ダイソンは、たとえ費用がかさもうとも、できるだけ早く腕から腕の接種法を止めて、子牛痘苗法に代えるべきだと提言している。

ところが、子牛痘苗法に代えても、新たに問題が生じた。多くのヒンドゥー教徒が子牛から痘苗を取ることは動物虐待の側面があるとみて、宗教的な理由からも反対したのである。反対がとくに強かったのは、牛痘接種が一八七〇年代と八〇年代に最初に導入されたインド西部の諸都市である。いくつかの市当局は予算を割くのをあからさまに拒否し、若雌牛を接種目的に提供するなとの圧力に屈する請負人もいた。聖なる動物である牛を使用することへの反対をかわすために、駱駝、山羊など他のさまざまな動物を試してみる動きもあったが、それも好意的にはみてもらえなかった。[76] それでも、しだいに反対も弱まっていった。多くのインド人が、昔風の腕から腕へのリレー方式にともなう苦痛と不便さよりも、子牛痘苗のほうをはっきりと好むようになったことが理由のひとつである。

牛痘接種が好まれなかった理由はほかにもある。ティーカーダールと違って、牛痘接種員は以前、人痘接種師だった場合をべつにすれば、よそ者であった。恐がる理由はいくらでもあったが、信頼すべき理由はひとつもなかった。一八七〇年代、パンジャーブ州で牛痘接種が不人気であるのは、「原住民の牛痘接種員が残忍で、正直でない」からだと説明された。接種員に「金を握らせれば」、子どもは「無用な苦痛」を免れるというのである。[77] 人痘接種が三歳から一〇歳までの子どもについて実施されたのにたいし、牛痘接種員が目をつけるのは一歳以下の幼児だった。母親からすれば、幼児をそのような難儀にさらし、凶眼(イーヴィル・アイ)の危険をおかすことなどできるものではなかった。[78] また、皮肉なことに、牛痘接種によって生じる反応は通常、穏やかで、イギリス人側からすれば長所のひとつでもあるのに、インド人側では、人痘接種に比べて牛痘接種は効き目がないことの証拠だとみる向きがあった。人痘接種は生涯にわたる免疫をあたえた。それに比べて牛痘接種のほうは失敗の割合が高く、そのことも懐疑心を強めた。このように、「牛痘接種の防衛力にたいする不信」は、けっして根拠がないわけではなかったのである。[79] くわえて、第一回よりも第二回目の接種にかかわることだが、思春期の女性の肌に男性牛痘接種員が手を触れるのも反対理由のひとつになった。一八八〇年代になってようやく女性牛痘接種員が任命されたが、ごく少数であり、それも都市部に限定されていた。一九三五年になっても、イギリス領インド全域でその数はわずか八二名にすぎなかった[80]。

しかし、おそらく牛痘接種にたいする最大の反対理由は、それがあからさまに世俗的だったことである。儀式ならびに食事上の手はずがなく、シータラーのお祈りもなければ、ガンジス河の水もなかった。このように危険な細道を我が子が無事に通過できますようにと天然痘の女神にお願いすることがないのだ。「身体の準備もお祈りもない」わけだから、「お恵みを……いただけるはずがない」。このように、牛痘接種は「反宗教的」な行為として、「礼拝によって慰撫することなしに」女神の特権を侵犯する行為としてみられたのであった[81]。牛痘接種を植民地国家がその従属民につける「マーク」としてだけではなく、病気となんらかの関係があるものとしてみようとすれば、それは、宗教的な意味合いをいっさい剥奪された、純粋に一個の病気として天然痘を扱うものであった。一八七〇年代、パンジャーブ州の指導的商人カーストである「カトリ」が牛痘接種に反対したのは、それが「イギリス政府にたいする服従のマーク」を表わすからだといわれた[82]。

イギリス人は、なぜ「マーク（ティーカー）」をつけたがるのかといぶかるカーストや地域社会がほかにもあった。カーストと信仰を蹂躙し、キリスト教への改宗を強制する陰謀なのだとの噂が流れた。牛痘接種をうけたものは、橋や鉄道線路の土手が無事に完成するための生け贄にされるだとか、牛痘接種は新たな税金や海外強制労働の前ぶれだとかうわさされた[83]。いちばん根強く残った見方のひとつは、イギリス人は、じつは静脈に白い血もしくはミルクが流れている子どもを捜しているのだというものである。その子どもこそヴィシュヌ神〔ヒンドゥー教の主神のひとつで、一〇の化身として現われると信じられている〕の最後の化身であるカルキなのであって、カルキは「イギリス人を追い払い、インドの皇帝になるであろう」とされた。あるいは、マフディーであった。イスラーム教徒がその来臨を待ち望む預言者のことであり、最初に発見され殺されることさえなければ、インドから異教徒を追い払うはずのお方だった。あるいは、シータラーそのものだった。イギリス人は、残酷なナイフと針を手に彼女を探し出そうとしている。女神の身体が、神なき輩によって脅かされているのだ[84]。このように、牛痘接種は、イギリスの邪悪な意図と、陵辱され破壊される危機にあるインド的なもの、そして聖なるものとの闘争の現場として理解されたのである。

しかし、牛痘接種と人痘接種を敵対関係という文脈だけで表現するのは、また、シータラーと世俗的な医療との間に折り合う余地がまったくなかったかのようにみるのも誤りであろう。親も牛痘接種員も、暗黙の妥協路線に関与するのだ。牛痘接種を望ましい、または避けがたいとみた中流階級の家では、人痘接種についてしてきたことをそっくりそのまま牛痘接種についてもおこなうようになった。吉日を接種の日に選び、古くからの儀式と食のタブーを遵守し、聖職者を雇うか牛痘接種員にお金を払うかして天然痘女神に祈願してもらい、子どもの無事の通過をジェンナー殿（サーヒブ）ではなく、むしろシータラー女神（デーヴィー）にたいして感謝したのであった。[85]

　多くの点で牛痘接種と人痘接種とは、身体の支配権をめぐって競争相手だったわけだが、いくつかの点ではつながりのある予防法でもあった。見た目にも、基本となる技術はそれほど違っていたわけではない。一方は天然痘のかさぶた、他方は牛痘のかさぶた。ともに刃物や針で腕に切り込みをつける。牛痘接種も人痘接種もともに適正な季節があり、また巡回する施術者がいた。たいへん多義的なことばである「マーク（ティーカー）」は、両方の予防法を意味するようになった。インド北部の一部の地域では、牛痘接種員は「ティカーラーワーラー・サーヒブ」として知られるようになった。[86]しかし、このような適応力そのものからはっきり見えてくるのは、抵抗されたのは牛痘接種そのものというよりも、むしろかなりの程度まで、唐突であり、野蛮でさえあったその付与の方法だったことである。逆に、アワドのような地域や、あるいはインド中部の「部族民」地域のように牛痘接種の露払いとなるべき人痘接種との接点がまったくなく、いかなるかたちであれ人間の干渉は神の意志に反するとみられていたところでは、牛痘接種にたいする反対が、いっそう強硬になる傾向がみられた。[87]

機関

　当初、イギリス側はインドでも牛痘接種がただちに受容されるものと確信しており、恒久的な牛痘接種機関の必要などほとんど考えていなかった。いったん評判をとってしまえば、あとは国庫の負担はほとんどなしで、インド人側が自前でやってゆくだろうと想定されていたのである。そうなれば、植民地行政側はたいした負担なしに、牛痘接種を導入したという評判だけかちとるはずであった。しかし、すぐにそのような楽天的な思惑は消え去り、牛痘接種の国庫負担がしだいに憂慮されるようになった。早くも一八〇八年、東インド会社政府〔のちにインド政庁〕は牛痘接種関連の支出に注意をうながした。一八一一年のさらなる訓令でも、牛痘接種が広く定着したら、ただちにスタッフを削減するようにもとめた。一八二九年、ベンガル管区政府はもう一歩踏みこんで、三〇ある牛痘接種所の運営費はその成果に見合っていないとして、六つをのぞき残りすべてを閉鎖する措置をとった。ベンガルで牛痘接種の進捗状況が遅かった理由のひとつは、ここにある。(88)

それとは対照的に、大胆な牛痘接種計画のパイオニアになったのがボンベイ管区である。マウントスチュアート・エルフィンストン知事の指令で、一八二七年、ベンガルのように農民が牛痘接種所を訪れるのを待つのではなく、農民のもとに牛痘接種を直接、送り届ける計画が立案された。ボンベイ管区を四つの接種区域に分け、ひとつひとつに巡回牛痘接種員のチームを貼りつけ、担当地区の村々を少なくとも年に一度は訪れ、できるだけ多くの子どもに無料で牛痘接種をおこなうようにした。牛痘接種員はインド人だったが、植民地行政制度の通例にしたがってヨーロッパ人総監督官の下におかれた。総監督官は接種員の仕事ぶりを調べ、報告書を定期的に点検することになっていた。S・P・ジェイムズによると、ボンベイ方式には二つの「大きな利点」があった。まず、「牛痘接種を住民の戸口まで持ちこむこと。彼らはひどくものぐさで、貧しくて、無知であり、自分からもとめようとはしないから」。つぎに、「ヨーロッパ人の医務官が実施されたすべてのケースを点検できるように配慮した」こと。(89) ボンベイ方式は明らかに成功し、パンジャーブでは一八六四年、マドラス管区でも一八六五年にこの方式が採用された。

ところが、ベンガルは後追いをせず、一八三九年、独自のシステムを発足させた。医務官の責任下にある公共施療院を介して接種を提供することにし、植民地時代をつうじてこの方式に執着することになる。この違いの理由のひとつは、つぎのようなことである。ボンベイやマドラスでは、「ライーヤトワーリー制度」のもとで政府は、税金を納める小経営自作農と行政上の緊密なつながりをもっていた。それにたいして、ベンガルとビハールにおいては、一七九三年の「ザミンダーリー制度」によって地域の支配権が部分的に大地主、すなわち、「ザミンダール」に委託され、国家は一般の農村住民とほとんど直接的なつながりをもたなかったのである。インド東部ではもともと人痘接種の伝統が強かったこととあわせて、このような重要な社会的・行政的な違いが、なぜ一九一四年の段階でも牛痘接種がベンガルでは、インド西部および南部よりもはるかに立ち遅れていたのかを説明する。

しかし、ボンベイ方式にも限界があった。牛痘接種員が偽りの報告をおこなう、実行した接種件数を水増しする、字を書けないために書類に正しく記載できない、買収されて接種をしない、などなどの調査報告がある。低カーストの接種員が村人から敬意をうけたとも考えられない。信用できず、しばしば腐敗し、威圧的でもある下部機関に依存しすぎる傾向がみられた。モアヘッドは、訓練をうけたインド人医療従事者がヨーロッパ人にはできそうにない回路で西洋医療を普及させることに期待を寄せていたけれど、ボンベイ管区の牛痘接種員には不快感をおぼえ、「雇われた原住民係官のおおかたは無知で、うそつきで、技術が未熟である」とコメントしている。[90] また、一八七二年、北西州において軍医少佐のF・ピアソンは「お粗末な接種は、この大義にとって破滅だ」と明言している。同じような調子で一八八四年、マドラス管区衛生監督官はいう。「無能で信頼できない係官ほど、牛痘接種という大義を傷つけるものはない」。[91] ヨーロッパ人行政官の側が行政上の欠陥の責任を、たとえ問題がこのようにたいへん入り組んでいても、インド人の配下になすりつけることはよくあった。しかし、この場合は、牛痘接種員が無知で、不正をはたらくことが、国家による接種をさらに拡充することにたいする重大な障害とされ、接種の義務化は、インドでは「賢明でないし、得策でもない」とする口実にもなった。[92]

このように、一八五〇〜六〇年代、専門の接種スタッフと州牛痘接種局がもうけられても、牛痘接種が成功をおさめるということにはならなかった。ベンガルは、ティーカーダールからの挑戦がいちばん強いところであり、政府は一連の施策によって彼らを押し退けようと試みた。牛痘接種が導入された直後、人痘接種師の指導者に牛痘接種を採用するように勧告し、ブラーフマンの導師にたいしては、聖典には牛痘接種を禁じたり、あるいは、人痘接種をヒンドゥー教徒の宗教的な義務としたりするようなものはいっさいないと公式に宣言するようにと説得を試みた。導師の権威を借りようという試みは一八七〇年代にも繰り返されたが、ほとんど目に見える効果はなかった。それどころか、カルカッタではティーカーダールの数が一九世紀前半をつうじてむしろ増大したようにもみえる。[93]

一八七〇年代、インド北部と東部では、人痘接種師を吸収しようとするさらなる試みがなされた。一八七三年、ベンガルだけでも、牛痘接種員のなかに四七二人もの前ティーカーダールがいた。五年後に、リクルート運動は頂点に達し、その数は一〇〇〇人近くにのぼった。実際に接種を施す人びとに料金を課することを認めれば（かつて人痘接種ではそうしていたように）、やがて国家の補助金なしでもすむようになると期待された。[94] しかし、計画はほとんどうまくいかず、一八七八年に放棄された。村民は望みもしない牛痘接種に代金など払おうとはしなかったのである。接種員は苦労して代金を徴収しなければならなかった。さもなければ、人痘接種に舞い戻ってしまった。それまで多額の収入を得ていた多くの指導的なティーカーダールであれば、昔からの職業の旨味と名声を放棄し、月々たかだか一〇から一八ルピーのはした金で国の接種員にすすんでなるはずがなかった。ヨーロッパ人医務官のほうも、マーリーやナーピーのような低カーストをリクルートすることには強い嫌悪感をもっていた。不潔で、むさくるしくて、信用ならず、自分たちの専門職としてのプライドに傷がつくとみたからである。[95]

一九世紀最初の数十年、牛痘接種は、インドに西洋医療を普及させようとするイギリス側の努力目標の筆頭に位置していた。ところが、一九世紀後半になると、相当程度、牛痘接種が普及していたにもかかわらず、決まりきった、それどころか下賤なものとみられるようになっていた。そのような見方の根拠となったのが、西洋の医療と衛生の考え方をもっと一般に普及させるうえで、牛痘接種員は似つかわしくない道具だとする強い確信であった。一八七一年、インド政庁衛生監督官のJ・M・カニンガムが州牛痘接種局と新しくもうけられた衛生局との合併を提案したさい(部分的には経済的な理由から、また部分的には「接種シーズン」が限定されていて係員が数カ月なにもすることがないことからの提案である)、ベンガルから強硬な反対意見が出てきた。ベンガル管区牛痘接種総監督官のT・E・チャールズがその理由をつぎのように説明している。ベンガルの牛痘接種員の多くはかつて人痘接種師であって、ほとんど、あるいはまったく読み書きができない。知能程度が「低い」。医学のことをなにも知らないし、住民に影響力をもたないから、他の任務に就けば、接種の仕事の信用もなくしてしまうはずだ。衛生の仕事と接種を結合することは、金銭の強要と抑圧の機会を新たにもうけるだけで、住民の支持をさらに失いかねない。ベンガルの首都圏牛痘接種総監督官のF・パウエルは、もうひとつの難問を指摘する。カルカッタ市内とその周辺の牛痘接種員の多数はブラーフマンであって、そのカーストの身分からして肉体労働や便所の検査なぞするはずがない。パウエルも、牛痘接種員は「衛生のことや病気の原因についてなにも知らない」と保証する。読み書きができず、わかっているのはただ接種の方法だけである。[96] たしかに、すべての州が牛痘接種員の能力をそのように否定的にみていたわけではなく、農村地域でのキニーネや簡単な医薬品の配布を接種スタッフにまかせていたところもある。しかし、ベンガルや他のところでは牛痘接種は特殊な医療行為であって、インドにおける国家医療と公衆衛生の包括的な発展にふさわしい土台ないし青写真を提供するものではないという感触が一般的であった。

牛痘接種員の限界がみえてきたときに、それに代わる方策は、国家機関の枠をこえて、「高貴な原住民」を頼りにすることであった。お手本となり、影響力を行使して家族や部下や友人に牛痘接種を広めてくれるかもしれないからだ。このトップダウン戦略は、当初、いくつかの成功例が生まれた。インドで牛痘接種がはじまった最初の一〇年の間の、デリー王の孫をはじめムガール王朝の人びと、プネーのマラーター王国宰相夫人などがその例である[97]。しかし、これらのお手本も他の人びとが納得して従うまでにはいたらなかった。低カーストの人びとに接種するのは、比較的、簡単だった。部分的には、村当局が高カーストの子どもよりも容易に差しだすことができたからである。しかし、高カーストが忌避し、低カーストが渋々、言うことをきくというのでは、実効ある牛痘接種戦略のしっかりした土台にはなりそうになかった。インドの西洋医療史でははじめてのことではないが、牛痘接種（とそれが代表する医療体系）は低カーストの民と不可触民にのみ相応しく、カーストと信仰上の理由で社会の上層部には受け入れがたいものだと見られてしまう危険があるようにみえた。

都市と農村のエリートに助けをもとめる。北西州やアワドでおおいに奨励された牛痘接種作戦である。これらの地方では、一八五七～五八年の反英大反乱の鎮圧後、イギリス支配者側は、「国民の指導者と地主」の忠誠と権威に依存せざるをえないことを認めた。一八七〇～八〇年代、その「智慧と博愛精神」を牛痘接種の大義へうまく動員できた人びとのなかには、ヴァーラーナシー、バルラームプル、それにテヘリーの各藩王（マハラジャ）がいた[98]。多くの点で、保守的な政策であった。植民地国家が一般民衆から遠く離れた存在であること認めるいっぽうで、ザミンダールおよび藩王の小作人をはじめ従属民にたいする支配権を承認したからである。この場合には、住民が理解し、望むようになる（つまり、自発的に牛痘接種をうけるようになる）ことよりも、権威（つまり、王（ラージャ）のその臣下の身体にたいする権威）のほうを重要視したことになる。

一八七八～七九年のヴァーラーナシー県活動報告のなかで牛痘接種総監督官、J・マクレガーは、つぎのように論じている。実際に接種をうけた人の数よりも、その社会的な地位のほうが重要である。彼のみるところ、「他の国でもそうだが、インドで社会の慣習を変えようとすれば、一般民衆に浸透する前に、まず社会の上層部分でしっかりと根を下ろさなければならない」。それゆえ、牛痘接種員は、地域社会の「指導者」の信頼と支持を獲得することが不可欠である。マクレガーはさらにつぎのように続ける。

経験からわかるように、ザミンダールの子どもを接種してしまえば、必要に応じてちょっとした圧力をかけ、無関心からする惰性を取り除くだけで、ライアット（小作人）も子どもを差しだす。他方、ザミンダールが不在、もしくは不満をもっていると、牛痘接種員は、村の貧民窟、または外縁に住む不可触民から希望者を募らざるをえなくなる。[99]

農村部においてザミンダールや王が牛痘接種を支持したのは、信念からというよりも、むしろその権威を行使するようにうながされたからかもしれない。ところが、都市部では、インド人の新聞編集者、法律家、教師、政府の役人などの間に本物の支持者がいた可能性がある。たとえば、ヴァーラーナシー県では、藩王の支持に加えて、パンディット・ビシャン・ダットがたいへん熱心に当局のために活動してくれた。ダットは、牛痘接種副監督官であり、ブラーフマンでもあり、牛痘接種を称賛する現地語の小冊子を書き、また地域の高カーストにたいして個人的な影響力を行使して味方につけた。ヴァーラーナシー県の簡易裁判所判事であるラーエ・バクタワール・シンも、熱心かつ有力な支持者になった。[100]

いやがる地域社会に牛痘接種を広めようとする場合、その序列や仲間意識を利用する手もあった。取り仕切っているのは誰か、また、彼らにうまく接するための仲介役は誰がよいのかを見きわめるのに、たいそうな努力が払われた。イギリス側は、インドをカーストに縛られた共同体的な不平等社会であると理解していたが、このような努力はそのような理解を反映し、翻ってみれば、それをさらに強めることにもなった。実践的にみれば、住民の強い反感を買わずに上手にやろうとすれば、インドでの医療政策は、イギリス本国の決まりに盲従するのではなく、在地社会の形勢に適応しなければならないとの確信を強めることにもなった。

このような戦略が実際にどのように展開したのかをよく示すのが、カルカッタの真鍮製造業者で、敬虔なヒンドゥー教徒の「カーンサーリー」の例である。一八六〇年代、牛痘接種総監督官のT・E・チャールズらの一行が近隣に到着すると、警報が出され、どの家も扉を閉ざした。牛痘接種の脅威から身を守るにはどうすればいちばんよいのか法律家に相談することまでした。このような不服従にたいするイギリス側の対応は実力行使にうったえるのではなく、カーンサーリーのパトロンであり、富豪で信仰心も篤いバーブー・ターラクナート・プラマーニクを懐柔することであった。牛痘接種局の書記官のひとり、イーシャーン・チャンドル・バナルジーは、カーンサーリーの心をつかむべく、日曜日など空いているときは、彼らの間で時間を過すようにした。政府の役人というよりもブラーフマンとして、またヒンドゥー教の聖典をよく知る者として、牛痘接種にたいする宗教的な反対意見を論破し、しだいに、バーブー・ターラクナート・プラマーニクの信頼と尊敬をかちとっていった。一八七三年、その孫にたいして牛痘接種がおこなわれ、他のカーンサーリーもすぐにそれにならったのであった。[101]

指導者を介してある社会集団を感化しようとする同じような試みは、東ベンガルに四〇〇万人いるファラーイジ派の人びとにたいして牛痘接種を導入しようとする長期にわたるキャンペーンを特徴づけるものでもあった。[102]もっとも強硬な反牛痘接種派のなかには、インド都市部のたいへん豊かであり、強い勢力をほこる商人カーストの「マールワーリー」や「バニアー」もいた。信仰心が篤かったこともあるが（そのため、たとえば、動物性の接種を疑わしくみた）、商人かつ高利貸しでありながら、西洋化の波にほとんど影響されずにいたためでもあった。説得するにせよ、法的な手段にうったえるにせよ、牛痘接種員には、とうてい太刀打ちできぬ抵抗勢力であった。[103]

牛痘接種と立法

牛痘接種はなかなか普及しない、天然痘の死亡率はあいかわらず高い、人痘接種はしぶとく生き残っている。こうしたことへの苛立ちから、それまでだいたいは自由放任主義的だった領域で法的措置と国家の介入をもとめる、強い圧力が医療の専門家筋から出てきた。その最初の動きは、すでに一八〇四年にみられた。インド総督、ウェルズリー卿の政府がカルカッタでの人痘接種を法的に禁止したのである。とはいえ、まったく強制されることのない布告であり、その後、数十年間、新しい動きはみられなかった。ウェルズリーの時代から五〇年後、カルカッタの天然痘対策委員会の報告をうけたインド総督、ダルハウジー卿はこう宣言する。人痘接種を禁止しようというのは、「モンスーンを処罰し」ようとすることと同じで、不可能だ。[104]

問題が再燃するのは、一八七二年になってからである。ボンベイ管区政府がインド政庁に牛痘接種の義務化のための草案を送付し、承認をもとめた。インド政庁衛生監督官のJ・M・カニンガムは、国家の干渉に反対する立場の人物であり、この職に長くとどまれたのも医師としての能力よりもそのためだったのかもしれないが、義務化にたいして強い疑義の念を表明した。

> この国のすべての衛生立法については、住民が提案された法律の恩恵をまず十分に理解していることが肝要である。それ自体はよい法律でも、住民の心の準備ができていない状態で導入するよりは、牛痘接種の恩恵がもっとよく理解されるまで、当面は、牛痘接種の義務化を先延ばしにするほうがはるかに賢明であろう。[105]

この見解に政庁側もさっそく、同調する。総督参事会のサー・ジョン・ストレイチーは、覚書にこう書く。「このようにまったく新しい性格の政策を押しつけるのは、絶対にまずい」。強行すれば、「牛痘接種は極度に評判をおとし、あぶ蜂取らずにおわるだろう」。「住民の偏見」を克服するには、「辛抱強く時間をかけて、そしてなによりも慎重」に、牛痘接種は効果があり信用できることを証明してゆく以外にない[106]。

しかし、インド政庁側の煮え切らない態度にもかかわらず、州の行政体のほうは立法措置が必要だと確信するようになった。本国での立法化がひとつの要因である。一八五三年と一八六七年の立法措置によってイギリスでは人痘接種が違法となり、牛痘接種が義務化され、インドにとって見習うべきお手本となる。一八六五年の第六号法によってベンガル管区政府は、一八五〇年の天然痘対策委員会の答申を実行に移し、カルカッタとその近郊について人痘接種の実施を禁止した。禁止措置に従わない場合は三カ月の投獄、もしくは二〇〇ルピーの罰金、または両方の処罰をうけることになった。さらに、人痘接種をうけたばかりのものは四〇日間の市内立ち入り禁止となり、違反者は同じ処罰をうけることになった[107]。一八六六年には、禁止措置が周辺の農村にも拡大され、一八九〇年までにベンガル管区の他の多くの地域でも適用されるようになった。ベンガルにおいて、人痘接種にたいする風潮が決定的に変わった。同法のもとでの実際の告発件数は少なかったものの、人痘接種は、それまで公然かつ広範に実行されていた地域でも、しだいに地下に追いやられた。こうして世紀末までに、かつてはベンガルで当たり前のものだった予防方法がほぼ消滅したのであった[108]。

管区政府を立法へとかり立てたもうひとつの要因は、あいかわらず主要都市で天然痘の流行がみられたことである。

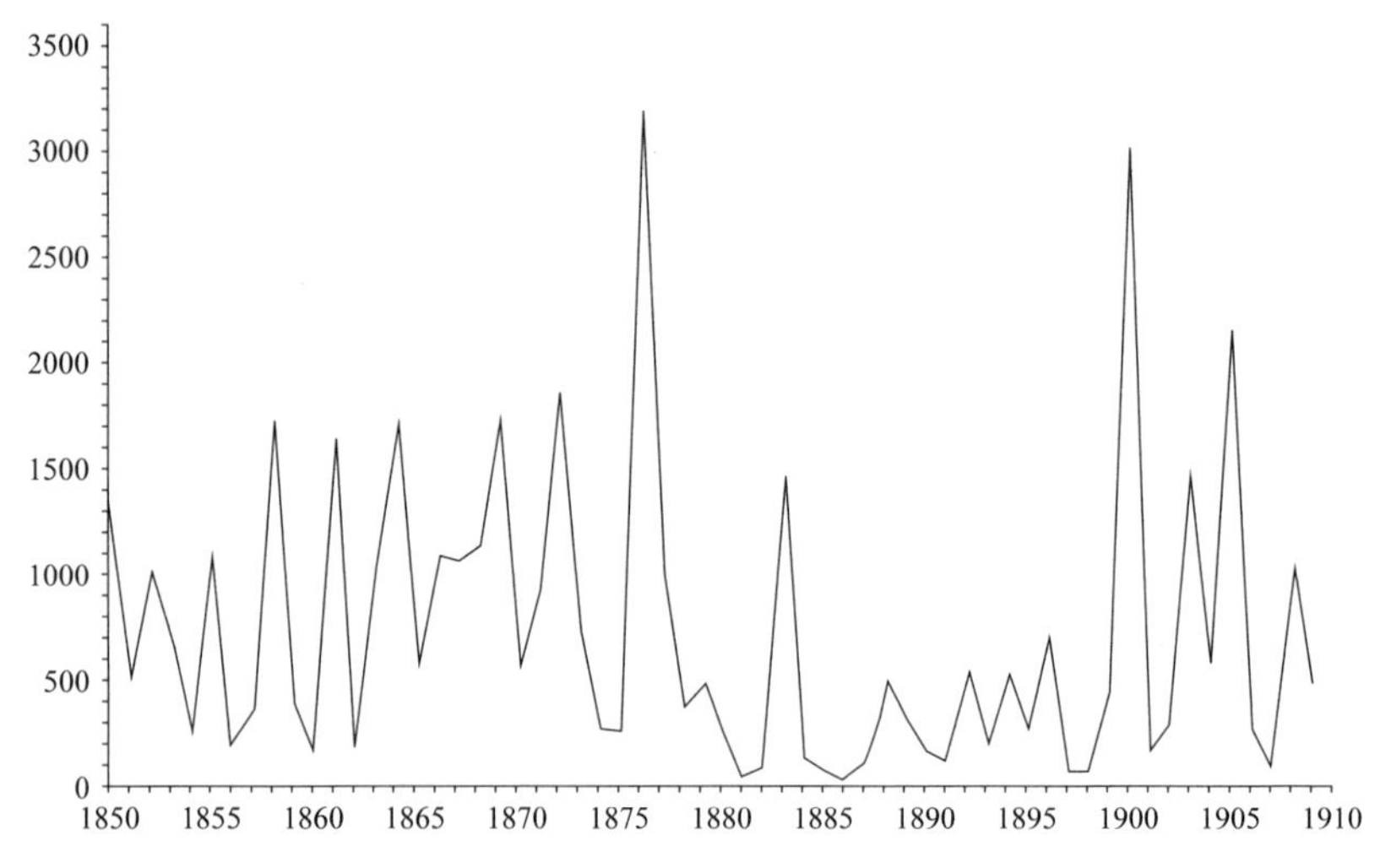

図1　ボンベイ市における天然痘死亡者数，1850-1909年
出所：*Gazetteer of Bombay City and Island*, vol. 3, 202-3.

ボンベイは商業および工業の中心地として急速に成長していたが、一八六〇～七〇年代の天然痘の流行により手痛い打撃をこうむった。流行のピークは一八七五～七七年で、飢饉の影響と救済をもとめて接種をうけていない難民が押しよせたために、流行の衝撃はいっそう苛烈なものとなった。その結果、図1にみられるように天然痘の死亡率が急上昇した。それから二〇年後のペスト直撃のときもそうだが、天然痘の大流行が立法措置をうながすことになった。ボンベイ管区政府は、渋るカルカッタのインド政庁からなんとか同意を得て、一八七七年第一号法、牛痘接種法を成立させ、同年九月から施行した。ボンベイ市内で生まれたすべての赤ん坊と、市外地出身で一四歳以下の未接種の子どもについて牛痘接種が義務づけられた。従わない場合は六カ月の投獄、もしくは一〇〇〇ルピーの罰金、または両方の処罰をうけることになった。人痘接種が禁止され、人痘接種をうけてから四〇日以内に市内に立ち入った者には、三カ月の投獄、もしくは二〇〇ルピーの罰金、または両方の処罰が課せられた。重要な点は、ちょうどその頃に子牛痘苗の開発が進み、人口六五万人の大都市であっても、牛痘接種の義務化が可能になったことであった。[109]

牛痘接種の義務化にともなって一歳以下の嬰児の接種件数が増加し、ボンベイでの天然痘の死亡率は減少し、他の地域でも同様の対策をとるべきだとの主張が力を得た。ボンベイで強制措置をとれば、「傭兵の反乱」や「大虐殺」がおきるといわれた。しかし、ふたを開けてみれば、積極的な抵抗はほとんどみられなかった。ボンベイ管区政府によれば、自由選択の制度が「うまくいかなかった」のは、一般にいわれてきたように牛痘接種にたいして信仰上の理由からの反対が強かったからというよりも、住民の「無関心や怠惰や無知」のためだったのである[110]。

さらに、一部のインド人からは、牛痘接種を義務化するようにとの圧力がしだいに高まっていった。当時のムスリムの指導的スポークスマンで、インドにおけるイスラーム教社会の「近代化」の提唱者であるサー・サイヤド・アフマド・ハーンは、一八七九年九月、総督立法参事会に牛痘接種義務化法案を提出し、翌年二月には第二読会の舵取りもおこなった。義務化しなければ、接種をうけていないインド人の子どもたちの大半のもとに届かず、彼らは打ち続く天然痘災害の餌食のままでいる、とハーンは主張した。

ハーンは、それまで幾度となく医師や役人によってインド人に向かって用いられてきた西洋的合理主義のことばを使いながら、つぎのことを認める。たしかに、インド人が「牛痘接種の方法にたいして、迷信や無知から生まれる偏見を抱いた時代もあった」。しかし、「牛痘接種にたいしてかつて存在した憎しみも、少なくともイギリス領インドの進歩的な人びとの間では、いまではすっかり過去のものになった」。教育と経験によって、「人びとは目覚めたのである」。牛痘接種は信仰を妨害しないし、シータラー崇拝さえ妨害しないことがいまでは広く認められている。一般の人びとが「無関心で、先見の明に欠けること」。それと、牛痘接種にたいする国庫補助が十分ではないこと。牛痘接種があまねく普及するのを阻害しているのは、それだけなのである。さらに、サイヤド・アフマド・ハーンは前例として植民地国家の初期段階の政策をあげ、イギリス側には苦しみを和らげ、弱者や寄る辺なき人びとを保護する義務があると説く。その原則にもとづき、「迷信という祭壇への人間の生け贄」が廃止され、「女子嬰児殺しに実質上の終止符が打たれた」。ハーンは、個人の権利についても同じように国家権力を拡張させるべきだとする。「天然痘で死ぬ権利を認めるにしても、隣人に病気を移して被害をあたえることまで正当化できる個人の自由は、けっして認めるわけにはいかない[111]」。

対照的に、義務化に反対したのは植民地行政の側であり、幾重にも慎重であるべき理由として「住民の偏見」をあげた。パンジャーブ州の準知事は、「牛痘接種を義務化すれば、ただちに猛反対がおきるだろう」と反論した。総督立法参事会のもうひとりのヨーロッパ人もつぎのように指摘した。インド人のなかの「開明的少数派」が義務化に賛成するのはたいへんけっこうなことだが、政府は大多数の人びと、つまり、「無知蒙昧な大衆」の見方も考慮せざるをえないのであり、その人びとの宗教感情が悪意をもった扇動者によって刺激されることもありうるのである。結局、法案は可決されるが、提案側がこの法案はあくまで任意のものであって、積極的に接種を望む都市や軍駐屯地に限定されることを参事会に保証したうえでのことであった[112]。

財政上の事情は、いつもあった。しかし、それとはまったく別問題として、植民地当局側は、牛痘接種の義務化と国家医療にたいする反発に神経を尖らせていた。とくにインド北部は、いつ暴走するかわからないと考えられていた。牛痘接種が強制されるという噂だけで、一八七〇〜七一年、デリーでは恐慌状態となり、暴動の寸前までいったことが指摘された[113]。さらに、第5章でみるように、一八九六〜一九〇〇年のペスト対策にたいして世論が猛然と反発し、よそ者の政府にとって医療面での干渉主義は、政治的なリスクをともなうことを思い知る。そのためインド政庁は、一八八〇年の牛痘接種法の適用地域の拡大をなかなか認めようとはしなかった。一九〇六年までに導入されたのは、四四一の都市と軍駐屯地にすぎず、イギリス領インドの全人口の七パーセントにしかおよんでいなかった。一九三〇年代まで、小都市や農村ではほとんど適用されなかった。インドが独立して三年たった一九五〇年でも、牛痘接種が義務化されていたのは八四二の都市部のうち七三二にとどまり、四〇万八〇〇〇の農村部にいたっては、かろうじてその半分であった[114]。

牛痘接種法は、その施行が困難をきわめたことでも知られていた。ボンベイのような先進的都市でも出生登録が不完全で、牛痘接種員は、接種適齢期の乳幼児の人数をはっきりつかめずにいた。さらに、ボンベイをはじめ大商業・工業都市では、農村部からの大量の人口流入があったために、問題が複雑になった。接種もうけず、認知もされない多数の乳幼児も入ってきたからである。警察、地方行政官、市当局は無関心であり、告訴もめったになかった。一八八〇〜九〇年代、牛痘接種法は「死文」だと率直に認める都市当局もあった[115]。こうして、接種がもっともよくなされたはずの都市部でも、乳幼児の二〇パーセント以上が接種をうけずにいたのである。獲得免疫によって地域の感染可能者の絶対人数が減少し、疫病伝染の連鎖を断ち切るが、それでも、免疫を持たない子どもと成人という相当数の人口プールが残り、そのなかを天然痘は循環し続ける。イギリス領インド全体でみると、天然痘の流行は二〇世紀初頭までに頻度が減り、死亡率も低下した。しかし、図1にみられるように、ボンベイ市ではなお数千人の生命が奪われ、しかも、幼児期に自然ないし人為的な免疫を獲得しなかった成人の割合が増えていた[116]。

このように、一九世紀から二〇世紀はじめまで、インドでの牛痘接種の展開には、政治的にも文化的にも制約があり、牛痘接種によって天然痘が予防可能な病気になったといっても、部分的にしか妥当しなかったのである。牛痘接種が効力を発揮するためには、天然痘患者とそれに接した人びとを全員、隔離する必要があるとの意見もおりにふれて出されたが、そのつど、許容範囲をこえて人びとの生活に干渉することになり、実施するには多数の医療補助員が必要になるとして却下された[117]。ここでも、ペストの流行のさいに生じる実際の障害や政治的な落とし穴がわかっていた初期段階の経験から、そのような包括的な対策を実施したのである。こうして、天然痘は植民地インドでは届出義務のある病気とされることはなく、一九六〇~七〇年代の国際的な天然痘撲滅運動のなかで、はじめて本格的に組織立った取り組みがなされ、最後にインドの地で天然痘はその終焉をむかえることになる。

結論

一八~一九世紀、天然痘は、南アジアだけでなくヨーロッパでも同じくらいよく知られていた。そして、コレラやマラリアなど「温暖気候の病気」につきものの問題もほとんどないようにみえた。医療の介入が、当初、すんなりゆくようにみえたのもそのためである。得体の知れない瘴気のように、医療と衛生ではとても太刀打ちできそうにない環境の影響がからんでこない。伝染の基本的なかたちも、十分に理解していたとはいえないが、よくわかっていた。そこに、有望な予防法として、牛痘接種が登場したのであった。ところが、牛痘接種は、その潜在能力にもかかわらず、また多くの点でインドにおける公衆衛生政策のパイオニアとなり、お手本になったにもかかわらず、幾度となく困難な事態に立ちいたったのであった。ある程度までは、ヨーロッパ人みずからが体験したことでもあって、一般の人びとは、流行ないし法律によって強制されないかぎり、牛痘接種をうけようとはしなかったし、ワクチンの保存技術が改良され、再接種法が導入されるまでは、低レベルの免疫しか獲得できなかった。また、信頼できる接種機関をつくる問題もあった。とはいえ、インドにおける牛痘接種史は、他の多くの点でも植民地特有の状況を表現していた。すなわち、行政側が対象者の生活から文化的にも政治的にも遊離した状態にあったことだ。

天然痘女神の信仰は、それとは別個の宗教的な説明をこの病気の発生について提供し、西洋医療の世俗主義とは矛盾する式次第を処方した。さらに、牛痘接種は、人痘接種という、しっかりと陣容を整えた強力な敵対者に遭遇した。その敵には専門の実行部隊がおり、民衆の信仰心によって公認され、広く実施されていた地域では住民の信頼もかちえており、一九世紀末まで、国側の牛痘接種よりも簡単に利用でき、積極的に利用されていた。民俗的信仰も在地医療もすべて軽蔑する植民地医療体制派は、シータラーとも人痘接種とも妥協することを嫌った。病気の神々を非合法化するのは論外としても、人痘接種を打倒することは、自分たちの医療事業の勝利にとって不可欠だとみた。目標は文化多元主義ではなく、医療独占体制であった。「高位の原住民」を説得し、取りこみ、協力を得るだけではこの目標を達成できないと悟ったとき、植民地行政府はとうとう法的措置にうったえて人痘接種を禁止し、牛痘接種を一般に普及させようとした。牛痘接種はインドの土壌に根をもたない異国のものとして、長期にわたって外国の支配としっかり結びついたままでいたのであって、その医療効果にたいする疑いをはるかにこえる恐怖心や猜疑心を生みだした。しかしそれでも、一八八〇年代までに牛痘接種はインドの中流階級の間で支持者を獲得するようになり、なかには、植民地国家がもっと積極的に介入すべきだと要求するものさえいた。

このように、一九世紀インドにおいて牛痘接種の普及を妨げたのが民衆の反対であり無関心だったとしても、それは説明のごく一部でしかない。植民地国家側の曖昧な、もしくは及び腰の姿勢、さらに医療界の見解の不一致もたいへん重要な要因だった。植民地国家側は、ヨーロッパ人と使用人の健康を最優先課題として、効果的な対天然痘作戦に必要とされる財政および行政の介入を渋った。予想される事業規模と出費に立ちすくんだのである。医療界は人痘接種に反対する点ではしばしば強硬派であり、牛痘接種の有効性についても自信をもっていたものの、西洋医療の体系が広く受容されるようになる以前に、いやがる民衆に牛痘接種を押しつける、あるいは人痘接種を禁止することに異を唱えるひともいた。一九世紀はじめ、牛痘接種は、東洋人の「偏見」にたいして、植民地行政府が慈悲深く、西洋科学がすぐれていることを証明するものとして熱烈に歓迎された。ところが、植民地国家には政治的に不安定であるとの感覚がつねにまとわりつき、一八五七〜五八年の反英大反乱によって、その感覚はいっそう強められたのであった。くわえて各種の医療介入にたいする不満があり、そのため反抗や反乱を挑発することを恐れて、植民地国家は、もっと精力的な牛痘接種計画には二の足を踏んだのであった。牛痘接種の義務化した場合の政治的な波紋にたいする不安があり、それが医療の介入にたいする強力な歯止めとなった。他の多くの領域と同じように、この植民地活動においても、そのような不安から、説得工作、インド人側の仲介、さらに、漸進的な社会改良にいっそう頼ろうとしたのである。

第4章　コレラ——無秩序としての病気

一九世紀インドにおいて、流行性コレラほどひどく破壊的にみえた病気はほかにほとんどない。これほど医学上の議論が延々と続いた病気もない。一八九〇年代にペストが登場するまで、これほど行政側の関心を集めた病気もない。疫学と帝国とが絶えず交錯する環境のなかにあって、コレラは高度に政治的な病気であり、インドにおけるイギリス支配の脆弱な基盤を脅かし、植民地国家と在地社会との相互作用の決定的な地点に立つ病気であるようにみえた。コレラの侵入をみる世界の他の国々においては、社会内部の亀裂、とくに富者と貧者、あるいは移民集団とその受け入れ社会との亀裂が露呈されることにその意義がもとめられる。いっぽう、コレラ発祥の地でもあったインドにおいては、コレラの重要性は、ヨーロッパ人支配者とインド人従属民との間にコレラが繰り返し引く境界線の条件に、さらにイギリスがインドを保有するその条件について突きつける諸問題にもとめられる。[1]

一九世紀はじめまで、コレラは西洋人にはほとんど認知されずにいた病気である。それが突如としてインド、さらに全世界を席捲したのであった。コレラがはじめて東インド会社医師の関心を引きつけてからわずか二年後の一八一九年には、もう「近代になってインドを襲ったもっとも恐ろしく破壊的な病気」のひとつであると書かれるようになっていた。[2] 一八二五年、ジェイムズ・アンズリーは、「流行性コレラほど医師の関心を集め、また、インド人全体の恐怖心をかき立てる」病気はほとんどないと書く。[3] コレラは他に類をみないほど破滅的な恐怖の病気であるとの見方を、ヨーロッパにいる書き手もすぐに共有した。一八三一年のロンドンのある雑誌の寄稿者は、アジアからヨーロッパへのコレラの情け容赦のない前進ぶりを見やりつつ、こう述べた。「医療年代記のなかで、悪疫性コレラほどおぞましい一連の症状をともない、不運な犠牲者をこのように惨たらしく抹殺する病気はほかにほとんど見当たらない[4]」。

　コレラの症状は突如、なんの前触れもなしにあらわれる。健康そうにみえた人が、つぎの瞬間には激しい嘔吐と間断ない下痢に見舞われることもありえた。つづいて大量の体液が失われ、コレラのもっとも恐れられた症状、すなわち、激痛をともなう痙攣、冷たくじっとりとした皮膚、それに顔面蒼白といった症状があらわれる。症状が現われてから数時間以内で死が訪れることもしばしばあった。一八一八年八月、マドラス医務局書記官は、つぎのように解説している。

> この病気の特徴は、その速効性にある。まず腹部の上部が熱っぽく感じられ、便が少々ゆるくなる。それから、ひどい疲労感と意気消沈状態が続き、また身体の表面の体温が下がる。胃の不快感、水様便、さらに著しい虚脱感が一気呵成に増す。四肢の末端が痙攣し、脈拍が微弱になる。このような徴候を治療でおさえないと、すべすべしていて、ほとんど無色の嘔吐と下痢がますますひどくなり、痙攣が足から腹部、胸部、腕にまで広がる。頑強な人や症状の重い人は耐えがたい激痛に襲われ、体力が急速に失われ、六ないし八時間で手首の脈拍がなくなる。患者の身体は、冷たくねっとりとした汗でびっしょりになる。眼が重く空ろになり、ぼやっとしてくる。充血することもあり、光の刺激に反応しなくなる。この段階になると耳が聞こえなくなり、呼吸もたいへん乱れてきて、ときには……うなりながら苦しげに呼吸する。舌が全体に白くなり、ときに、かさかさになることもある。
>
> 　このように症状がすさまじく急激に進行するうちに、……顔から生気が失われ、眼がくぼみ、患者は昏睡状態に入ったようにもみえてくる。少しの間でも気を確かにさせることさえ難しくなる。四肢が冷たくなり、血行がだんだん停止してゆく。
>
> 　病気の進行中、患者はひどい、ときには耐えがたい咽喉の渇きをうったえ、冷たい飲み物をほしがる。胆汁の排出も分泌も完全に停止したようにみえる。腹部の燃え上がるような不快感が消化管全体に広がる。最悪の場合は、排尿が完全になくなる。
>
> 　今回のひどい流行では、病気の開始から一〇から二四時間以内に死亡した例も観察されている[5]。

天然痘が激しく熱く、燃えるような憑依だったとすれば、コレラは冷えびえとして、ぞっとするような孤独だった。天然痘は、灼熱の女神と結びつくことによって高貴にもなりえた。いっぽう、コレラが物語るものといえば、下痢と嘔吐の不潔な汚物だけであった。天然痘の感染は予期しえたが、コレラのほうは、脈絡なしに犠牲者を襲うようにみえるため、まことに不可解な病気であるとされた。ヨーロッパ人にとっても、またインド人にとっても「わけのわからない疾病」であった。[6] インドの農村部を急襲するさいにも、論理的な「運動線」に従わず、「まったく不規則で気まぐれに、あちらこちらの村に襲いかかった」。ある村を選んだとして、すべての点でまったく同じようにみえる近隣の村々をなぜか見逃した。突然姿を消すこともあれば、数カ月後にほとんど同じ場所になぜかふたたび登場することもあった。[7] このように性格が理解しにくい病気であることから、コレラは、さまざまな文化的・政治的な解釈が可能な病気に仕立て上げられ、そしてその解釈の多くがコレラを「無秩序」と同一視することになる。

死亡率の軌跡

この病気が他に類をみないほど悪性のものであることは、個人的な経験および臨床学的観察記録だけでなく、増加するインドの死亡率資料にも記録されることになった。コレラは、天然痘と同じようにインドにおける一九世紀医学統計の支柱のひとつとなった。人口動態統計データの収集が本格的に開始されるのは一八六〇年代末のことで、そのため、とくに一九世紀はじめのコレラの死亡者数を精確につかむことは不可能である。しかし、利用できる不完全な統計表からみてみると、ベンガルにおいて一九世紀最初のコレラの流行がはじまった一八一七年から、死亡データの体系だった収集がはじまる一八六五年までの間に、少なくとも一五〇〇万人がイギリス領インドだけで死亡したようにみえる。さらに、二三〇〇万人が一八六五年から一九四七年までにコレラのために死亡した。おそらく、全体の死亡者数を過小評価した数字である。

一八一七〜二一年の流行は、「おそらくインドのコレラの流行のなかで最悪のもの」とされる。[8] しかし、医学統計がまだ揺籃期にあった時期の流行であり、死亡者数についての全体的な計算も試みられておらず、得られる数字もほとんどは、精確さについて疑問符がつく。唯一の包括的な計算はインドではなくフランスにおいて、一八三一年、内科医アレクサンドル・モロー・ドゥ・ジョンネによって試みられた。インドからの情報にもとづく計算とはいえ、すでにコレラがヨーロッパの地で引き起こしていた恐怖に影響されて、誇張されたものになった。ベンガルのいくつかの地域、および東インド会社の軍隊の死亡者数（一般民間人の死亡率計算の参考とするには問題のあるデータである）をもとにモロー・ドゥ・ジョンネは、イギリス領インドの住民の一〇分の一がコレラにかかり、一六分の一が死亡したと計算した。そのうえで一八一七～三一年について年間の平均死亡者数を一二五万人と見積もり、全体の死亡者数を一八〇〇万人と算出した。[9] もっといい加減な計算をおこない、インド全体でわずか一四年の間に、四〇〇〇万、ないし五〇〇〇万人がコレラで死亡したと書くものもいた。[10] 一四世紀にすさまじい死亡者数を計上した黒死病〔全ヨーロッパで三分の一が死亡したとされる〕級の疫病禍の再現だとヨーロッパ人が恐怖しても不思議ではなかった。

　一八一七～二一年のコレラの死亡者数が多かったことは間違いないが、モロー・ドゥ・ジョンネが想定するほど一律に高かったとする証拠はない。いくつかの点で、一八一七～二一年のコレラは例外的であった。いちばん最後にコレラの流行が記録されたのは一七八〇年代であり、それから三〇年もたっていたため、おそらく住民は、新たな発生したこの病気にかかりやすい状態にあったとみられる。一九六四年、エルトール型コレラ菌がインドに侵入し、たちまち既存のコレラ菌〔アジア型〕に取って代わるが、それと同じように、一八一七年の流行の場合も、新種の、より悪性のバイオタイプが登場し、風土病地域だった（もしくは、このときにそうなる）下ベンガルから出発して、わずか三年でインド亜大陸のほぼ全域を猛スピードで席捲したのかもしれない。しかし、その後は、いちどに一つないし二つ以上の地方に流行が拡大することはめったになかった。死亡率が高くなるのは、免疫性の欠如と例外的な地理的広がりとが結合した場合であった。他方、のちのコレラのもっとも深刻な流行は大半が飢饉の年におきているが、一八一七～二一年の場合は、インドでは飢饉がほとんどみられなかった。

　たしかに、ベンガルはひどい被害をこうむる。ジェイムズ・ジェイムソンがベンガル医務局のために集めた統計数字によれば、いくつかの県で死者が一万人をこえた。一八一七年八月に最初にコレラの流行が観察されたジェソールでは、わずか二カ月で一万人の死者を記録したとされる。カルカッタとその近郊では、ある計算によると、一八一七年九月中旬から一八一八年七月中旬までのコレラ患者は三万七〇〇〇人、ただし、死亡者は二三八二人にとどまった。また、ジェイムソンは、ガンジス河峡谷の上流の都市や県は、下ベンガルよりも被害が少なかったとみている。[11]

インド西部は、流行が比較的、軽かったようである。一八一八年八月から一八一九年九月の間に、ボンベイ島では二万四二二七件のコレラが報告されているが、人口約二〇万人のうち死亡したのはわずか九三八人にすぎなかった。[12]インド南部もベンガルほどひどい流行をみないですんだらしい。カダパ県では、およそ人口一〇〇万人のうち約一万五〇〇〇人の生命が失われた。死亡率は一〇〇〇人につき一四人である。他方、ネッロールでは一八一八年八月から一八一九年九月の間に報告されたコレラの死亡者数はわずか三〇〇〇。一〇〇〇人につきおよそ七人である。ごく大ざっぱな報告ではあるけれど、マドラス管区全体の死亡率は、流行の絶頂期、一〇〇〇人につき一一ないし一二人あたりだったようにみえる。[13]この数字をインド全体に当てはめてみると、総人口およそ一億二〇〇〇万から一億五〇〇〇万人のうち、死亡者の総数は、一〇〇ないし二〇〇万人以下となる。たしかに恐るべき死亡者数だが、モロー・ドゥ・ジョンネをはじめヨーロッパ在住の論者が想像したほどの規模ではなかったようだ。

重要なのは、この災害の規模についてインドでも意見が分かれていたことである。マドラス医務局のウィリアム・スコットは、ヨーロッパ人部隊の死亡率、二七・五パーセント、インド人部隊の死亡率、三八パーセントを引き、これらの数字からみてこのコレラの流行は、「かつて人類を見舞った最悪のもののひとつ」との見解を示した。[14]他方、ベンガルでは、ジェイムソンがこの流行は、「おそらくこの国の年代記に記録されたどの疫病よりも悲惨な結末をむかえたのであり、被害もはるかに広い範囲におよんだ」とみた。ところが、ジェイムソンは死亡率が「高いのは確かでも、その量について勝手に想像するのは無益だ」ともみた。カルカッタでは、二ないし三軒につき一軒の家族の割合で、「おそらく一人、二人、三人、場合によっては五ないし六人が死んだ。何カ月にもわたって、棺桶を運ぶ会衆がたえず行き交った。［フーグリー］川の土手は、他界した親族の遺体を焼くヒンドゥー教徒で鈴なりだった」。コレラはたしかに恐るべき殺傷能力をもつけれど、おそらく、それが巻き起こす恐怖のほうが上をゆくということから、ジェイムソンはこう結論する。「コレラの流行による死亡者の総数は、恐怖の季節の最中に人びとが口にしていた数字より、実際は、はるかに少なかった」。[15]もうひとりの専門家、ボンベイのR・H・ケネディもこの病気が「とくに悪性だ」とは認められないとし、この「胸が痛む殺伐とした光景」も、「われわれが諦観していつも目の当たりにし、インドでは当たり前の死亡禍に分類するもの」とたいして違わないとみた。[16]

表11　5年平均でみたイギリス領インドにおけるコレラ死亡者数，1877-1916年

年	死亡者数
1877-81	288,949
1882-86	286,105
1887-91	400,934
1892-96	443,890
1897-1901	383,294
1902-06	367,160
1907-11	397,127
1912-16	328,593

出所：*Report of the Health Survey and Development Committee*, 1946, vol. 1, 111.

一八七〇年代以降になると、統計学の基盤はもっと確かなものになる。一九世紀最後の四半世紀、イギリス領インドの人口一〇〇〇人につき一・七五人が毎年コレラで死亡していた。比較的、穏当な数字だが、この病気を特徴づける、年による極端な変動がみえてこない。たとえば一八七四年、コレラの死亡率は一〇〇〇人につき〇・一六人にまで低下している。同じ四半世紀、ほかに死亡率が一〇〇〇人につき一人を切った年が四回ある。ところが、一八七七年、一八九二年、一九〇六年には一〇〇〇人につき三人をこえてしまう。さらに一九〇〇年には、総死亡者数は七九万七二二二人というとてつもないレベルに達した。一〇〇〇人につき三・七〇人である（表11と図2を参照のこと）。対象地域が小さくなるほど、死亡者の割合は大きくみえる。マドラス管区では、一八七七年に三五万七四三〇人のコレラ死亡者を記録する。一〇〇〇人につき一二・二〇人である。四つの県では飢饉もおきており、それぞれ一〇〇〇人につき二〇から二五人がコレラで死亡している[17]。この時代、インドでの死亡率が総じて高いレベルにあったことは、最悪のコレラの流行が記録される一九〇〇年でさえ、記録された死亡者数全体のわずか一〇分の一にすぎなかったことからもうかがえる。一八九六〜一九二一年、ペストによる死亡者数は一〇〇〇万人、マラリアはおそらくその倍に達した。また、一九一八〜一九年のインフルエンザの流行では、一二〇〇万から一五〇〇万人以上が死亡している。

二〇世紀にはいると人口が増大し、一般民衆の生活状態はほとんど改善されなかったにもかかわらず、コレラの死亡率は低下しはじめた。その低下の理由は、生活水準の向上や社会経済的な諸条件の改善よりも、医療・衛生の介入のほうにみるべきであろう。一八九〇年から一九一九年まで、各一〇年のイギリス領インドのコレラ死亡者数は四〇〇万人前後を上下動していた。それが一九二〇年代には二二〇万人、一九三〇年代には一七〇万人にまで低下したのであった。ところが、ベンガル大飢饉があり、さらにインドとパキスタンが分裂する一九四〇年代には、ふたたび二〇〇万人の大台に戻る[18]。

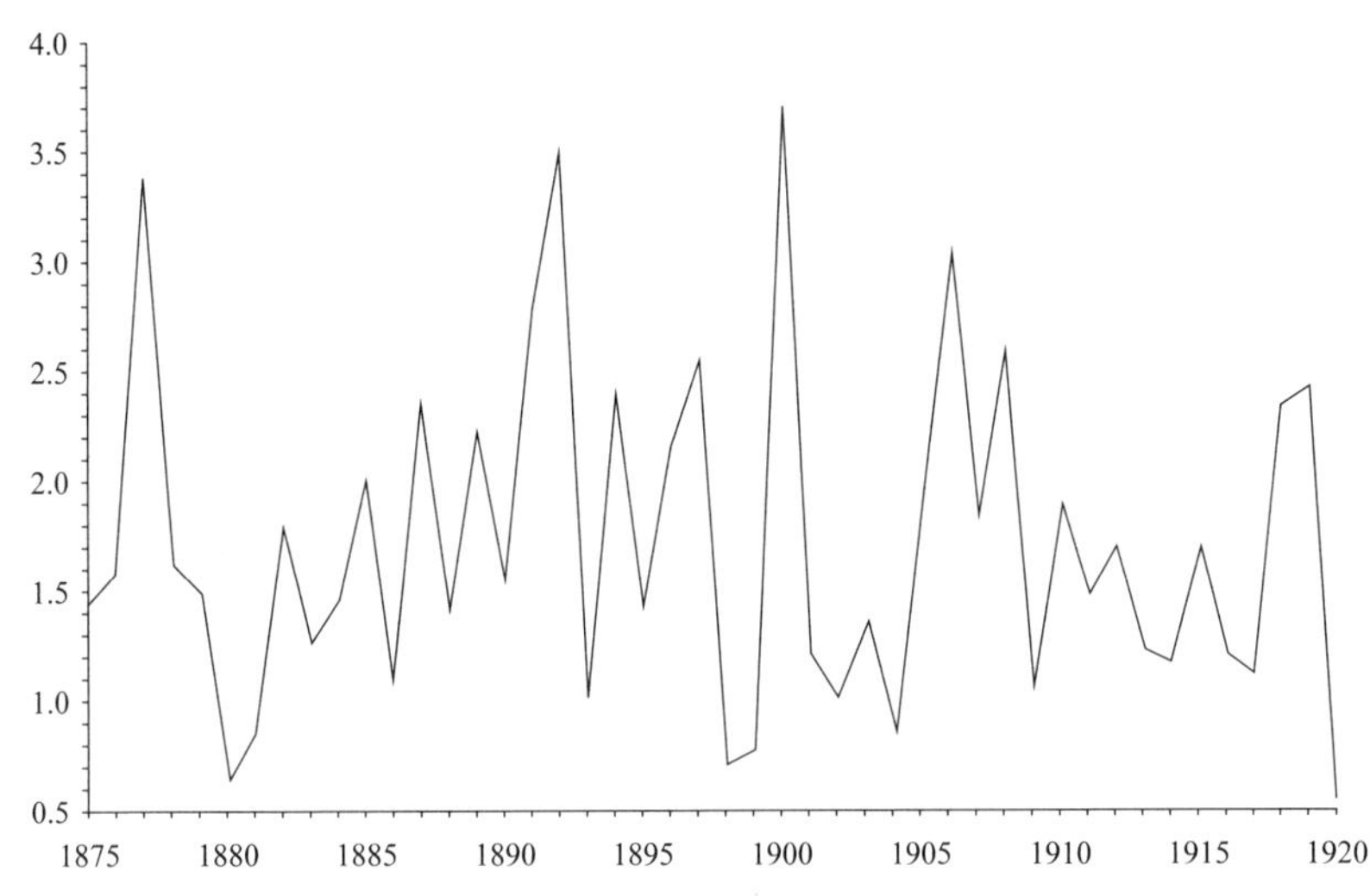

図2　イギリス領インドにおける年平均のコレラ死亡率，1875-1920 年（1,000 人につき）
出所：Rogers 1928, 28.

一八一七〜二一年にコレラの流行を観察した人びとは、この病気のある特徴に注目した。この病気にかかりやすいのは、貧しくて栄養状態のよくない人びとだということであって、その後のインド・コレラ史に大変重要な意味をもつ。ヨーロッパ人在留民は当初、たしかにおおいに身の安全を案じたけれど[19]、インドの白人エリートは比較的、健康的な生活条件によって、また、一八五〇年代頃には個人の衛生習慣ときれいな飲料水の大切さの認識の高まりによって守られていた。一八二七年には、マドラス管区知事のサー・トーマス・マンローが、一八五七年五月には、反英大反乱の初期段階でベンガル方面軍区司令官のアンソン将軍がそれぞれコレラで死亡し、特権的な権力者もけっして安全ではないことを思い知らしめた。コレラは、「身分の分けへだてをしない」ともいわれた。しかし、当時からしばしば特筆されたように、インド人側の犠牲者の膨大な数に比べれば、ヨーロッパ人側はほとんどこの病気にやられなかったといってよい[20]。

インドの貧困階級の間での死亡率は、たしかに高い。一八二〇年、ジェイムソンは、コレラの原因とその伝播回路についてはただ臆測するだけだったが、それでも、カルカッタのスラム住民の間でコレラが蔓延し、対照的に、「町の高台にあって、風通しのよい地区に居住する原住民の上流階級、およびヨーロッパ人一般」は、比率的にみても下層身分より被害が少ないことに注目している。[21] この時期をふくめてコレラの流行時におけるインドの他地域からの報告も、この印象をさらに強めた。ボンベイでは、コレラの流行は、貧しく、いつも外気にさらされているような人びとの間にもっぱら限定されていると記録され、マドラスについてもウィリアム・スコットが、「この病気にやられるのは最下層の庶民だけ」であることを強調していた。[22]

ヨーロッパや北アメリカでは、工業都市と都市の貧民窟がコレラの牙城となった。ところが、インドではそれ以上に農村部の貧しい人びとの間の病気であった。一八六〇～七〇年代、インドの大都市は、イギリス本国の衛生改革、とくに上水道の改善を後追いし、それが都市部の死亡率の動向にもはっきりとした影響をあたえるようになった。ただし、スラムの住民はそのような衛生の新機軸の恩恵とはほとんど無縁であった。カルカッタはベンガルのコレラ風土病地帯の中心部に隣接し、一八四一～六五年、コレラのために毎年、二五〇〇人から七〇〇〇人が死亡していた。一八六五年、新しい下水道設備が開設され、つづいて一八六九年には濾過された上水道の供給がはじまった。コレラの死亡率が激減した。世紀の後半に人口が急増したにもかかわらず、一八七〇～一九〇〇年、コレラの死亡者が三〇〇〇人をこえたのは、一八九五年だけであった。[23] ボンベイとマドラスでも上水道の改善が同じような成果をあげ、一八七七年のように飢饉の年に農村の貧困層が旱魃の被害地から流入してくるときにのみ死亡率が急騰した。[24] それにたいして、水道管や有効な衛生設備のない小都市や農村部では、コレラは周期的に襲いかかる脅威であり続けた。

農村部では、コレラは二重の衝撃をあたえた。コレラが流行するだけでも、たくさんの死者がでたが、飢饉と時期が重なると、その死亡率は倍にも三倍にもはね上がった。コレラと飢饉の同時発生がきわめて破滅的な結果をもたらすようになるのは、一九世紀後半になってからである。飢饉が多発し広域化する時代である。マドラスでは一八六六年と一八七七年、ボンベイでは一八七七年と一九〇〇年、この死の同盟がコレラ死亡率をその最高記録にまで押し上げた。逆に、一九〇八年以降は大きな飢饉がみられなくなり、コレラの死亡率が全般的に低下する重要な要因となる。一九四三～四四年のベンガル飢饉のさいにそれが一時的に反転することからもわかる。

しかしながら、コレラと飢饉との間に自動的な相互関係があったわけではない。コレラの流行は、飢饉と重なるとその死亡者が膨れ上がるとはいえ、独自の季節的・周期的なパターンに従っていた。マドラス管区では、一八六九～

七一年にコレラの流行で約一〇万人が死亡した。その後、一八七三年には四四〇人、一八七四年には三一三人まで減少したものの、流行の周期がふたたびはじまり、一八七五年には九万四五四六人、一八七六年には一四万八一九三人が死亡した。その段階で広範囲におよぶ旱魃と飢饉がおき、コレラの流行に新たな刺激をあたえ、一八七七年には、三五万七四三〇人のコレラによる死亡が記録された。一〇〇〇人について一二・二人に相当し、一九二八年にレオナルド・ロジャーズが書いたところによれば、「過去五〇年間、[イギリス領] インドのどの地方をとっても最高」の数字であった[25]。飢饉がピークをむかえるのは一八七七年九月のことだが、コレラの死亡率はすでに同じ年の二月には減少にむかっていた。しかし、コレラの死亡率は、飢饉が深刻なところほど高くなる傾向がみられた。一八七七年、飢饉がとくにひどかった一〇の県のコレラの死亡率は一〇〇〇人につき一八人。ところが飢饉の影響が軽い六県では、一〇〇〇人につき四・六人ですむ[26]。

気温が高く空気の乾燥した状態は通常、コレラ菌の生存に有利ではない。ところが、旱魃と飢饉のために村民は泉、ため池、池の水まで飲まざるをえなくなり、たちまちそこがコレラ菌によって汚染された。慢性的栄養不良も抵抗力を弱める要因になったかもしれないが、この点についてははっきりした医学的証拠がない。おそらく、飢饉のために食事と日常活動のパターンが変化することのほうが、個人を感染の危険にさらす点で決定的であった。飢えて食糧と救済を必死に探しもとめ、体力を消耗させ、根や葉などの食の代用になりそうなものを口にし、そうして病気や下痢を招いてしまったのである。飢えに苦しむ人びとが移動し、救済施設あるいは町や市に集中することで、病気はさらに蔓延した。他方、飢饉と病気によって家族なり隣どうしの助け合いもなくなり、国家医療の手厚い援助があっても、それを十分に補うことはできなかった[27]。

飢饉との密接なつながりは、コレラの高い死亡率のある部分を説明するが、それ以上のものがみえてくる。すなわち、流行病と社会活動の極度の混乱が連関していることが浮き彫りにされ、さらに、植民地体制側が手をつけることができなかった、あるいはそうしようとしなかった根の深い貧困と衛生の所在をはっきりさせたのである。少なくとも当初、植民地主義は、コレラの挑戦にたいして、はるかに限定されたやり方で応戦しようとした。

植民地の危機としてのコレラ

流行病を記述するさいに、軍隊のメタファーを用いるのがごく当たり前になっている。流行病の「攻撃」と「侵略」、それが引き起こす「荒廃」、それが遭遇する「抵抗」、医学によるその「征服」等など。そのため、ともすると、植民地インドにおけるコレラと軍事力との文字どおりの対応関係が看過されがちである。一九世紀最初のコレラの流行は、イギリス膨張主義のもっとも決定的な局面に踵を接して到来した。コレラの流行が勃発した一八一七年、東インド会社によるベンガル支配はすでに六〇年におよんでいた。しかし、その陸上支配権がインドの他の広大な地域に広がりはじめたのは、過去二〇年間のことにすぎなかった。一八一七年は、ネパールのグルカー族との戦争がようやく終結したばかりであり、マラーター同盟勢力が最終的に打ち破られるのは翌年の六月である。一八一八年七～八月、コレラの流行はインド西部に達するが、それはプネーのマラーター王国宰相が敗北した直後であり、パンジャーブのシク教徒をべつにすれば、南アジアでのイギリス支配に敵対する持続的な軍事行動が消滅したのと時を同じくしていた。

コレラと征服とのつながりは、偶然ではなかった。第2章でみたように、コレラは兵士、とくにヨーロッパ人部隊の間での主要な疾病・死亡原因のひとつとなった。密集した不衛生な兵舎もしくは前線で過ごし、戦闘中はなんでも口にし、長い行軍ではのどが渇き、疲労困憊する。軍隊は、コレラのまさに格好の標的となった。同時代の報告の多くは、おそらく「原住民」の間にスケイプゴートを探すなかで、インド人の従軍同伴者に、この脆さの原因をみた。「いつも貧しく、着ているものも不潔で、雨風にさんざんさらされている」人びと。彼らが、イギリス人とインド人の兵士にコレラをうつすのだ。[28] 行軍中ないし会戦中の兵士も、この病気の主要な媒介体のひとつとなり、病気を携行したままインドの広大な農村地帯を横切ることもあった。一八一七～一八年、コレラの故郷であるベンガルからインド北部を軍隊が大移動するが、そのことがインドの他地域にコレラが侵入するのを容易ならしめた。四〇年後の一八五七～五八年の反英大反乱のさいにも、部分的にせよ繰り返されるパターンである。このように、コレラの「侵略」を行軍中の軍隊になぞらえることは、アナロジー以上のことだったのである。

植民地当局側からみて、一八一七～二一年の流行でもっとも不安をかき立てた事件のひとつは、一八一七年一一月、対「ピンダーリー」〔マラーター軍に属し、給与代わりに掠奪を認められた騎馬軍団〕ならびに対マラーター同盟掃討作戦のために、ブンデールカンドに集結していた軍隊に発生したコレラである。この事件を記述するさいにジェイムズ・ジェイムソンは、コレラのことを、油断し無防備の軍隊にこっそりと忍び寄る敵兵のようだと巧みに表現している。数日間、「下層民の従軍同伴者」の間に「いつになくこっそりと……潜伏し」、それから、突如、「新たな活力を得て、いっきに四方八方へとすさまじい勢いで噴出した」。またたく間に犠牲者が続出し、医師も全部に対処できなくなった。「野営地全体が、……ひとつの病院と化した」。死亡者がどんどん増え、通常の軍務も停止した。「断末魔の人びとの看護にすべてが集中した。笑みはひとつとしてこぼれず、耳に入るものといえば、末期の呻き声と死者を悼む泣き声だけだった」。ジェイムソンによれば、最初にこの病気を持ちこんだのは、インド人の従軍同伴者だった。その彼らがいっせいに「脱走し」はじめた。「野営地周辺の公道や農地では何マイルにもわたって、病気をもったまま野営地を離れ、体力が完全に消耗して行き倒れになった人びとの遺体が点々と横たわっていた」。司令官はもっと健康そうな場所に移動するように命令したが、それでも死亡者が続出し、一万一五〇〇人の戦闘部隊のうち七六四人が一週間で息絶えた。ジェイムソンはつぎのように記録している。「その後も毎日の行軍中に数百名が落伍し、道路はすでに死亡した者と死につつある者で覆いつくされた。野営地や進軍の道筋はまるで戦場の、敗北し、さんさんたる状況のもとで退却する軍隊の退路のような様相を呈した」[29]。

つぎの五〇年間、コレラはインドのイギリス軍にたいして散発的なゲリラ戦を展開した。とくに一八五七〜五八年の反英大反乱とそれ以降、ヨーロッパ人兵士に大きく依存するようになった植民地支配体制にとって、コレラは深刻な軍事的・政治的な脅威となった。しかも、この脅威にたいして、健康そうにみえる場所に退却する以外、利用できそうな医療ないし衛生の解決策はないようにみえた。一八五七〜五八年の会戦や包囲攻撃では、決定的な局面で何人かの高級将校がコレラのために死んだ。「かの恐ろしい天罰」ことコレラは、叛徒よりも危険で、戦意を喪失させる敵にみえることもあった[30]。第2章ですでに指摘したように、反英大反乱の期間中とその直後のコレラによる大量死のために、インドに駐屯するヨーロッパ人兵士の健康問題にたいする関心が高まり、コレラは、一八六〇年代に新しく任命された衛生監督官にとって最優先検討課題となった。一八一八〜五七年、ベンガル方面軍指揮下の五七一九人のヨーロッパ人兵士がコレラで死亡した。一八五八～六七年、さらに三八六一人が死亡したが、その多くは一八六一年の流行によるものであった。[31]

このように絶えず軍事要員が喪失していたために、コレラは、一八五七年の反乱傭兵とまったく同じように白人兵士とその家族をいつでも狙撃しようと待ち伏せる危険な敵であるとの見方が生き続けた。一八六一年のコレラの流行にさいして、兵士を救うための措置をほとんどとらなかったとして何人かのヨーロッパ人将校が厳重注意をうけたが、他方では、それ以前の反乱傭兵と叛徒にたいするのと同じように、この「敵」にたいしても勇気を示したとして賞賛された将校もいた。一八六一年のコレラ調査委員会の報告はいう。戦場でもそうだが、「パニックに見舞われた」兵士の戦闘意欲を維持することは、将校たるものの義務なのだ。[32] 一八六一年以降、駐屯地および野営地からコレラはじょじょに撤退してゆくが、そのことは、反英大反乱以降、インドにおけるイギリス権力がしだいに安定してゆくことの、目には見えないが重要な要因のひとつとなる。

コレラを理解すること

多くのインド人も、コレラと征服は関係があるとみた。しかし、一般の認識法や考え方においては宗教の影響力が強く、そのような世俗のことばでその意義を理解しようとはあまりしなかった。東インド会社軍がコレラに襲われたブンデールカンドの事件は、地元民の記憶にも留められたが、意味合いはまったく違っていた。村民はつぎのように信じた。ブラーフマンが抗議したにもかかわらず、同地域のかつての王の息子、ハルドール・ラールを奉る木立にイギリス人兵士が野営し、食糧用に牛が殺戮された。コレラの流行がはじまったのは、それからなのである。人びとの認識では、イギリス人は二重の冒瀆をおかしたことになる。聖なる木立と、牛を殺しその肉を食べることを禁じるヒンドゥー教の教えの両方を冒瀆したのだ。したがって、コレラの流行は、神の怒りが引き起こした無秩序のしるしとして理解されたのであった。それ以降、ハルドール・ラールは、コレラの脅威が迫るといつでもインド北部の広い地域で礼拝され、その怒りを鎮めようとするようになった。[33]

けっして特殊な事例ではなかった。マドラス管区、ネッロール県のクンナットゥールの村民は、コレラの流行を低カースト出身の兵士と従軍同伴者がやってきたためだとした。近くのいくつかの聖なるため池を（疫学的にも儀式的にも）穢したからだ。[34] 同県のオンゴールの住民は、コレラと天然痘の流行を、一八三五年のガンジャームにおけるグムスール戦争のさいにイギリス軍の捕虜となったグムスールの王がそこに住んでいたためだとした。囚われの身となった王は、「マハーラクシュミ」女神〔ヴィシュヌ神の妃〕にいつもの奉げ物をお供えできなかった。その怒りを女神はイギリス人兵士だけでなく、オンゴールの住民にもぶつけた、というのである[35]。モロー・ドゥ・ジョンネが報告するところでは、同じようにヒンドゥー教徒は、イギリスのインド支配にたいして「ヤガタ・ウマー」女神〔シヴァ神の妃〕が憤慨したことが一八一七～二一年のコレラの流行の原因であるとみたのであった[36]。

コレラの起源をめぐるこの種の多くの説明の背後には、直接、ヒンドゥーのタブーを踏みにじったにせよ、あるいは間接的に軍事介入がヒンドゥーの世界にたいして破壊的影響をあたえたにせよ、イギリス人になんらかの責任があるとの見方が潜んでおり、それが広範に受け入れられたのであった。つまり、コレラとは、ある広領域の無秩序が目に見えるかたちで表現されたものにほかならなかった。しかし、重要なのは、神の不興のとばっちりが征服する外国人よりも、しばしばインド人に向けられたことだ。コレラは、イギリス人にたいする一種の直接的な報復というよりも、イギリス人の侵略と征服に抵抗することができなかったことでヒンドゥー教徒を懲らしめるものとみえたのである。

コレラは、いつもこのように悪性ではないにしてもインドに昔から存在したことが、一九世紀初期にはしだいに明らかになっていった。ところが、天然痘と違って広範囲に儀式化されることはなかった。いくつかの説明が可能である。コレラの徴候は、天然痘の発作の合図となる高熱ほど目立たず、しかも、すでに指摘したように、ヒンドゥー教徒がひどく穢わらしいとみる回路で立ち現われる。女神のお恵みを祈願する手立てとしての人痘接種法に匹敵するようなものは、なにもなかった。また、コレラは一八一七年以降のようにおそらく広域化しておらず、破滅的でもなかった。そのため、天然痘女神のように村の儀式やヒンドゥー教徒の世界観に浮かび上がることがなかったのである。ただ、コレラの故郷であるベンガルのデルタ地帯では、コレラの神が礼拝されていた証拠がある。しかし、その女神は「オーラー・チャンディー」、もしくは「オーラー・ビービー」、すなわち下痢の淑女〔チャンディーはヒンドゥー、ビービーはムスリムの貴婦人の敬称〕と呼ばれ、コレラだけでなく赤痢や下痢性の病気全般と結びついていたようである。それが一九世紀をつうじてコレラとしっかり結びつくことになる[37]。インドのおおかたの地域では礼拝様式が確立されておらず、コレラの流行にたいする反応はまちまちであった。すでにみたように、ブンデールカンドでは、ハルドール・ラールが男性のコレラ神として崇められることになった。しかし、いちばん目につく対応は、コレラをマーリアンマン女神や「カーリー」女神〔ヤガタ・ウマーが恐ろしい形相をしたときの呼称〕のような既存の神の力が新しいかたちで表明されたものとして表象するか、もしくは、まったく新しい神として表象することであった。後者の場合は、「ジャリー・マーリー」（突然死病）とか、「カーラー・マーリー」（「黒死病」）のように説明風の称号だけで知られていた(38)。

しかし、神の素性は明らかでなくても、ある特定の神々が他の多くの病気と同じようにこの病気を引き起こす、ないし司る力を有するとの信仰にこと欠くことはなかった。この信仰を表現するのが、ひとつはこの病気の女神に祭り上げられ、礼拝される若い女性の出現である。もうひとつは、この病気に責任がある精霊もしくは神に憑かれた霊媒と自称する女性の出現である。両方とも、村民と神々との間の仲介者たることを自任し、病気の女神が不満とするものを口にし、そうして、地域の人びとが抱く不安なり恐怖の輪郭が明確になるのを助けたのであった。そのような霊媒や「女神（デーヴィー）」については、歴史学や人類学の文献で広範に論じられてきた(39)。一八一七～二一年のコレラ流行についても、いくつかの顕著な事例がみられた。インドの多くの地域でいかに大きな不安が醸成されたかがよくうかがえるものである。

まず、一八一八年一月、J・キース師はカルカッタの場末、サルキアに「オーラー・ビービーの本物の権現、もしくは化身」が出現したと報告している。彼女は二日間、「まごうことなきヒンドゥー教の女神」として鎮座した。若いブラーフマンの女性が「神官」として付き添っていた。キースによれば、彼女はコレラの流行に恐慌をきたした人びとの関心と奉げものをめぐってカーリー女神の神官と競争し、「人びとの心にばらまいた恐怖から、豊かな収穫を得ることに成功した(40)」。数カ月後、こんどはボンベイ管区内で、「みずからを疫病の悪霊の権現であると称する」女性がプネーからおよそ四〇マイルのところにあるスィラールの軍駐屯地で目撃された。ケネディによれば、彼女はバザールに「ほとんど丸裸で」入ってきた。

> ぼさぼさの髪の毛にも、全身にも、ほんの申し訳程度の衣服にも、ヒンドゥー教の葬儀用の黒ずんだ赤と黄土色の粉末を点々と塗りつけていた。本当なのか、それともお芝居なのかはわからなかったが、異様な狂乱状態にあった。あるいは、精神障害と、薬物の刺激による陶酔状

態にあった。一方の手には抜き身の剣をもち、もう片方には火をおさめた陶製の容器をもっていた。一方は破壊の、もう一方は火葬用の薪の象徴であろう。彼女の前を音楽隊が行進し、このような巡行にいかにも似つかわしい耳障りで騒々しい楽器の騒音をまき散らした。彼女の背後には、空の荷車が延々と続いた。道路で彼女に出くわした車屋は、ついてくるようにとの命令に逆らおうとしなかった。かような出で立ちで、お付きのものを従え、彼女の熱狂ぶりは、もはや誰も止めることができそうになかった。ぴょんぴょん飛び跳ねながら進み、いまだちに彼女が神であることを認めない輩には、必ず破滅が訪れるであろうと叫び、後からついてくる空の荷車を指差し、どうしても信じようとしない者の死骸を運ぶために連れてきた、と叫んだ。この狂気の訪問者に、嘲笑もからかいも投げつけられなかった。深い不安と一様の驚怖のみだった。(41)

このコレラ流行期の第三番目のエピソードは、もっと込み入った話になる。北コンカン海岸のチェンドリー村のキリスト教徒、「コーリー」〔漁業・水くみのカースト〕にまつわるもの。一八一八年、コレラが発生し、多くのコーリーが病気で倒れ、死亡した。そこで、「サルカール」、すなわち、政府に助けをもとめた。ところが、その国家医療が役に立たないことがわかると、つぎに、カトリックの司祭に「悪霊対策をとる」ように頼んでみたが、こちらもだめ。そこで、若干のキリスト教の装いをほどこしつつ、「ケール」として知られるヒンドゥー教の儀式にすがった。北コンカンの判事J・バビントンによれば、その儀式は、これまでみたなかで「もっとも野蛮な見世物のひとつ」だった。村民は、「多数の狂乱状態の人びと、おもに女性であるが、その周りに輪になった。女性たちのうめき声や興奮したしぐさは、なにか超自然的な力がはたらいている証拠だとされた」。水や色のついた土をふりかけられ、「土着の音楽にのって倒れるまで踊るようにはやし立てられた」。いったんトランス状態になると、彼女たちは一連の精霊の霊媒となった。最初はイエス。そのイエスはこう命じたという。「ほかのいかなるマラーターの精霊が数をなして出現しようと、八日間、帰依すること。九日目に、その一人ひとりにたいして祭礼をもち、蠟燭を二本、燃やし、五ルピーを払って教会でミサを執りおこなうように」。また、霊媒は、この病気の流行を引き起こした張本人とされる何人かの村民を指さし、その者たちには厳しい制裁が加えられた。コレラにかかり、特別にもうけられた祭壇のそばの敷物に横たわっていた数人のコーリーは、「治療をうけず、身体に土と水をふりかけてもらっただけ」で奇蹟的に治った。コーリーの側からみると、これらの儀式は、他の方策や祈願がすべて失敗におわったのにたいして、はじめて効果があった。ところが、カトリックの司祭は、それをこころよく思わず、信者が教会に戻ってミサを執りおこなうことや、結婚式をあげることを拒んだのであった。[42]

バビントン、ケネディ、キースら行政官、医師、伝道師はこの種の行動を引いてきて、インド人の原始的で、迷信的で、おろかな生き方の証拠だとし、自分たちの医療や信仰のほうがすぐれていると自画自賛した。しかし、このように一方的で差別的な記述であっても、コレラの流行がもたらす社会的・精神的な危機がいかに深刻であったか、また、その流行が生みだす宗教的な熱情がいかに強烈であったかを読みとることは可能なのである。たしかに、流行病を恐ろしい、あるいは復讐する神というかたちで表象することは、けっして珍しいことではなかった。多くの村人にとって、コレラのつくりだす集合的な危機は、「女神」あるいは霊媒を介することによってはじめて理解可能になり、また解決することが可能になったのかもしれない。植民側の書き手は、病気の「女神」や霊媒のことを、ヒンドゥー教徒の無知と迷信の「むかつくような卑しい」実例だとして切り捨てようとしたが、それでも民衆の信仰心を軽々しく無視することはできなかった。未知の流行病の発生は、ヨーロッパ側の権威、治療、そして信条の試金石でもあったからだ。チェンドリー村の人びとは、政府（サルカール）とカトリック司祭が共に役立たずだとわかり、そうして、霊媒と儀式だけが役に立ちそうにみえたのであった。とすれば、国家の側がコレラ流行を深刻に受けとめ、自分たちの権威が厳しい検証の目にさらされていると感じても不思議ではなかった。また、ケネディたちが記述したような宗教的な「熱狂」が社会不安を煽り、パニックを広げ、すでに農業、商業、地方行政でおきていた混乱をさらに助長するのではないかと危惧したのであった。

多くの報告書が、一八一七〜二一年のコレラの流行が「国の繁栄」にあたえたダメージを立証している。村人が病気に倒れ、あるいは避難したために、収穫した穀物が無防備のまま放置された。経済活動が停止した。納税が滞った、あるいは途絶えた。税の徴収がすでに困難になっていた地域では、コレラは事態をさらに悪化させる要因となった。[43]マドラス管区では、政府側が多少渋々ではあったけれど、ヒンドゥー教の聖職者が神の怒りを鎮める儀式を執りおこなうための費用を拠出した。難儀する臣下にたいするインドの国家の慣習的な義務であるとの認識もあったが、民衆の恐怖を和らげ、村人が農耕地を放棄しないようにす

る方策であるという打算もあった。(44)

政府もけっして黙ってはいないところをみせないと、動揺した民衆がイギリス人にたいして歯向かうかもしれないとの不安もあった。スィラールでは、かの「女神」の「おぞましき妄想」が「暴徒の感情に深刻な影響」をあたえはじめたため、女神は逮捕、投獄された。付き従ってきた者たちは霧散した。ケネディはもうひとつ、南コンカン海岸のセヴァンドルッグ事件を書いている。そこでも、「同じような茶番劇が演じられ」、若い女性のグループが「病気の悪魔の振りをした」が、当局が迅速に行動し、男性の付き人をバザールでいきなり鞭打ちに処した。「女神たち」も逮捕され、薬物による「陶酔」から醒めるまで留置され、嘲笑され、最後に、他の者への「有益な見せしめ」となる警告付きで釈放された。(45)あのサルキアの「権現」の女性も同じような目にあった。キースによると、「カッチェリー」、すなわち、地方行政官のオフィスに召還されたさい、それを無視できるほど「自分の力に十分な自信」をもってはいなかった。地方行政官は「詐欺行為」を叱責し、六カ月の感化院拘留を宣告した。(46)このように、イギリス側はコレラの流行にたいして医療面で対応することとはべつに、植民地支配の政治的・財政的な安定を憂慮し、病気につきものの宗教活動にたいしては、迅速かつ果敢に対応することが必要だとみたのであった。

女神(デーヴィー)にすがる以外にも、ヒンドゥー教徒の村民がコレラを引き起こした神のご機嫌をとる、あるいはその怒りを鎮める方法はいくつもあった。(47)その儀式は、地域によって実にさまざまな違いがあった。たとえば、インド南部の一部では、コレラと結びつけられた女神の儀式を年中行事としてもつか、流行を予想してもつか、いずれにせよ、「カラガム」と呼ばれる入念に装飾された壺が用意された。壺には水、ココナッツの実、ライム、花などを入れ、村中を練り歩き、神の表象として崇められた。これらの儀式を取り仕切ったのは低カースト出身の聖職者、「プージャーリー」だった。洗濯屋、大工、理髪師のカーストである。この儀式は、しばしば水牛や山羊の生け贄をともなった。生け贄になった動物の血が米にふりかけられ、神に奉げられ、それから村民たちに配られるか、または、村を病気から守るために村境にまかれた。流行期間中に、カラガムをはじめ女神を表象するものが小さな荷車に乗せられて、村のはずれまで行列して運ばれることもあったらしい。「近隣の村人もカラガムをそのつぎの村との境界線まで運んでゆく。こうして、カラガムは農村地帯を何マイルにもわたって移動し、女神の有害な力が、遠くの安全なところにまで移されるのである(48)」。この儀式が形を変えたものもあり、コレラの流行期間中、水牛、山羊、鶏などをまず女神に奉げ、それから村境で放ち、追い払った。女神と彼女の疫病が後を追いかけ、村は病気から解放されると信じられたのである[49]。インド北部では、不可触民の「チャマール」や売春婦が「生け贄」となり、村ないし町から追放されることもあった。これも、病気駆除を表象するものであった[50]。

コレラは、天然痘女神のシータラーとは対照的に、強力で、しかし望ましくない存在として認識されたが、それでも、このように病気を宥め、排除しようとする行為からうかがえるのは、ある程度まで、コレラも人間の側からの制御なり説得に従うと理解された、ということである。ところが、植民地国家の側が、そのような行為を政治的に解釈してしまう、あるいは、それよりも多くの場合、政治的に誤解してしまう可能性があった。実際には、意図的に政治的な意味がこめられていた、という証拠はほとんどないのだが。いちばん有名な例は、一八五七年、反英大反乱の前夜、インド北部において村から村へとチャパティー〔無発酵の薄いパンで、インド北部の主食〕が巡回したことである。イギリス側は反乱の背後には組織的な陰謀があったはずだとして、のちにその証拠探しに乗りだしたが、そこでチャパティーの件が浮上し、ある種の武装蜂起の合図だったのではないかと臆測したのであった。実際には、チャパティーはここで述べたものと同じように、当時、インド北部の一部の地域で猛威をふるっていたコレラを送り渡す、もしくは、身を守る工夫だったようだ。しかし、ラナジット・グーハが主張するように、チャパティーは、そのような具体的な用途があったのと同時に、イギリスの支配にたいする集合的な不安感や、なんらかのカタストロフィが差し迫っているとの切迫感を表現していたとも考えられよう[51]。

このような用途にチャパティーを用いるのはまれだったかもしれないが、反英大反乱の後、コレラがふたたびインド北部で流行したさい、別のしるしが農村地帯を巡回した。たとえば、一八六〇年、アーグラの役人は、二一五枚の小銭（パイサ）、一六〇個の宝貝、二七の指輪、ただし粗悪な金属製、それに若干のタバコを入れた陶器（ガラー）を押収した。陶器の進路とその「不可思議なメッセージ」の出所を丹念に調べることになり、今日のウッタル・プラデーシュ、マディヤ・プラデーシュ、ラージャスターンの州境に位置する九〇以上の村落まで追跡したところで、手がかりは途絶えた。出所はグワーリオール州のどこかで、それが村から村へ、地元のザミンダール〔大地主〕の間を不可触民のチャマールの女性たちによって順繰りに送り渡されたものと推測された。それぞれの地主たちは、その陶器の中身になんらかの寄付をしないといけないと思ったらしい。「さもないと、不幸に見舞われるかもしれない」と恐れたのである。[52] 役人たちは、陶器にはこれといった政治的なメッセージが見当たらず、これらの地域ではけっして異例ではない、コレラの流行を退散させるための工夫にすぎないということで納得した。それでも、おわったばかりの反乱が念頭から離れない州政府は、たとえ人畜無害にみえようとも、「つぶさに監視し、しかるべき報告をせよ」と指示した。[53]

一八一八年八月、同じようにボンベイの北コンカン県の判事兼行政官も、「とんでもない色を塗られた」二匹の水牛が各村の雑用係によって順繰りに追い立てられている様子に不安をおぼえた。いま流行しているコレラと関係があるのはわかっていても、マラーター同盟の敗北とイギリスによる権力奪取の直後だったため、当局は、「秩序の乱れをみて、敵意を抱く者が同県に恐慌状態をつくるために……企てたもの」ではないかと不安におぼえたのであった。判事兼行政官はつぎのようにいう。水牛の出で立ちの背後に「邪悪な悪巧み」があることは、「間違いない」。「住民の心をかなりつかんでいる」ことさえなければ、「まともに取り上げる」こともなかった。水牛を檻に入れて競売にかけることが提案された。そうすれば、「このペテンをたいそうなものとはみていない」ことを住民に示すことができる。また、「この悪巧みの発案者についての情報には、三〇〇ルピーを提供し」、犯人が見つかれば、「公衆の面前で叱責する」ことも提案された。[54] しかし、管区政府側はこのような反応を行き過ぎだとみた。水牛には、「われわれの支配権力に彼らが抵抗しないことにたいして天から罰が下された」、それがこの流行病だということを示す意図があるのかもしれないが、「水牛に色を塗ったという単純な事実」を犯罪として扱ったり、あるいは「不満の種を蒔く」ような試みがなされないかぎり、水牛にわざわざ関心を向けるような行動をとったりするのは賢明でないと判断したのである。[55]

このように、イギリス人の役人にとっても、またヒンドゥー教徒の村民にとっても、多くの場合、まったく違う筋書きだったとはいえ、コレラは、もっと大きな政治的、あるいは宇宙論的な「無秩序」の到来を象徴する、あるいは、その到来の前触れとみえたのであった。とりわけ、流行の激しさ、ないし歴史的なめぐり合わせゆえに、一八一七〜二一、一八五六〜五七、一八六〇〜六一年のコレラの流行は、程度の違いこそあれ、征服と外国人による支配と一体視された。病気の神を宥めようとする儀式があからさまに反イギリス的な意味合いをもつことはめったになかったとしても、神を宥めようとする方策や行動にたいしてイギリス人の役人が下した世俗的・政治的な解釈はまったく見当はずれだった、というわけではない。コレラにたいするインド人の反応は、植民する者と植民される者とを分断する大きな文化の溝の存在をあらためて痛感させ、さらに、植民地国家の支配がほとんどおよばない、農村部の連帯意識やヨコのつながりの存在に眼を向けさせたのである。コレラ供物を勝手に投棄することや、よその「生け贄[56]」が到着したことをめぐって村どうしが衝突することもあったけれど、全体としては、信仰が共有され、互いの利益から、動物や供物は村から村へと迅速に移動していった。一八六〇年の陶器(ガラー)のようにとんでもない距離におよぶこともあった。村をあげて参加しないと、神を宥める儀式には効果がないとも信じられた。イギリス側のインド農村部の情報網は、多くの場合、ひどく未整備であり、地域の連帯網に支配権力にたいする潜在的な危険を見てとり、在地社会のこのような側面を憂慮の念、それどころか恐怖の念をもって眺めざるをえなかったのである。

治療の誤謬

一九世紀のコレラの流行によって在地医療と西洋医療との広がりつつある溝が浮き彫りにされるとはいえ、このように獰猛で、しかも気まぐれにみえる敵にたいしては、どの医療体系も大なり小なり効き目がないことも明らかになった。最初の流行の段階では、西洋医療体系とインド医療体系との間には、まだある種の一致点があった。一九世紀はじめのヨーロッパ人医師は、なお部分的に自身の体液論の伝統に従っていた。そのことは、コレラについての初期の記述に、胆汁、粘液、血液の不調などが言及されていることからもわかる。たとえば、この病気をどう呼ぶべきかについては、かなりの論争があった。もともと、「コレラ」とは、胆汁の不調を指す病名であった。一八一七年八月、「コレラ病」(cholera morbus)について最初の記録を書いたのは、ジェソールの外科助手、R・タイトラーで、咽喉が渇き、脈拍が低下し、目が黄みを帯びる、舌が臭くなり渇くなどの症状から、「胆汁の病的状態」と見立てたのである。ところが、流行しているコレラが「胆汁の病的な流失」とは無関係であることがわかると、この名称に困惑する向きもあった[57]。

初期のコレラの流行は苛烈であり、そのために多くのインド人が医薬品よりも宗教儀式に助けをもとめたのだが、ヴァイドャとハキームは、助けをもとめてきた人びとにたいして、体液論的病理学に従った治療や医薬品で対応した。猛烈な排泄を止めたり、患者が欲しがる冷たい飲み物を拒んだりするのではなく、逆に甘汞のような下剤を投薬して、体内からその「毒物」を除去しようとした。その後は、ライム果汁やバラ水のような熱冷ましの飲み物をあたえた。また、この病気の一般にみられる痛々しい症状である筋肉のひどい痙攣を和らげるために、テルペンチンのような液体を塗るように処方した。ヴァイドャは、黒胡椒、ホウ砂、アギ、アニスの実、生姜、丁子からなる薬を処方した。身体の痛みを和らげ、リラックスさせるために、阿片やインド大麻を混ぜるものもいた[58]。

とくに一八一七〜二一年のコレラ流行のさいには、ヨーロッパ人医師は、未知の、しかも彼らの治療法を受けつけない病気が在地の治療法でどのように扱われるのかを学ぼうと注意深く観察した。一八一七年九月、流行開始の直後、ベンガル医務局は四段階からなる「コレラ病」治療法の指示をだした。最初になすべきことは患者の体力を回復させることで、蒸留酒、緊急の場合には鹿角精をあたえる。つぎに、胃腸の「炎症」をなくすこと。そのつぎの段階の投薬に備えるためで、阿片やアヘンチンキをあたえる。第三段階は甘汞、瀉利塩、センナなどの下剤によって、残っている「病的分泌物」を除去する。第四段階は強壮剤や、脂っこい、ないし「熱くなる」食物を抜きにした淡白な食事により胃の健康的な活動を回復させる。

治療の導入部分で蒸留酒をふんだんに用いることをべつにすると、ヴァイドャやハキームが否認するようなものは、ここにはたいしてなかった。それどころか、ベンガル医務局は、医療関係者にたいしてもし西洋の薬品が手に入らない、もしくは不適切と思えたときには、地元のもので代用しても構わないと通達している。たとえば、インド人医師が一般に利用する胡椒その他の香辛料と香料との「調合液」がそれであった[59]。さらに、在地治療法への依存度を増す措置として、すでにカルカッタで採用されるか、内陸部に派遣されるかしていた「原住民医師」のうち、四〇ないし五〇名を選んで医薬品を調合させるようにした。その指示は、英語とベンガル語の両方でだされた。このように、「ヨーロッパ」医療と「原住民」医療との区別は、治療と治療従事者という次元では、けっして大きくはみえなかったのである。

にもかかわらず、イギリス人医師は、自分たちとインド人医師の治療との間には重要な違いがあるとみがちであった。たとえば、一八一八年一一月、マドラス医務局は、カーンチープラム（コーンジーヴェラム）出身の二人のブラーフマン医師と面会することに渋々、同意した。コレラの治療にかんするタミル語で書かれた請願書をマドラス管区知事に送りつけてきたのだ。ヴァイドャがインドにおける西洋医療の実践活動に積極的にかかわろうとした興味深い事例である。その二人のパンディット、マハー・ガナパティ・シャストリとラーマクリシュナ・シャストリは、政府がアーユルヴェーダの医療体系に従って流行病の患者を治療するようにと切望した。とくにブランデーや阿片の類いをふくむヨーロッパ人の薬品は、ブラーフマンにとってまことに許しがたいものだった。彼らの提案した治療法は、薬草や甘汞のような鉱物性エキスに蜂蜜を混ぜたものを注意深く決められた間隔で経口投薬することであった。知事は、彼らの医薬品の価値を判断することはできないことを認めつつ、前向きに善処したいとの意向を表明した。ところが、医務局側は懐疑的であって、このブラーフマンとの会見についても、「政府は、コレラの流行期間中、救済の手を差し伸べたいと切望していることを原住民側にもよく理解させ、ヨーロッパ側の治療法のほうが効き目があることがわかった段階で、それを全面的に導入する回路を開けておく」ための機会と位置づけたのであった。[60]

たとえ在地の治療法から堂々と借用しても、ヨーロッパ人医師はマドラス医務局と同じことで、自分たちのやり方や医薬品のほうがすぐれていると信じがちだった。ベンガルでは、一八二〇年、ジェイムズ・ジェイムソンがインド人医師のコレラ治療法についてかなり丹念に検討し、阿片や甘汞など共通する薬品が使用されていることをよしとした。とはいえ、賛同するにしても、在地の治療法が当時の西洋医療の考え方や実践に合致する範囲内においてであった。その基準から少しでもはずれれば、「ばかげた」、あるいは「有害」とされた。したがって、文化の伝道師としてのジェイムソンが満足するとすれば、それは「最高位のカースト」のインド人でさえも「自分たちの迷信によって裏切られ」、そして「宗教的偏見をすべて捨て去り」、ヨーロッパ人医師に助けをもとめたときなのである。ジェイムソンがみるところ、コレラの流行は、「その攻撃に十分に対抗できることが証明された唯一の手段を信頼する」ようにと彼らに教えた。もちろん、ジェイムソン自身の医療体系のことである。[61]

文化的な留保がどうであれ、実際にはイギリス人医師は、ヴァイドャやハキームから臆面もなく借用した。あるいは、ほとんど同じ薬品や治療法を用いた。黒胡椒、甘汞、生姜、アギなどを処方し、ときに阿片、ブランデー、アラク酒を混ぜるか、あるいは交互にあたえることもあった。一八五〇年代頃になると、これらの火酒類は、アルコール、ないし「不純な」水によってつくられた医薬品にたいするヒンドゥー教徒側のためらいを配慮したこともあって使用されなくなり、代わって、阿片、黒胡椒、アギからつくられる

「コレラ丸薬」が投薬されるようになった。一八五六年の流行のさい、アーグラでは一四万個以上の丸薬が製造され、配られた。地元の外科医、ジョン・マレーによれば、丸薬はバザールではおなじみの材料からつくられていることをインド人側も知っていたので、人気があった。マレーはこう記す。「アーグラでは、ほとんどすべての「ヨーロッパ人」紳士がコレラの丸薬を早い段階で教えて、家事使用人や近所の原住民の生命を救ったと称している」[62]。

インド人医師によるものであれ、ヨーロッパ人医師によるものであれ、これらの治療と称するものが患者側にいつも歓迎されたわけではない。とくに、病人を救えないことがはっきりしたときや、宗教儀式だけのほうがよいとされたときは、歓迎されなかった。一八二〇年五月、あるボンベイの判事は、村人たちが自分たちの医者以外の治療法にたいして「強い嫌悪の念」を露わにしたと書いている。同じような選択は、一八五六年のインド北部でも観察されている[63]。静脈切開による大量瀉血法は、一九世紀はじめの多くの医学書のなかでコレラ治療の「最後の頼みの綱」としておおいに推奨されたものだが、不運なヨーロッパ人患者になされたようにインド人にたいしても大々的に採用されていたなら、西洋医療にたいする風当たりは、もっと強くなっていたかもしれない[64]。このように、とくに一八一七〜二一年のコレラの流行に関連する史料から明らかになるのは、インド人側の反応は、敵対もしくは無関心から、時により熱烈に需要することまで、実にさまざまだったことである[65]。

管区政府も医務局も、インド人に西洋医療や入院を強制することにこだわらなかった。そのため、一八九〇年代のペスト流行時のはるかに徹底した介入にまつわる抵抗（第5章でみる）の類いは、ほとんどみられなかった。入院することはまれだったし、なんら強制をともなうものでもなかった。一八一八〜一九年、大急ぎで臨時のコレラ「病院」（実際はただの掘っ立て小屋だった）がもうけられたものの、多くは不用だとしてすぐに放棄された。手当てをうけにくるインド人など、ほとんどいなかったのである。マドラスでも、一八一九年に医療局が多くの臨時の「病院」を設置したが、インド人は、「たとえ一日でもそこに逗留するのをひどく嫌う」ことがわかった[66]。

医療の提供にたいする国家の姿勢そのものが曖昧であった。すでにみたように、役人は税収入と社会の安定にたいするコレラの流行の影響を憂慮した。管区政府は、「人道的」であるとか、「気前がよい」とか賞賛されることにけっして悪い気がしなかった。ところが、牛痘接種についてもそうだったように、勘定を支払う段になると熱は冷めたのである。一八一七年一一月、カルカッタ北部のムルシダバードの地方行政官が、国庫負担の施療院をもうければ、政府によるコレラ患者の治療援助はもっと恒常的になるのでは、と深く考えずに進言したところ、そのような施設を多数、維持することになれば、「多額の支出」を余儀なくされるとの素っ気ない返事が返ってきた。政府書記官は、さらにこう続ける。その種の設備は、よその国ではもっぱら市民の寄付金によってまかなわれており、「この国でも、そのような方法によってのみ設立され、維持されることが可能になる[67]」。

初期の流行についての記述では、コレラの治療、とくに初期段階の治療においてヨーロッパの医薬品と治療法は効き目があったとさも自信ありげに語られていた。しかし実際には、多くの西洋医療従事者の間で自分たちの治療方法の効果について疑問が高まっていたのである。一八一七年から一八七〇年代までにインドでコレラの流行から生まれた膨大な文献には、この病気にたいする有効な治療方針についての合意がみられない。勇んで文章をものにした医師には、それぞれお気に入りの理論があった。しかし、一八四〇年代に書いているチャップマンなる軍医の幻滅ぶりのほうが、おそらく多くの医師が感じていた絶望感をもっともよく代弁していたようにみえる。チャップマンの報告によれば、瀉血を試みたが、死期を早めるだけのようにみえたので、止めた。患者からは、「数オンス程度の黒ずんだ粘々した血液」しか得られなかった。身体の内と外の両面で刺激剤を試してみたが、「どんなに強力」なものでも、まったく効果がなかった。いかなる種類の医薬品であれ、コレラにたいしては「まったく歯が立たなかった」。浣腸もいろいろ試してみたが、「まったく役に立たず」。こうして、結論はまったく絶望的なものになる。この病気は、「われわれを物ともせず、このような敵と戦うのは不可能だという屈辱的な告白を余儀なくさせる[68]」。一八四〇年代、前マドラス医務局員のウィリアム・スコットも、コレラが「性質の悪い、狡猾な敵」であることを認め、つぎのように書いた。「コレラほど数知れぬ特効薬の究極の効果が謳われ、そしてコレラほど医療の最大限の努力が功を奏さなかった病気はない[69]」。

一九世紀も中葉になると、コレラを治療することはいぜんできなかったものの、イギリス本国やインド駐屯軍でとられた衛生対策がある程度までこの病気を予防、ないし、封じこめることができるようになり、西洋側の医師は多少なりとも慰められた。しかしながら、このことは個別の身体に標準を合わせた治療的介入から離れて、社会総体の健康に標準を合わせた、国家によるもっと大々的な衛生規制に向かうことを意味した。こちらの介入のほうも、独自の問題をはらむ。

「むさ苦しいジャガンナートの巡礼者軍団」

コレラはインドを起源とし、一九世紀の世界的流行をつうじてほとんど地球全体に広まるが、その結果、コレラは西洋側が自分たちとはまったく違う社会について恐怖する、ないし侮蔑する多くのものの格好のシンボルになった。そのような嫌悪感がもっとも強烈に表現された事例のひとつは、コレラとヒンドゥー教の巡礼との間に疫病学的な関係が発見されたことに由来する。コレラ菌はコンマ状の桿菌であって、経口感染する。もっとも一般的なのは、感染した人の汚物によって汚染された飲料水を介することである。食べ物の場合もある。インドにおける主要な感染回路のひとつは、水溜めと水路を介するものであった。そこから供給される水は飲料用であり、同時に洗濯と沐浴用でもあった。そして、一二年ごとにガンジス河のほとりに位置するハルドワールとアラーハーバードでもたれる大祭、すなわち「クンブ・メーラー」で大規模に執りおこなわれるヒンドゥー教の巡礼者による聖なる沐浴場や河での集団沐浴、さらに礼拝儀式とお清めの一部としてその水を口にすることは、水を媒介とするコレラ菌にとってまさに理想的ともいえる感染条件となった。さらに、巡礼者が近親者や友人にも飲ませようと、コレラによって汚染されたガンジス河の水を持ち帰ったために、いっそう感染回路が広がった。ガンジス河の水はとくに純粋で聖なるもので、病気を治し、予防しする効能があると考えられており、まことに皮肉な展開であった。

一九世紀のコレラ流行のいくつかは、ヒンドゥー教の祭礼と巡礼地に直接、起因するとされた。最高時にはおよそ三〇〇万人が参列した一八六七年のハルドワールにおける大祭は、その典型的な例である。その祭りの期間中、ハルドワールでコレラの治療をうけた巡礼者は、たった一九人だった。ところが、コレラはおそらく四月一二日の集団沐浴で広まり、それが故郷に帰る巡礼者によってインド北部の全域に運ばれたのであった。巡礼者の貧しさ、目的地への行き帰りに体験する難儀、不衛生な場所での集団生活。コレラは飢饉状態において猛威をふるうが、その致命的な局面の多くがここで再現されたのである。道路沿いの数多くのため池や井戸に巡礼者は病原菌をのこし、そのために町や村が汚染された。一八六七年のコレラの流行では推定二五万人が感染し、およそ半数が死亡した。(70)

ハルドワールとアラーハーバード以外にも、オリッサのプリーのジャガンナート寺院、マハーラーシュトラのナーシクおよびパンダルプル、アーンドラ・プラデーシュのティルパッティ、そしてタミル・ナードゥのカーンチープラムの各巡礼地も、ある時期、コレラ流行の中心地になってしまった。コレラは人間を宿主とし（長期保菌者をふくむ）、飲料水を媒体とするが、そのような病因学的な条件とヒンドゥー教の礼拝様式とのまことに不運な重なり合いにうまく便乗する。インド全域に分布するヒンドゥー教の聖地。そして、定期的にもたれる大祭。インドにおけるコレラ流行の二つの重要な決定要因になる。当初、コレラにかんする植民者側の報告書は、ヒンドゥー教の巡礼との関係にほとんどふれなかった。とくにコメントもなしに、一七八三年のハルドワールの祭りで二万人の巡礼者がおそらくコレラで死亡、さらに一八一八年、パンダルプルの巡礼者の間でコレラが発生し、三〇〇〇人が死んだと書かれているだけである。(71) ところが、一八三一年の著作でモロー・ドゥ・ジョンネは、宗教巡礼と軍隊の移動をインドにおいてコレラが波及する二つの主要因と特定し、一八二一年のプリーをふくむいくつかの事例を引用した。(72)

この疫病学的つながりが発見された時期は、歴史上のひとつの重要な結節点でもあった。初期のコレラの流行は、イギリス領インドがキリスト教会伝道師に門戸を開放し（一八一三年はじめて東インド会社領において認められた）、そしてヒンドゥー教の信仰と慣習にたいして激しい弾劾がなされるようになった時期とが重なるのである。それまで東インド会社はヒンドゥー教の制度と祭礼にたいして現実主義的に庇護する立場をとり、ヒンドゥー教の寺院と巡礼からの税収入を得ていた。それがいまや伝道師側から「偶像崇拝を国家が是認している」として非難されるようになったのである。攻撃の中心の的となったのは、プリーであった。「ヒンドゥー教の総本山」と信じられたからだ。信者が熱狂的な自己犠牲の行為として、ジャガンナート神の山車（だし）の巨大な木製の車輪の下にみずから身を投げだすとされたところである。一八〇六年、東インド会社付き牧師であるクロディウス・ブキャナンは、この山車の祭り（ラタ・ヤートラ）に参列し、町や催し物について熱のこもった、そして影響力をもつ記述をおこなった。それは、その後のプリーとその巡礼者についての伝道師や医療関係者の記述を大いに煽ることになる。「腹ぺこの巡礼者のむさ苦しく、ぞっとするような身なり」が描かれる。その多くは、ブキャナンによれば、町のなかで「欠乏と病気」のために死んでゆく。ブキャナンの記述は、町から発するところの「有害な臭気」から、祭礼にともなう「猥褻」な儀礼、そして、お粗末なつくりの「偶像」をのせた山車が通りを巡礼者に牽かれて練り歩く「まことに恐ろしい光景」までをひとまとめにして弾劾する。ミルトンをふまえつつ、ブキャナンは声高にいう。「猥褻と流血がモロク崇拝の特徴である」〔十七世紀イギリスの詩人ミルトン『失楽園』一・三九二。モロクは旧約聖書に登場する残忍なセム族の神〕。「東インド会社の経営者もジャガンナートの山車祭りに参列し、この奇怪な収入源をぜひ見ていただきたい(73)」。

伝道師の側が執拗に圧力をかけた結果、一八四〇年、巡礼税が廃止された。ただし、寺院管理への関与が最終的になくなるのは、一八六三年になってからである(74)。しかし、伝道師のプロパガンダは、ヨーロッパ人がヒンドゥー教とその聖地、さらに病気との関係について考えるさいに深い影響をあたえることになった。プリーは、西洋側の眼に、ヒンドゥー教が支配するインドの猥褻で、品性に欠け、疫病学的に危険なもののすべての縮図そのものとなる。一八二八年、ある伝道師はこう書いている。「ジャガンナート寺院の周辺において目の当たりにする惨めさと残忍さと悪徳とが入り混じった光景。地球上のどこを探しても、これほど狭い場所で、おそらく、これだけのものを見せつけるところはほかにない(75)」。一八六七年、プリー巡礼路にたいする衛生規制を強化することについて意見をもとめられたさい、J・バックレイ師は、自身の現地観察が正しいものであることを確認するために、六〇年前のブキャナンのぞっとするような描写を繰り返し、こうつけ加える。

この件にかんして実際的な知識さえあれば、この唾棄すべき聖地にいたる巡礼の旅が巡礼者自身にとってだけでなく、途中の村や町の住民にとっても、惨めさと病気と死亡の大元だったことは誰でもわかる。寡婦殉死という忌まわしい儀式によって失われた生命も、この消耗な巡礼によって失われるものに比べれば、ものの数ではなかった(76)。

バックレイも、さらにその前のブキャナンも、ヒンドゥー教にかんする西洋側の言説のなかで野蛮さの極点に位置づけられた寡婦殉死とプリーとを結びつけた。それと、「惨めさと病気と死亡」。そのつながりが伝道師の論点にとどまらず、行政府と医療の領域における議論にも広まった。実際、医療界はキリスト教会のプリー観に科学的権威というお墨付きをあたえながら、他方では、それに影響されることがよくあった。

たび重なるコレラの惨禍からヨーロッパを守るために各国の政策を調整しようとして、一八六六年、コンスタンティノープルにおいて万国衛生会議が開催された。会議ではプリーをはじめとするヒンドゥー教の聖地が指弾された。同じく、イスラーム教徒のメッカ巡礼もインドからヨーロッパにコレラを中継する第二段階として指弾された。会議では強硬な接触伝染説が優勢で、軍隊や祭りや巡礼など「人間の大集団」をコレラの流行が拡大するもっとも確実な媒体であると位置づけた。「そこは、巨大な流行病の源泉となり、軍隊が進軍する、あるいは祭礼地や巡礼地からひとが四散するなりして、通過する地域にこの病気を運ぶ」。会議は、インドの巡礼を「コレラの流行が展開し広がるのを誘発する最強の原因である」と宣告した[77]。

このような国際的な非難に対応し、また、コレラ流行の原因を調査する特別な責任をもつ州衛生監督官が任命されたばかりだったこともあって、いまや本国の直轄統治のもとにおかれたインド政庁は、プリーをはじめ主要な巡礼地と祭礼地の衛生状態についての調査に乗りだした。その報告書には、コレラと巡礼との間の密接な関係を示す相当量の証拠が盛りこまれていた。それに加えて、一八六七年のハルドワール・コレラの発生にかんする詳細な記録がさらなる証拠となった。これらの説明の際立った特徴のひとつは、医学的な観察と道徳的もしくは宗教的な判断とが安易に混合されていることである。一八六八年のプリーにかんする報告のなかで、ベンガル衛生監督官のデイヴィッド・B・スミスは、この世の罪から解放されるはずの聖地としてプリーをみる巡礼者の見方と、「地上の天国」などではなく、その多くのため池は「不死ではなく、死の水」をたたえているとみる衛生の専門家の見方とを対照させる[78]。ブキャナンを思わせる記述のなかで、スミスは山車のことを「けばけばしく、また下品」だと呼ぶ。ジャガンナートの荒削りの彫像は、「まことにおぞましい物体である。もともと醜悪であるためにおぞましいのだが、取り巻く環境全体との関係でいっそうおぞましくなる」。ジャガンナート崇拝は、「幸せよりも、際限ない悲惨さ」をともなう。その歴史全体が、「おぞましい病気と死の物語」なのである。スミスはこう断言する。「プリーにおける偶像崇拝の身の毛もよだつような堕落。そこで人間の精神は、他に例をみないほど奈落に沈む」。これらの崇拝者を救うために処方できる「是正策」は、教育だけである。

彼らは聖職者支配によって奴隷化され、偶像崇拝に染まり、カーストを頑なに守り、子どもだましの迷信と伝説の物語に惑わされ、教育にたいしては強い偏見をもち、恒例の祭りをひたすら待ち望み、そこで身ぐるみ剝がれる[79]。

スミスの報告は、大ざっぱな一般化以上のことにも手を染めた。すなわち、プリーにおける病気と宗教活動との間の具体的な関係を特定したのである。供物のお下がり(マハー・プラサド)という、巡礼者が貪るように口にする聖なる食べ物の吐き気を催すような状態。身体を洗い、口にする不潔な水。山車の祭りの期間中、密集して暮らす、暗い黴菌だらけの宿屋。しかし、ヒンドゥー教の信仰と習慣にたいする批判的な姿勢は、けっして不在ではない。プリーにおける病気にたいする宗教儀式の影響を語ったさいに、スミスはこう述べる。

オリッサの住民が好きこのんでしがみつく信仰の形態や儀式の多くは、疲労、絶食、苦行、苦痛をともなうか、さもなければ、絶食、散財、性的放縦、無鉄砲な熱狂騒ぎ、過度の精神の興奮をもたらす。あらかたの病気の流行、さらに死亡の多くも、おそらくこれら二種類の影響によって説明できる[80]。

このような弾劾の声が、一九世紀中葉の健康と衛生にかんする報告書のなかでひんぱんにきかれた。攻撃の対象は、病んだ、だまされた巡礼者でないとすれば、このような衛生審問において告発され、有罪を宣告されるのは、公衆衛生への影響などおかまいなしに「金銭的利益」を利己的に追求する聖職者であった[81]。このように、コレラと、プリーをはじめヒンドゥー教巡礼地との間には密接な関係があったことから、コレラにたいする医療・衛生の攻撃は、ヒンドゥー教にたいする攻撃にもなった。医学を掲げることによって、いっそう権威あるようにみえる攻撃であった。

ヒンドゥー教の巡礼にたいする植民側の非難は、さらにもうひとつの結果を生んだ。巡礼者は「危険な階級」と目され、規制や監視のための特別措置が必要とされたのである。当時の西洋医学の知識のありようでは、(少なくとも医療・行政側の一部にとって)病気の流行に関係していることがいちばんはっきりしている人びとを制御することによってのみ、コレラを制御することが可能であるようにみえた。ヨーロッパ内では、コレラの流行によって、浮浪し、スラムに住む貧民にたいする有産者階級の恐怖心が深められたとすれば、国際的な次元では、アジアの貧しい巡礼者軍団をヨーロッパの側が恐怖することになった。それによって、コレラがヨーロッパへの長い旅路を運ばれてゆくからである。

このような見方を鮮明に表現しているのが、一八七二年に出版された、W・W・ハンターによるオリッサ史のなかのプリーにかんする記述である。ハンターは、毎年、山車の祭りで繰り広げられる「殺人興行」を嘆く。プリーは

「死の宝庫」と化し、ジャガンナート寺院への巡礼路では万単位でインド人が死亡する。しかし、ハンターを激怒させるのは、この「例年の生け贄」と「原住民の迷信」というよりも、「ジャガンナート寺院周辺の人口が密集し、疫病にとりつかれた貧民窟」が、「いつでもコレラが四散する中心点となり、そこからフランスやイギリスの工業都市にも広がりうること」であった。巡礼者は、「生きようと死のうとどちらでもよいのかもしれない。その意志に逆らってまで、人を守ることなどできない。しかし、そのような無頓着さのために、彼らよりはるかに価値のある生命が危険にさらされるのだ」。ハンターはこうことばをつなげる。

人間のもっとも手ごわい敵のひとりが、この遠く離れたオリッサに雌伏し、いつでも世界に飛びかかり、家庭をこわし、都市を略奪し、三大陸を横断し、広い黒い足跡の行軍路を刻みつけようと身構えている。むさ苦しいジャガンナートの巡礼者軍団は、ボロ着と髪の毛と皮膚に害虫を満載し、感染物を充満させ、いつでも、ウィーンや、ロンドンや、ワシントンのわれらが時代の才能と美貌に恵まれた何千人もの者たちを殺害するかもしれないのだ。[82]

「アジアの遊牧民」にたいする古くからの変わらぬヨーロッパ人の恐怖が、西洋はもとよりインド在住のヨーロッパ人の書き手の間でも、コレラを運搬するプリーの巡礼者にたいする敵愾心のなかにふたたび頭を持ち上げたのであった。かつてのフン族やモンゴル族、あるいはペストのように、このコレラと呼ばれる、「アジアのたたりの侵入」がいまふたたびヨーロッパに死と破滅をもたらそうとしていたのである。[83]

接触伝染と折り合いをつける

コレラの流行をヒンドゥー教の巡礼と同一化することは、インド国内のおおかたの医療・行政側の見解、また国外でも数度にわたる万国衛生会議によって確認されたことであり、ことしだいでは、流行に責任があるとされた門前町や巡礼地にたいする総攻撃への火ぶたを切っていたかもしれない。一八六七年、コンスタンティノープルの万国衛生会議とハルドワール大祭のさいのコレラの流行をうけて、ベンガル衛生監督官、G・B・マレソン中佐は報告書のなかで、危険にさらされる軍駐屯地や都市部を守るために、検疫をふくめて、巡礼者にたいする規制を強化すべきであると論じた。[84] 一八六七年二月にマドラス管区政府によって任命された委員会も、検疫と、特別衛生対策の費用を捻出するために巡礼税をもうけたうえで、巡礼者と巡礼の旅を「厳重な監視」のもとにおく段階にきたと主張した。[85]

実際には、インド政庁はそのような政策をためらった。理由はいくつかある。そのひとつは、コレラとヒンドゥー教の祭りとの関係が密であることだった。そのこと自体が逆に、あの反英大反乱のさいに体験した宗教的・政治的な跳ね返りをまたも誘発するのではないかとの警戒心を抱かせたのである。一八六七～六九年にインド政庁によっておこなわれた大がかりなインド人役人の世論調査から、その点にかんしてはっきりした結論がでていた。それは、多くのインド人自身もコレラを恐れ、巡礼者がしばしばこの病気の源になるとみていたが、ヒンドゥー教の社会は、たとえコレラを根絶するのに必要であっても、巡礼にたいする干渉は容認すまいという結論であった。[86] ハンターもその著書のなかでプリー巡礼を「全面禁止」する以外に、「この毎年恒例の殺戮に終止符を打つ」ことはできないと主張しつつも、「巡礼の全面禁止のような措置は、国民の宗教感情を踏みにじることになる」、「国民がもっとも大切にしてきた宗教上の特権のひとつを禁止することになる」とみた。一八五八年一一月、ヴィクトリア女王が反英大反乱終結後の声明で宗教上の寛容を公約した以上、「我が国がインドを保有する条件に著しく違反する」ことになる。イギリス領インドの一億五〇〇〇万人の臣民は、「重大な国民的権利の侵害」とみるはずだ。[87] ハンターにとって、プリーの問題は、インドにおいて衛生科学が全般的な袋小路に逢着したことを指し示すものだった。

公衆衛生が衛生科学の助けをこれほど切実に必要としている国はほかにない。ところが、一方では、国民の無知と偏見と猜疑心。他方では、もっと目に見えて、たぶんもっと急を要する公共事業に国庫収入を投入する必要。そのため、衛生事業の余地が残らないのである。[88]

対巡礼規制は慎重にとしたのは、ハンターだけではない。デイヴィッド・B・スミスも、プリーにたいしてあからさまな敵愾心を抱いていたにもかかわらず、祭りや巡礼の禁止は非現実的だし、望ましくもないと考えた。「私見によれば、インドは宗教的迫害に服するくらいなら、コレラによって破滅したほうがまだましなのである」。[89] マドラス管区政府も、コレラと巡礼にかんする委員会の答申を検討し、「政府が巡礼を禁止するようにみえてしまう措置をとることは得策ではない」と結論した。インド政庁のほうも、当面、巡礼は「必要悪」として容認しなければならないと腹を括った。[90]西洋風の教育や思想が普及してゆけば、やがて、巡礼の旅も魅力を失い、インド人は衛生と清潔の価値を学び、問題はおのずから解決されてゆくだろう。その間、実際にできることといえば、主要な巡礼地と祭礼にたいする現行の衛生管理体制を強化することぐらいしかないのだ。[91]

コレラ対策に国家が乗りだすことにたいする障害は、ほかにもあった。ハンターが指摘したように、ひとつは財政的なもの。多くの巡礼町において、またハルドワールやアラーハーバードなどで大祭のさいにつくられる広大なキャンプ地において、巡礼にたいする規制を厳しくし、効果的な衛生措置をとろうとすれば、大規模な、たいへん費用のかさむ事業とならざるをえない。植民地体制側には、そのような高価な衛生計画に予算を割く用意がなかった。新たな税収入源をもとめる、たとえば議論の多かった巡礼税を復活させること。一八七〇年、インド政庁側は地方政府に決定を委ねたが、宗教上のみならず、行政的にも異論があった。[92]

さらなる障害は、インド政庁もロンドンの本国政府と同じく、陸上防疫と海洋検疫の主張そのものを嫌ったことである。コンスタンティノープル万国衛生会議は強硬な接触伝染説の立場からそれをよしとしたが、イギリス側は反対した。大陸風の専制主義の道具であり、自由貿易にとって有害であり、旅行客も、貿易業者も、住民もただ難儀するだけであり、しかもコレラの広がりを予防する効果もない、と非難したのであった。J・M・カニンガムは一八六八〜八四年の長きにわたってインド政庁の衛生監督官をつとめた。牛痘接種の義務化に反対したことは、前章でみたとおりである。一八七〇〜八〇年代、カニンガムは海洋検疫と陸上防疫はインドには不向きである、と執拗に主張した。警察官が買収されやすく、腐敗していることで知られる国で、検疫業務に彼らを張りつければ、結果は、「国民にたいする抑圧と苦難」でしかあるまい。カニンガムは反接触伝染派であり、つぎのようにもいう。コレラの侵入を防ぐために陸上防疫線を張るのは、「ちょうどモンスーンを阻止するために見張り番をおくようなもので、論理的でも、効果的でもない」[93]。自由放任主義を基本原則とし、公衆衛生についてもみずからの安全に必要なもの以上の支出を嫌う政府にとって、このような議論はたいへん説得的にきこえたのであった。

しかし、国家の干渉にたいするおそらく最大の障害となったのは、コレラの性質とその伝染方法についてインド在住の医療の専門家の間でも意見が確定していなかったことである。一八一七〜二一年のコレラ流行にかんするもろもろの報告は、すべてではないが全体として気候による説明に傾いていた。突然の激しい雨とか、気温の急激な低下のような「大気の変動」説である。あるいは、「瘴気」説である。腐りかけた植物、密集した住まい、もろもろの人間の「汚物」などから発すると考えられた「毒性の発気物」や「疫病性発散物」のことである。[94]「インド・コレラ研究の父」と呼ばれるジェイムズ・ジェイムソンは大気説に引かれたひとりだが、しかし、固有の病因というよりも、むしろ「補助」的な要因としてみた。彼は、人と人の接触が天然痘を接触伝染病にするという意味でコレラが接触性であるかどうかは疑問だとした。ジェイムソンの著作は長い期間にわたって影響力をもち、そのため、インド高等医務官職の多くは、ヨーロッパでその説が廃れたあとでも長いこと、コレラについての環境決定論に固執することになる。[95]しかし、コレラにたいする手っとり早い治療法がなかったように、一八六〇～七〇年代になっても、コレラの原因と伝播をめぐって深刻な論争があった。巡礼をめぐる証拠、とくに一八六七年のハルドワールの大祭の事例は、はっきりと接触伝染説に利するようにみえた。ところが、ハルドワール事件についてもっとも詳細な調査をおこなった北西州病院総監督官のジョン・マレーは、つぎのように考えようとした。まず、大気の状態がコレラの発生をうながし、それが巡礼者という宿主、さらにその後、巡礼者が接する人びとの間で接触感染していったのである、と。[96]

万国衛生会議が接触伝染説の方針を打ちだしたことが、かえってインド政庁の反接触伝染説の立場を強めてしまったようにみえる。インド政庁の医務官としてJ・M・カニンガムは、厳正中立だといいつつ、ことあるごとに接触伝染派の「学説」なるものを嘲笑し、衛生監督官報告にある「理論」をいかなるかたちであれ遺憾とし、要職にあることを利用して議論を握りつぶし、パンジャーブの衛生監督官である軍医少佐、A・C・C・ディ・レンジィーのようにあえて異を唱える役人のキャリアをだめにした。[97]一八八四年に衛生監督官として退官するまでカニンガムは、「個人として接触伝染の理論にもとづき行動することは構わないが、国家としての行動の基礎には絶対にすべきではない」と独断的に主張したのであった。[98]しかし、それよりすでに一〇年前、カニンガムは、接触伝染理論をひどく曲解していること、「インドはコレラの故郷であり、そこでなされる観察は、他のところでの観察よりも圧倒的にすぐれている」と主張したとしてロンドンの『ランセット』〔権威ある医学雑誌〕で、笑いの種になっていたのである。[99]

一八七九年、ハルドワールの大祭で新たにコレラが発生し、一二年前の接触伝染をめぐる議論が再燃したが、カニンガムは「巡礼理論」と侮蔑的に呼ぶものを受け入れることを断固、拒否した。カニンガムの議論によれば、巡礼者がコレラの餌食になったのは、ひとえに疲労と欠乏でこの病気に「特別かかりやすく」なっていたからであって、けっしてそれをあちらこちらに運んだからではない。コレラのもっとも可能性の高い原因は「空気中の瘴気」（むしろマラリアのようなもの）である。あるいは、「空気もしくは土壌のある特殊な状態、もしくはその両者が結合したことによって発生したのだ」。事実上、インド政庁の権威を傘にカニンガムは一八八〇年、つぎのように断言する。「これまでに登場した巡礼理論よりももっと説得力のある証拠が提出されないかぎり、［ハルドワールの］祭りの中止などの措置は、インド国民の自由と宗教上のしきたりにたいする不当な干渉となるに違いない[100]」。

反接触伝染説はコレラ流行について観察された諸事実のいくつかについては、接触説よりも適合的であるようにみえた。一八六〇年代中葉からは気象データと死亡統計を利用できるようになり、それがコレラの流行と気候・地勢現象とを結びつける理論に新たな生命力をあたえた。一八六九年、インド政庁衛生監督官付き統計官であるJ・L・ブライデンは、ジョン・ストウが唱えたコレラ＝飲料水媒介伝染病説にたいして疑問を述べている。ストウはそれより二〇年前、ロンドンでのコレラ流行のさいの調査でブロード街の共同井戸を感染源と特定したことで知られる。ブライデンはコレラの伝染には人間という媒介が重要であることを否定し、その代わりに、「侵入するコレラの地理的分布は、純粋に、気象学的意味をもつ現象である」と主張する。コレラ流行の方向と程度を決定するのはその時の風向きであって、ヒトの交流ではない。「この国でコレラが旅する公道は空中の公道であって、人が行き来する道路ではない[101]」。

ブライデンのこのような断定的な主張にたいして、「シムラの絶景の頂き」から遠く下った、コレラの現場を知る人びとから異論の声があがらなかったわけではない。マドラス衛生監督官であるW・R・コーニッシュは、少なくともインド南部にかんするかぎり、コレラはたしかに主要な人の交通路に沿って広がっており、気象条件とはほとんど関係がないと主張した[102]。しかし、ブライデンの議論は一八七〇〜八〇年代のインドで大変な権威をもった。J・M・カニンガムも、ブライデンの「注目すべき仕事」を賞賛したひとりだった[103]。インド亜大陸の大半の病気とその独特の性質や発生を説明するのは、インドの環境の理解しがたい、しかし絶対的な諸力だとする伝統的な考え方に、ブライデンは統計学の精確さと科学的な権威を新たにあたえたのであった。

その後の調査によって、ブライデンの議論はさらに補強されたようにみえた。陸軍医務局のT・R・ルイスとインド高等医務官職のD・D・カニンガムは、本国のインド省に任命され、最新の顕微鏡検査の技術を使ってコレラの原因について調べたが、一八七八年、人を媒体とするというだけでは、この病気特有の流行の速度と周期性を説明できないと結論し、「コレラは、マラリア性の病気と同じように土壌に起原がある」とした[104]。H・W・ベリューも、一八八〇年代にコレラにかんする独自の統計学的な研究をおこない、同じように接触伝染説を否定し、その代わりに、「コレラと特定の気象条件との間には、ある一定の関係」があるとみた[105]。

一八八四年、ドイツの細菌学者、ロベルト・コッホが、カルカッタのため池でコレラ菌の決定的な発見をおこない、三〇年前のジョン・スノウと同じやり方で、コレラの地域的流行に飲料水が果たす役割を証明したときでさえ、インド在住の古株の医師の多くはこれを嘲笑する傾向がみられた。この年にインド政庁衛生監督官の職を退くJ・M・カニンガムは、そもそもコッホをカルカッタに派遣し、このような「いい加減な調査」をさせる必要があったかどうか疑問だとした。というのも、カニンガムが強調するところでは、「インドの自然地理と、住民の暮らしぶりについてある程度知っておくことが、関連する問題を正しく理解するために不可欠だからである[106]」。帝国主義的な敵対関係が高まりつつあった時代である。六〇年以上もの間、インドの医療関係者の頭を悩ませてきた謎を、コッホごときよそ者がおこがましくも解き明かしたと称することにたいし、専門家としての悔しさはもとより、愛国者としての腹立たしさもあった。政治的・商業的な配慮もあった。ロンドンのインド省評議会において、軍医総監のサー・ジョセフ・フェイヤーが即座に指摘したように、コレラが接触伝染するということが証明されれば、インドの海外貿易にたいして、検疫をはじめ、さらに厳しい国際的な衛生管理が必要だとする議論に抗することができなくなる、ということだった。こうして、インド政庁とインド省は、一八八四年にカルカッタに派遣した二人のコレラ調査委員がコッホの細菌は無害であり、コレラの特定原因ではありえないことを発見したときには、胸をなでおろしたのであった[107]。

ペストの流行がこの問題を再燃させるまで、一〇年以上もイギリスはインドにたいする国際的な衛生上の制裁を回避することができた。しかし、その後の医学研究によってコッホの発見の正しさが証明され、一八九〇年代中頃には、インドでも細菌学説がようやく新しい定説の座についた。

それでも、インド在住の医学研究者は、コッホがこの長期にわたる論戦で完全勝利したことを認めようとはしなかった。細菌学は物語の半分でしかないと強調し続け、コレラの流行は気候や自然環境や社会的行動も重要な条件になると強く申し立てたのであった。[108]インドの医学研究者やカニンガムのような上級の医療顧問が反接触伝染説にこのように固執したことは、ヨーロッパでの医学研究の進歩からいかにかけ離れていたかを示す。しかし、政治的・商業的な理由からコレラにたいする不干渉の自由放任主義政策をよしとするインド政庁の「事なかれ主義」のメンタリティに助長されたことも確かである。[109]インドでは、環境決定論の考え方がずっと医療関係者の想像力を支配してきたこともあった。これらのことが重なり合って、インドはヨーロッパと根本的に違うとする「オリエンタリスト」的な思い込みや、長年の実体験でその国のことをよくわかっているものだけが、相手の固有の性質や特別に必要なものについて発言できるという確信がいっそう強められたのであった。インドの自然なり気候の特異性を強調する点で環境論派は、天空や土壌ではなく、ハルドワールやプリーの巡礼者の群れにしっかり眼をすえる、論敵だったはずの接触伝染派と奇妙な意見の一致をみる。どのみち、コレラの惨劇について非難されるべきは、インドの気候であり、土壌であり、そして国民だった。

しかしながら、イギリスであれ、インドであれ、反接触伝染説を標榜したからといって、医療の専門家と国家の側が完全に手をこまねいていた、というわけではない。カニンガムとその同調者は、敵対する接触伝染派と同じように、きちんとした衛生やきれいな飲料水を促進しようとする立場であることを明確にしていた。ところが、上記の財政的・政治的な制約と合わさると、反接触伝染説は、火急の問題としてコレラに取り組むにことには消極的で、慎重な、小出しの干渉路線をよしとする国家側の姿勢を強めることになったことも確かである。一八九〇年代になると、接触伝染説がようやく公的にも認められるようになり、国家はその被統治者の健康にたいする実際の重大な責任を認めるようになってゆく。医務官もコレラにたいする積極的な政策へと歩を進める。しかしながら、それまで干渉主義を妨げてきた強力な政治的障害がなくなったわけではなかった。

一八九二年、北西州政府は、三月末のハルドワールのマハーヴァルニーの祭りを解散させるという思い切った手を打った。すでにハルドワールに集まっていた人びとの間にコレラが発生したのをうけて、そこに向かっていた二〇万人の巡礼者が途中で追い返されたのであった。物理的抵抗があったという記録はない。しかし、七月、ラホールにおいて、新聞編集長でヒンドゥー教正統主義を唱えるパンディット・ゴーピーナートが主催した集会では、巡礼者の解散を、一八五八年のヴィクトリア女王の声明で公約された宗教の寛容を侵害するものとして抗議する決議文が採択された。カルカッタを基盤とする英印協会も反対の声をあげ、「力づくによる祭りの解散と、巡礼者を解散させるさいにとられた抑圧的な行動」に抗議し、「全国津々浦々、不満の声が相当きこえてくる」とした。[110]

おりしも、インド政庁は牛保護暴動と戦闘的ヒンドゥー教勢力の拡大に神経を尖らせていた。一八五七年の記憶がなお行政側の脳裏に焼きついていた。そのため、ハルドワールの祭りの解散にたいする反応は、留意すべき警告とみられた。反英大反乱を戦った古参兵であり、インド軍総司令官であり、「原住民の感情」の専門家を自任するロバーツ卿は、のちにつぎのように回想している。

［インドにおけるイギリス政府の行動で］、一八九二年秋のハルドワールの祭りの中止ほどひどく恨まれたものは、ほかにほとんどない。……原住民側は自分たちの宗教をあえて狙った攻撃であり、一八五八年のヴィクトリア女王の声明で公約された宗教の寛容からの逸脱とみたのであった。[111]

一八九二年末、北西州政府が、「衛生学的根拠にもとづき、祭礼や宗教的な集まりを解散させる政府の権限を明確なものにする」法案をインド総督立法参事会に提出したさい、ロバーツ卿はそれを無分別で挑発的だと考えたひとりだった。その覚え書きにはこうある。「コレラの流行が大変な害悪であることは確かだ。しかし、インド中に不信感を生むことのほうがもっと大きな害悪になろう」。インド総督ランズダウン卿も最近の承諾年齢法案をめぐる紛糾と同じことだとみて、法案は静かに葬り去られた。[112]

第5章でみるように、コレラ対策にかんする当局の慎重な姿勢と、一八九六年にボンベイで発生したペストの流行にたいする思い切った行動とは、一見するとまことに対照的にみえる。しかし、一八九〇年代までにコレラはすっかり当たり前の病気になっており、当局もかなりお役所仕事的に対処した。いっぽう、ペストのほうは国際的な制裁措置という不安がからみ、新しい脅威とみられた。ペストにたいしては不可避的とみえた対策も、コレラには政治的に受け入れられないままであった。一八九七年、ペストと闘うための危険流行病予防改善法が大急ぎで成立した。一九〇五年、パンダルプルの祭りでコレラが発生したさい、ボンベイ管区はこの法律の大幅な権限を発動しようとした。ところが、インド政庁は即座に、ヒンドゥー教の巡礼と祭りに干渉することは政治的にみて好ましくないと釘をさした。ボンベイ管区はこう言い渡された。「多数の人間が集まったさいのコレラの発生にたいする最良の予防策とは、人びとの動きに干渉することではなく、祭りそのものと巡礼者の辿る道筋の両面で万全な衛生措置をとることである[113]」。

新しい医療・衛生の技術を適用することについても、同じように政治的配慮が邪魔に入った。塩類溶液注入法は、コレラ患者が排出した膨大な量の体液を元の状態にもどそうとするもので、コレラ流行の初期段階で実験的に試みられたが、ほとんど効果がなかったようにみえたため、使用が中止された[114]。第一次世界大戦の直前にこの方法が復活した、というよりも再発明され、病院入院患者の死亡率をそれまでの三分の一ないし四分の一にまで押し下げた。しかしながら、病院を基礎とする技術だったため、近代的な医療施設から離れたところにおかれた農村部のコレラ患者の生命を救う点では、ほとんど役に立たなかった[115]。一八九〇年代、ロシアの細菌学者、ワルデマール・M・ハフキンがコレラ・ワクチン開発の先駆けとなり、一八九三〜九六年、インドで実験的に試した。ハフキン自身はその結果をおおいに希望がもてるものとみたが、インド政庁とその医療顧問側はいつものとおり慎重だった。軍医総監であり、反英大反乱以前にインド高等医務官職に採用された最後のひとり、W・R・ライスがいうところの「細菌学者の空理空論」にたいする猜疑心にインド医療界の主流派がいぜんとらわれていたことが、理由のひとつである。しかしそれだけではなく、祭りや祝い事の禁止と同じように、もし予防接種が強制されるとインド人側がみたら、ひどい反発がおきるのではないかとの不安もあった。その結果、一九一四年以前は、ハフキンのコレラ・ワクチンはおもに兵士、囚人、茶農園労働者に限定されていた[116]。一九三〇年になっても、インド政庁はアラーハーバードの大祭に集まる巡礼者にたいし強制接種を行使すべきであるとの提案を却下した。これも、政治的な理由からの反対だった。インド政庁は市民的不服従運動をめぐって国民会議派〔ガンディーの率いる民族主義運動〕との激しい抗争に巻きこまれており、強制接種の導入は、「たとえ暴力的に抵抗されることはなくても、深く恨まれ」、そして「すでに一触即発の政治的状況を爆発させる危険をともなう」ことを恐れたのである[117]。強制接種がパンダルプルの巡礼者に導入されたのは一九三六年、ハルドワールの大祭[118]に強制的措置として用いられるのは一九四五年になってからである。このように、二〇世紀になってもコレラはあいかわらず政治的な病気のままだった。

結論

病気一般にいえることだが、コレラはそれ自体として意味をもつわけではない。人間にたいして非常な力を発揮する病原菌だとしても、コレラは、ある微生物の所産にすぎない。ところが、一九世紀のインドにあってコレラは、そのさまざまな文化と政治の文脈から、人びとの生活に浸透してゆくその回路から、流行によって生じるさまざまな反応から、さらに植民地にされた側とした側の双方にそれぞれ潜む恐怖心や敵愾心を露にしたことから、とてつもない意味と意義を獲得したのであった。おそらく天然痘を例外にして、コレラほどインド人とヨーロッパ人によって大きな意義が賦与されたインドの病気は、ほかになかった。植民地の分断状況の奥深さ、複雑さ、そして変化する相貌をコレラほど劇的に示した病気もほかになかった。

西洋とインドの医療体系の両方にとって、コレラはまことに厄介な病気だった。その時代に好まれた治療法の大半にたいして反応しなかったし、効き目もなかった。そのために、この病気を文化・宗教的に解釈することがいっそう適切、かつ魅力的にみえたのである。そのことは、コレラはとくに不穏な病気である、すなわち、西洋医療の支配体制を確立しようとする試みに挑戦するだけでなく、植民地支配の物理的な脆弱さや政治的な脆さを如実に見せてしまう、ひとつの無秩序状態としてみるイギリス側の認識を強めることにもなった。コレラの流行はヒンドゥー教の儀式と巡礼と密接に結びついているとみられたために、衛生措置やハフキンのコレラ・ワクチンの導入によっても、コレラを封じこめようとする試みを取り巻く政治的な問題が解決されることはなかった。同時に、インド在住の医療専門家の間でもコレラの本質とその伝染方法について意見が分かれており、そのため医師や衛生官の側が政府に圧力をかけて行動に移ることが難しくなり、行政側が商業的にも財政的にも、政治的な利害関係にも好都合な不干渉政策に固執することがいっそう容易になった。

コレラは、身体を植民地化するさいの理想的な現場となってくれるようにみえた病気である。広く蔓延し、軍事的にも経済的にも多大な影響をあたえた。それゆえに、一刻も早い医療・衛生の介入を要する対象となった。ヒンドゥー教と民衆の宗教儀式と慣習にかんする、ひどく批判的な言説を勢いづかせもした。フローレンス・ナイチンゲール風に、西洋側の観察者が衛生を文明と同じものとみなし、インドはその両方にひどく欠けているとみることを可能にした。イギリス本国でも、コレラは公衆衛生の初期段階で突出した病気であった。コレラは「アジア的な無秩序」であり、ヨーロッパ側の恐怖をかり立て、数度にわたって国際衛生会議が招集されることにもなった。にもかかわらず、本章で明らかにしようとしてきた理由により、植民地体制側からは、かなり控えめな反応しか生まれなかった。ひとつの病気を政治的に「読みとる」こと、もしくは、その病気を制御しようとする医療・衛生の試みから予想される結果を政治的に読みとることが、国家の介入にたいする強力な歯止めになりうることをコレラは顕著に示している。

第5章　ペスト——身体にたいする攻撃

一八七一から一九二一年まで、インドは、アイラ・クラインの巧みな表現でいえば「死の悲しき高揚（クレッシェンド）」を体験する。[1]一八八〇年の人口一〇〇〇人あたりの死亡率は四一・三人。同時代の西洋の基準からみてもすでに高い率だが、それが一九一一〜二一年には、四八・六人にまで上昇したのであった。このように死亡率が無慈悲にも急上昇した原因については、多くの議論がなされてきた。交易と交通が近代化し、インドがペストやインフルエンザのように新たに侵入してくる病原菌に曝される機会が増大したことを強調する論者もいる。インドの高レベルの死亡率をもって、経済と社会と環境の諸条件が苛酷だった、ないし悪化していたその悪影響の記録としてみる論者もいる。

根本的な原因が何であれ、この長期の死亡率の危機を進行させた直接の要因は、風土病があいかわらず流行していたところに、マラリア、コレラ、インフルエンザ、そしてペストという主要な流行病が連続して発生したことである。一八九〇年代末から一九二〇年代はじめまで、おそらくマラリアだけでも記録された全死亡者数の五人に一人、二〇〇〇万人の死亡原因となった。結核や肺炎や気管支炎などの呼吸器官の病気も、赤痢や下痢とほぼ同等の死亡率を記録していた。天然痘は、牛痘接種が普及しつつあった影響で後退しはじめていた。しかし、一八九〇年代から一九〇〇年代はじめにかけてインドのほぼ全域におよんだ飢饉のなかで、コレラの発生率は高いままであり、たいした慰めにはならなかった。止めを刺すのが、まずペスト。一八九六年の侵入時から一九二一年までに死者は一〇〇〇万人を数えた。つぎに、一九一八〜一九年の世界的なインフルエンザの流行により、インドは一二〇〇人万以上の死者を計

表12　ボンベイ市およびインドにおけるペスト死亡者数，1896-1914年

	ボンベイ	インド
1896	1,936	2,219
1897	11,003	53,816
1898	18,185	116,285
1899	15,796	139,009
1900	13,285	92,807
1901	18,736	283,788
1902	13,820	583,937
1903	20,788	865,578
1904	13,538	1,143,993
1905	14,198	1,069,140
1906	10,823	356,721
1907	6,389	1,315,892
1908	5,361	156,480
1909	5,197	178,808
1910	3,656	512,605
1911	4,006	846,873
1912	1,717	306,488
1913	2,609	217,869
1914	2,941	296,623
合計	183,984	8,538,931

出所：Turner and Goldsmith 1917, 456.

上した(2)。

インフルエンザの衝撃は急激かつ短期的で、破滅的な流行となる第二波もわずか数カ月の出来事だった。他方、ペストは主要な死亡原因として定着するのにはるかに時間を要し、そのうえで数十年にわたり主要な殺人鬼であり続けた。最初の数年間はその衝撃は都市部、とくに一八九六年九月にペストの発生が最初に公式に認知されたボンベイ(3)、ついでプネー、カラチ、カルカッタなどに集中していた。それから二ないし三年の間に多くの小都市に波及、やがて農村部に侵入した。あとの時期の死亡件数は、大半が農村部のものとなる。

一九〇一年、ペストの死亡者数は二五万人をこえた。その翌年には五〇万人に達し、一九〇四年、ついに一〇〇万人の大台に乗った。表12にみられるように、そのレベルが一九〇五年と一九〇七年も維持され、それからゆっくりと、上下動しつつ下降線をたどる。一九四〇年代末までペストが居座った地域もある。しかしながら、ペスト死亡者の全貌が明らかにされることはあるまい。理由のひとつは、侵犯的な国家の医療・衛生対策を避けるために隠蔽工作がなされたことである。それでも、流行の打撃をいちばんうけたのがインドの西部と北部だったことは間違いない。一八九六年から一九三〇年までに記録された一二〇〇万のペスト死亡例のうちおよそ四分の三をしめるのが、パンジャーブ州（三五〇万人）、もとの北西州である連合州（二九〇万人）、それにボンベイ管区（二四〇万人）であった。インドの南部と東部は被害が比較的、軽くてすむ(4)。

人口学的にみてたしかに恐るべき衝撃であった。しかし、ペストの流行の意義はそれにとどまらない。流行がピークに達するそのずっと以前の段階で、その政治的・社会的な衝撃が実感されていた。植民地当局による流行のとらえ方と発動された衛生・医療対策の性格ゆえに、ペストは、インドにおける国家医療史上、前例のない危機を招来したのである。植民地インドの政治的疫学にとってペストの意義

は、同時に発生していたマラリアやインフルエンザよりもはるかに大きい。実際にはどの年をとっても、あとの二者による死亡者のほうがはるかに大きかったはずなのだが。ペストは、天然痘とコレラと同じようにこの時代の植民地国家の医療側に流行病の重要性を再確認させた。しかし、在地民と植民する側の双方についていえるのは、流行病の種類によって認識と反応がひどく違うことである。たとえば、天然痘のシータラーやコレラのオーラー・ビービーに相当する神がペストの場合には事実上、不在だった。[5] 考えられる理由としては、国家によるペスト作戦がしばしば病気そのものが襲来する以前から展開し、そちらのほうがはるかに苦痛だったことだ。疑心暗鬼の引き金になったのは国家の動機のほうであって、荒ぶる、もしくは気まぐれな女神の行動ではなかったのである。

ペストの流行によって、天然痘やコレラをめぐるかつての論争の根底にあった多くの争点が、新しい劇的な様相のなかで浮上した。植民地秩序における医学の位置と医療従事者の権威、さらに医療・衛生面の干渉にたいする政治的な制約について重要な問題が突きつけられた。一九世紀はじめには、病気は病んだ景観のなかに位置づけられた。それとは対照的に、ペストの場合は、はっきりと人間の身体と同一化され、植民地にされた側の身体にたいする先例のない攻撃を引き起こすことになった。この疫学上の節目にあって、国家の干渉主義の矛先は多くが身体を掌握し管理することに向けられる。同じように、ペスト対策にたいするインド人の抵抗も身体的な忌避、つまり隠蔽を軸にして展開する。

ペストの流行期、植民地国家の権力が医療行為のために他に類をみないほどにまで行使された。そのことから、インドにおける西洋医療の本質や目的、さらにインド人側の階級による受容の相違についての諸問題が惹起された。ペストの流行の初期段階において国家医療は、ヨーロッパ人の利益と身体の安全の専守防衛から、もっと広い領域の、まだしっかり画定されていない公衆衛生という考え方にぎくしゃくしつつも移行してゆく。

新しい干渉主義

ごく最近の天然痘およびコレラの発生にたいして植民地国家は慎重であり、人びとの反発をかうことを嫌って、絶対に必要なもの以上の公衆衛生関連の支出を渋った。だとすれば、一八九〇年代末、ペストの流行がインドの沿岸地域に定着するかしないうちから、植民地国家が一連の幅広い対策に手を染めたことは、一見すると、驚くべきことのようにみえる。

たしかに、当初、ボンベイ管区政府とその医療顧問は恐るべき病気の存在を認めることを渋った。すでに一八九六年五月の段階で、リンパ節の腫れをもった疑わしい病例が地方の医療従事者によって発見されていたが、この病気について馴れていなかったことや診断上の問題があって、躊躇し、報告が遅れた。一〇月一日、政府が「真性の腺ペスト」の発生を認めざるをえなくなったときも、「穏やか」な種類の症状であることを強調し、公表による衝撃をできるだけ少なくしようとした[6]。

ところが、いったん認めてしまうと、ボンベイ管区政府とボンベイ市当局は迅速に、そして天然痘やコレラの発生に直面したときよりもはるかに思い切って出た。一八九六年一〇月六日の通達によって、すでに一八八八年の都市法によってボンベイ市長官に賦与されていた大幅な権限がさらに拡大され、ペストの疑いがある者の強制隔離と入院、市衛生官によるペスト汚染の建物への立ち入り権が認められた。同時に、市当局は大々的な、ほとんど滑稽なまでに徹底した都市清掃キャンペーンに乗りだした。大量の海水と石灰で排水溝や下水道を洗浄し、最初に多くの患者を輩出した地区周辺の何十もの商店や倉庫を徹底的に清掃し、路地裏の住宅に殺菌剤をまいた。一八九七年三月末までに、殺菌剤だけで一〇万ルピー以上が支出された。また、完全に定着する前にペストを撲滅しようとして、気の毒にも数百のスラム住居が破壊された[7]。

しかし、これらの対策によっても、ペストが市内の地区から地区へと広がるのを予防できないことが判明し、流行がボンベイの後背地にまで広がる勢いをみせるようになった段階で、一八九七年二月四日、インド総督のエルギン卿は、「危険流行病予防改善法」に同意をあたえた。この法律は立法参事会を異例の速度で、最小限の討議と諮問だけで通過した。イギリス領インド全土に適用され、ただちに施行されたもので、行政側が船舶もしくは乗船予定者を臨検する、ペスト感染の疑いがある者の身柄を拘束し隔離する、汚染された所有物を破棄する、ペストの温床と目される住居を探しだし、消毒し、家人を退避させ、空気を入れ替え、あるいは単純に取り壊す、祭りや巡礼を禁止する、道路や鉄道の旅行客を臨検し身柄を拘束する、要するに、ペストを制止するために医療と行政側が必要とみとめれば何をしてもかまわない権限を賦与したのであった[8]。ボンベイ、プネー、カラチ、カルカッタでは、一八八〇年代以降、市参事会に健康と衛生にたいする責任が委託されていたが、それが取り上げられ、ヨーロッパ人医師と役人からなる少人数の委員会に任されることになった。

表向きはともかく、実際にはインド人側の意向は、にべもなく掃き捨てられた。カーストや信仰は、必要不可欠の科学的な衛生作戦を展開するさいの「迷信」的な障害以外のほとんど何ものでもないとされた。一八九六年一〇月六日、ボンベイ市長官のP・C・H・スノウの布告は、すべてのペスト患者は必要ならば力づくでも病院に収容されると宣言した。親族が病人を見舞ってよいのかどうか、また、カーストの要件が病院の設備においても尊重されるかどうかについては明言されなかった。しかし、二カ月後の一二月一二日に発せられたボンベイの軍医総監の指令書では、カーストの「偏見」は極力、遵守するものの、必要不可欠の衛生・医療対策の妨げになってはならないと明記された[9]。

では、このようにいつにない切迫感、そして国家による広範なペスト作戦の展開の背後には何があったのだろうか。干渉主義に踏み切ったのは、内と外の両方からの圧力が重なったこと、そして医療面だけでなく、政治面でのさまざまな配慮があったからである。I・J・カタナッチが最近明らかにしたように、イギリス当局は、ペストに迅速かつ効果的に対処するようにとの国際的な圧力をひしひしと感じていた[10]。他の西洋諸国は、この病気が以前のコレラと同じようにインドから他の世界に広がり、ヨーロッパにも侵入することを恐れ、ペストを押さえこみ、ヨーロッパにまで流行が拡大するのを予防するための厳しい措置をとらなければ、対インド貿易を禁止すると圧力をかけた。こうして、「インドの現在の状況では、これほど多くのものが依存する」外国との通商関係を維持するためには、船舶と鉄道の乗客の移動にたいする厳格な規制措置を絶対にとらなければいけないと考えられたのであった[11]。ボンベイから、またはそこを経由してジッダ〔聖地メッカの外港〕に向かうイスラーム教徒の巡礼者や、アフリカの東部や南部に向かう季節労働者は、ヨーロッパだけでなく、帝国にとってもかかわりのある地域に立ち寄っていたからである。

ある意味では、そのような緊急措置をとる土壌は、すでにできあがっていたともいえる。一八五〇年代から、ヨーロッパに突きつけられた「アジア・コレラ」の脅威について協議するため万国衛生会議が開催されてきたが、それがペストについても国際的な行動のための会議をいつでも開催できる環境を用意していたからである。一八九七年の二月から三月にかけてウィーンで開催された第一〇回万国衛生会議は、インド政庁にたいしてただちに行動するようにとの圧力をかけ、さらに、インドの港が外国船舶にたいして閉鎖されないようにするために取るべき必要な厳しい措置の内容まで示したのであった。同じように、ごく最近、一八九五年の巡礼船法のもとでインド政庁が導入したインド船舶と巡礼輸送の規制には、すでに乗船客の洋上臨検が盛りこまれていた。一八九七年二月二〇日、インド政庁はもう一歩踏みこみ、その年のヒジャーズ〔メッカとメディナの二大聖地をふくむ地域〕への巡礼を禁止した。これらの規制は、数年にわたって断続的に継続された。[12]

国際的な圧力や、海外貿易にたいする脅威がなければ、インド政庁はもっと慎重に対処したはずだし、このように思い切った措置を採用することもなかったはずである。ペストは、一九世紀初頭はじめにはインド北部にすでに存在していたらしい。しかし、このような極端な対策が考慮されることはなかった。[13]重要なのは、ペストが、一八九六〜九七年、外部から侵入してきた病気と目されたことである。一八九四年以来、ペストは香港で大流行していたが、おそらくそこから船でインドに到着したとみられた。中東起源説にたつ専門家も若干いたが。いっぽう、コレラはインド原産の病気であり、一八九〇年代頃には、疫学的景観の一部として認知されていた。ペストはそれとは違う。一八九七年六月、プネーの市参事会がいささかうんざりした調子で指摘したように、「インドの都市は、コレラに慣れてしまった」。[14]

一八九六〜九七年、ペストにたいして極端な対策がとられた第二の背景は、都市管理をめぐる危機がペストの流行によっていっそう深刻になった、もしくは多分、具体化されたことである。とくにボンベイ、カラチ、カルカッタなどの港湾都市は、インドにおける植民地権力の中核となる結節点でもあった。政治的にみて、そこは植民地主義がもっとも目につきやすく、それとわかるかたちで表象されていた。商業的にも行政的にもイギリスの経済活動と政治的権威の中枢であり、社会的にもヨーロッパ人が集中し、インド人とヨーロッパ人のそれぞれのライフ・スタイルが非常に危険なかたちで、しばしば敵対的な関係で相互に交錯していた。かくして、ペストはこれらの都市部において複合的な脅威となった。ヨーロッパ人の為政者側の直接的な関心事は、ボンベイと、なおアジアにおける大英帝国の筆頭都市たることを誇るカルカッタの貿易であり、繁栄であった。実際、危険流行病予防改善法の制定をうながした背景には、ボンベイから流行が飛び火しないようにカルカッタを防衛しようという狙いがあった。両者は商業的にも行政的にも密接につながっていたからである。[15]ボンベイ自身の商業や産業については、市の商業地区の住民が恐怖を感じ、ペストそのものと、市当局による流行封じこめの試みの両方から逃亡してしまう恐れがあった。不安が市内の工場労働者や市の清掃人の間にも急速に広まっており、彼らが逃亡すれば、ボンベイは数日のうちに機能を停止するかもしれないと恐れられた。

ボンベイにおける初期のペストの流行にかんする報告のなかで、市長官のスノウは、清掃人のストライキとその大量流出が市の運営におよぼす影響を劇的に列挙してみせた。ペストが流行する以前は、ボンベイは衛生の専門家によって彼らが知る「もっとも手入れされ、もっとも衛生的な東洋の都市」であると絶賛されていた。その満足すべき状態が維持されているのは、六〇〇〇人もの清掃人の毎日の作業のおかげである。彼らはグジャラート出身の「ハラールコル」〔清掃人カースト〕と、マラーティー語を話す「ベガーリー」〔労働者〕、おもに「マハール」〔皮革業を生業とする不可触民カースト〕である。スノウによれば、「彼らがいるかいないかで、この巨大で重要な都市が安全であるか危険であるかが決まる」。ボンベイを清潔に保つための清掃人の供給源はほかにない。「衛生対策は、これらの人びとと、そのやる気を頼りにしており、通常のときでも、彼らが全員、二週間もこの町から退去するようなことがあれば、ボンベイは巨大な汚物の巷と化すはずだ」。過去にもストライキがあった。いま、彼らがストライキを打つ、あるいは逃亡すれば、どうなるだろう。「ただちに住民の半数がそれに続き、現時点、もしくは今後、ペストにたいする対策はひとつもとれなくなり、ヨーロッパ人、『パールシー』〔ペルシアから来たゾロアスター教徒で、富裕な商人を輩出〕、そして高カーストの原住民もボンベイに留まることができなくなる」[16]。

スノウは、ことさらに誇張しているのだと勘ぐることもできよう。しかし、実際問題として、およそ八五万人の市民のうち、推定三八万人が一八九六年一〇月から翌年二月末までにボンベイを離れたのである。そのため、このインド第二の都市の商業・産業活動はほとんど休業に追いこまれた。ペストによる人口流失が頂点に達した頃には、ボンベイの工場労働者のうち、就業していたのはおよそ五分の一にすぎなかった[17]。カルカッタでも一八九八年四月、短期間とはいえ同様の脱出劇をみた。人口の四分の一が疎開したとみられる。皮肉なことに、ここではペストそのものの進行よりも、ペスト作戦の脅威が逃亡をうながしたのであった[18]。

人口の流出にともなう経済的な損失とはべつに、工場労働者は、ボンベイにおける都市管理という難問にさらなる局面をつけ加えた。スノウやボンベイの警察長官がみるところ、工場労働者はすでに「恒常的な火種」になっていた[19]。産業発展にともなってボンベイやカルカッタなどの大都市の都市生活がだんだん物騒になってきたことを証拠立てる存在だった。病院や、医療スタッフや、政府の役人などにたいする工場労働者の暴力行為に影響されて、いくつかの都市ではペスト危機が深刻化し、一般民衆の抗議行動に当局は過敏になっていた。当面する都市部の危機が去り、ペストが農村部に広く根づいた段階でようやく、ペスト対策は苛酷な性格を薄める。

注目されるのは、ヨーロッパ人自身の健康と生存にたいする不安が政府のペスト対策をうながすうえで重要だったわけではないことだ。コレラや腸チフスとは対照的に、ペストはヨーロッパ人の生命をひどく脅かす病気にはならなかった。最初のうちは、この点がはっきりしていなかった。一八九六年一〇月、カルカッタでペスト感染の疑いがあるヨーロッパ人の若者が発見されたことでペスト対策委員会の結成が早められ、つづいて、シムラをはじめ高地保養地を防衛するために特別の防疫線が引かれた[20]。しかし、この病気にかかるヨーロッパ人は目立って少なく、死亡例も極端に少なかった。このように明らかに感染を免れたことが、ヨーロッパ人は故意にペストを広め、不要のインド人を殺そうとしているのだという民衆の噂を生むことにもなる。ヨーロッパ人にとって、ペストは脅威であるよりも、むしろ生活上の支障となった。たとえば、ボンベイやカルカッタでは家事奉公人が疎開し、また、「アーヤー」、すなわち子守女は、ヨーロッパ人についていては免除された医師の検診をうけなければならなかった[21]。

国家の介入をうながすうえでもっと影響力をもったのが、医療専門家の役割である。インド高等文官が、行政府の責任者・監督官として長年果たしてきた職務の延長線でペスト対策についても全監督権を託された。例外はボンベイで、一八九七年三月、インド高等文官で、ボンベイ市長官のスノウが、旅団長W・F・ガタクレの率いるペスト対策委員会に取って代わられた。同市では、すでに軍隊が対ペスト作戦に投入されていたからであり、また、それまでの文官主導の非効率的な衛生作戦にたいし、軍の将校であれば軍隊的な効率性や決断力を注入するだろうと考えられたからである。カルカッタでは、一八九六年一〇月、都市財務局書記官のH・H・リズリーを長とする対策委員会がもうけられた。プネーでは、やはりインド高等文官であるW・C・ランドがペスト対策委員会の委員長となった。I・J・カタナッチが主張するように、「ペストはあまりにも事が重大で、医師ごときにまかせておけない」とみられたのかもしれない[22]。

しかし、このようにインド高等文官の全体的な権威がしかるべく保持されつつも、ペストの流行の初期段階で国家の政策が医療側の意見と人員に依存したその度合いは際だっていた。医療顧問たちは当初、インド政庁にたいし、ペストが香港からインドにまでたどり着くことはあるまいと請け合い、ペストがいったん上陸したあとは、上陸地点から広まることはあるまいと保証した。この二つの御宣託が間違いだとわかった段階でも、政庁側は、インド高等医務官職長官である軍医少佐のJ・クレッグホーンの見解を信頼した。クレッグホーンによれば、感染地域よりの住民の退去や、ペスト感染被疑者の隔離などの必要な措置を厳格に実行すれば、ペストを効果的に封じこめることができるはずだった。またクレッグホーンは、ペストは「一般に理解されている意味での接触伝染性であるのか、それとも環境汚染性であるのか、いずれにしても伝染性は軽い」と政庁に保証していた[23]。

ボンベイ、カルカッタ、プネー、それにカラチにおいてペスト対策を実行するさいに主導権を握ったのは文官だったが、彼らは、おもに上級医務官によって構成される委員会に助言や助力をあおいだ。たとえば、カルカッタのリズリーの「医療局」には、民間病院監察官、衛生監督官とその代理、さらにインド人医師のマヘンドラ・ラール・サルカールがふくまれていた[24]。カタナッチが注目しているように、プネーではランドが、陸軍医務局の軍医大尉であるW・W・O・ベヴァリッジの影響を強くうけた。一八九七年二月、最近の香港での流行の体験にもとづいてペストの広がりを抑えるため、感染被疑者の捜索に軍隊を投入することをふくむ過激な対策を採用するようにと勧告したのもベヴァリッジであった。ランドがのちに述べているように、その結果取られた対策は、「おそらく流行病を撲滅するためにイギリス領インドでとられたもっとも思い切ったもの」になった[25]。

完全に考えがまとまっているようにみえた医療関係者の勧告をうけてインド高等文官側は、パストゥールやコッホの新しい細菌学を通常の行政命令のことばに翻訳しようと腐心した。一八九六年一〇月、ある席でリズリーは、反対があるのになぜカルカッタで隔離や入院が必要なのかを説明しようとして、こう発言している。「問題はすべて現代の細菌学研究にかかわっており、まことに勝手がわからず、難しい」。ただ言えるのは、「〔ペストの〕病原菌は実に簡単に移動し、微小で、長生きし、いつでもボンベイからやってきて、無限に増殖することがありうるということだけである[26]」。初期の段階ではペストを特定することが難しく、しかも、この病気のことをまったく知らずにきた土地柄だったため、行政側は都市部を包囲しているのが腺ペストなのかどうかを確認するため、ボンベイ在住のワルデマール・ハフキンのような専門家の助言を仰いだのであった[27]。

イギリス領インドにおいて医学と医療の専門家がこれほ

どの行政的権威をあたえられ、表向きは自由に行使できる立場におかれたことはかつてなかった。ひるがえって、このことは、けっしてインドに限定されたことではないが、流行病を理解し、それと闘う医学の能力にたいする信頼が新たに生まれたことを反映していた。さらに、アジアでもアフリカでも、植民地政府が、しばしばインドにおける対ペスト作戦よりもはるかに大がかりで持続的な規模でペスト、眠り病、黄熱病、マラリアなどと取り組もうとして、医療と衛生の専門家の意見に進んで耳を傾けるようになったことを反映していた。[28]

しかしながら、この一八九六〜九八年の段階では、ペストの病因はほとんどわかっていなかった。ペストの伝播におけるネズミの役割について臆測がなされなかったわけではない。しかし、それはネズミの死亡が間近に迫る人間の悲劇の生々しい、不気味な前兆となったことによるものだった。げっ歯類の動物はこの病気を伝播する存在としてよりも、人間と同じ犠牲者とみなされた。ネズミのノミの果たす役割が最終的に確認されるのは、一九〇八年になってからである。インドでのグレン・リストンとW・B・バナーマンの研究も一部、それに貢献している。[29] こうして、一八九〇年代の段階では、人間の身体、それと住まいと衛生の状態がこの病気が広がるさいの主要な要因だと考えられた。一八九六〜九七年のボンベイにおける対ペスト作戦についての報告書のなかでガタクレ委員会はつぎのように指摘している。ペストの伝染には、人と人の接触以上の何かが必要であるようにみえる。その何かとは、「おそらく人口の過密状態、貧困、個人のスペースと換気と日照の不足、身体と衣服と住まいとその周辺の不潔で、全体的に非衛生的な状態であるに相違ない」。委員会がボンベイの貧民窟でそれらのものをいやというほど目にしていたことはいうまでもない。[30]

一八九八年、インド政庁のために用意された医学界の見解と行政側の経験にかんする概要説明でも、こう書かれていた。「主たる危険は、病人とその周囲、衣服と寝具をはじめ病人が触れたかもしれない品物、それと病人が生活していた部屋に存在する」。[31] とはいえ、貧困と不潔さだけでなく、ペストの伝染では人間が重要な媒体になることは、ペストがしばしばバニアーやマールワーリーをはじめとする商人階層の人びとと一緒に移動するようにみえたことからも想像できた。ボンベイ・ペスト対策委員会の一八九七〜九八年報告は、つぎのように論じている。

デカン高原にペストを持ちこんだのは、バニアーである。そこでは、ペストはマールワーリーの病気として知られる。ペストをカーンデーシュ地方のいくつかの地域に持ちこんだのも、彼らだ。そこでは、ペストはバニアーの病気と呼ばれる。ヒンドゥーの商人、大半はグジャラート人だが、彼らが一八九六年一一月、カラチにペストを持ちこんだ。一八九七年四月、カッチのマンドウィに持ちこんだのも、彼らである。バニアーは、一部の、いやおそらく主要なペストの運び屋である。なぜならバニアーは最大の旅行者だからだ(32)。

このように、人間の身体がペストの源泉かつ媒体として中心にあるとの認識は、この病気を特定することが経験上、難しいために、いっそう強調されることになった。ペストの特徴的な症状である鼠径部の腫れを見つけるには、身体検査が必要だった。しかし、発熱や腺の腫れでも決定的な証拠にならないことがあった。とくにイギリス人の専門家は、検死するしか確実な証拠はえられないと主張した。こうして、人間の身体がこの病気の媒介役であり、同時に、その基本的な症状を帯びる存在として位置づけられた。

したがって、政府の対ペスト対策は、身体を取り押さえ、検査し、閉じこめることに集中することになった。それにともなう医療の直接介入も、少なくとも反対運動が手におえなくなる段階までは、親類縁者や、ヴァイドャとハキームや、宗教およびカーストの指導者側の患者の身柄にたいする優先権の主張をいっさい押しのけるものとなった。身体は聖なる領域ではなくなり、世俗的な事物として、ほとんど国家の所有物として処理されるようになる。地域社会に組みいれられた存在ではなくなり、個別的な存在となる。さらに、身体は西洋医療従事者の「まなざし」にさらされる。そればかりか、触られることにもなる。触れることが所有すること、もしくは穢れることを意味する社会にとって、まことに由々しき侵犯となる。

身体にたいする攻撃

一八九六〜九八年、流行するペストと闘うために採用された措置はその性格も規模も前例のないものとなり、西洋医療と衛生にたいする抵抗は、一九世紀インドでは最大級の盛り上がりをみた。インド人新聞の記事、つづいておきた暴動や騒擾事件にかんする当局の報告、そして流布した噂から判断すれば、ペストの流行の初期段階は、西洋医療と植民地国家権力にとって深刻な危機となって立ち現われた。それ以前の天然痘とコレラ対策の歴史以上に、ペストの顛末は、まるで絵に描いたように、疎外と抵抗の物語を提供してくれるようにみえる。そして、一九世紀末にもなるとインドでは英語と現地語の新聞が急激に成長しており、同時代人の姿勢についてもそれまでにないほどアクセスすることが可能である。ペスト対策にたいするインド側の反応から浮かび上がるのは、国家の介入の度合いが増加し、漸次的ではあれ西洋医療と衛生の考え方がしだいに普及した世紀の最後の年月にあっても、西洋医療はなお多くのインド人の眼には、無縁で、敵対的なものとして映じていた、ということである。実際には、本章の後のほうと次章で述べるように、ペスト対策への反応は、抵抗という単純なパラダイムが示唆する以上に複雑で、多義的だった。それでも、インドにおける国家医療の展開、さらに下層民階級の抗議および中流階級のヘゲモニーの歴史にとってこの敵対的反応の性格はたいへん重大であり、素通りするわけにはいかない。

ボンベイにおけるペスト流行の最初の数週間、インド人系の新聞は、管区政府が手をこまねいているようにみえ、ボンベイ住民の福利にたいしてペストがおよぼす危険を認めようとしない、と非難した。プネーの民族主義運動の指導者であるバール・ガナガーダール・ティラクが発行する英字新聞『マラーター』はあからさまに敵対的な姿勢をとり、一八九六年一二月には、ペストにたいする政府の「犯罪的無関心」ぶりを非難した。[33] ところが、管区政府が積極的な介入政策にいったん転じると、インド人系の新聞は新しい措置の効果と、行使されるようになった強制力にたいして重大な疑問を呈しはじめた。カルカッタでは、『ボンゴバシ（ベンガル人）』紙が、「この国でペスト法ほど危険で大胆な立法は、これまでなかった」と述べた。[34]『マラーター』紙は当初、危険流行病予防改善法にたいして好意的だったにもかかわらず、とくにプネーにおける対ペスト作戦にかんして、イギリス人がインドで実施した政策のなかで「これほど組織立って大々的に国民の家族と社会と宗教の習慣に介入したことはなかった」と、ただちに抗議した。[35]

このような見解は、ボンベイ管区の多くの現地語系新聞およびインド人所有の英字新聞が共有するものとなった。一八九六年一〇月、早くも各紙がペスト被疑者の隔離について抗議し、病院への収容方法について全般的な嫌悪感を表明した。ボンベイの『グシャラーティー』紙はこう書いている。「正しいか間違っているかはともかく、原住民の地域社会は、隔離に強く反対している」。同紙の主張によれば、社会的慣習と信仰心と「強固な自然の情愛の絆」のすべてが隔離と相容れない。「心から尽くしてくれる身内から切り離し、通常の宗教の介護なしにこの世を去る。そう考えるだけで、原住民社会の人びとは震え上がる」。[36] 一

○月一四日のボンベイのインド人住民指導者の市長官あての請願書でも、同じ見解が表明されていた[37]。この請願書は、清掃人がストライキを打つのではないか、あるいは市を離れるのではないかという不安と合わせて、スノウがペスト対策を緩和するひとつの要因となった。しかしそれでも、危険流行病予防改善法が導入され、ボンベイとプネーでペスト対策委員会が任命されるにいたって、植民地行政側の「冷淡さと無神経さ」と「衛生科学という名前で実行される犯罪行為」にたいして新たな抗議運動が巻き起こった[38]。

一八九七年一一月、『マラーター』紙は、病院がひどく不評である理由を説明し、患者が家族と連絡を取ろうにも、なかなか難しいことを指摘した。

> 縁者は病人を見舞い、優しく付き添い、情愛のこもったことばで病人の苦しみを和らげることはおろか、伝言を伝えてもらうのさえたいそう難しいことを知っている。病院の看護人は、せいぜい良くてただの他人であり、たいていは冷淡で欲得ずくであって、病人はいったん病院という囲い地におかれてしまうと、頼りにできるものからほとんど切り離されてしまう。このことからも、病院での付き添いや看護がどこまで効果的か、容易に察しがつくだろう[39]。

西洋人の眼には、病院は衛生的であり、病気を癒す環境であった。ガタカ委員会は、ペスト病院が流行期間中、もっとも安全な場所のひとつになったと主張した[40]。ところが、多くのインド人、とりわけ高カーストの人びとにとって病院とは、カーストと信仰と「パルダー」〔高位女性の隔離〕を侵犯し、血と汚物によって汚染された穢れの場所にほかならなかった。一八九七年四月、やはりティラクが発行するマラーティー語の新聞、『ケーサリー（獅子）』は、あるブラーフマンの話を掲載した。それによると、入院期間中は、ずっとミルクだけで生活せざるをえなかった。あたえられる食事は、最下層のカーストであるシュードラによって用意され穢れていたからだ。六週間後、『マラーター』紙は、プネーの総合病院ではカーストの掟が侵害されていると非難し、さらに、カーストが几帳面に尊重されているとされたヒンドゥーのペスト病院が閉鎖の危機にさらされていることに抗議した[41]。国家医療にたいする反対がことのほか強かったのは、ペストを一種の天罰とみるインド人の間であった。その到来にたいしては、医療・衛生措置は無用、ないし不遜であった。一八九六年一二月、ボンベイのあるイスラーム教徒の若者はこう述べた。「病院なんか絶対に行かない」、「モスクこそ、われわれの病院なのだ[42]」。

隔離と入院にたいする反対は、一般には男性にとっての穢れや不都合という語彙で表明されているが、もっとも激烈な抵抗ともっとも熱狂的な反対運動を引き起こしたのは、女性の検査と拘束、さらに隔離所と病院への移送であった。カルカッタでは、一八九六年一〇月、ペスト対策案が審議されている段階で、すでにこれらの根拠にもとづいて反対意見が表明された。カルカッタ市参事会議長のN・ムケルジーは、ペスト対策委員長のリズリーにつぎのように警告した。「住民は、自分の母親や妻や娘や姉妹が病院に移送されるのに同意する、もしくは従うくらいなら、ペストで死んだほうがましだと考えるだろう」。それゆえ、インド人市参事会員側としては、そのような手続きを支持するわけにはいかない[43]。ボンベイでは、一八九七年三月、カーズィという人物が多くのイスラーム教徒を代弁し、怒ってこう問いかける。「自分の妻の手が他の男に握られるのを黙って見ているような亭主がいるか[44]」。

そのような感情の高まりが、ペストの流行の初期段階における暴力事件の背後にあった。一八九六年一〇月二九日、ボンベイのアーサー通り伝染病病院が一〇〇〇人近くの工場労働者によって襲撃された。一人の女性労働者がペストの疑いで連行されたからである。市長官のスノウは、この事件を、隔離・入院政策にたいする広範な反対を意味するものと受けとった[45]。さらに、一八九八年三月九日、ボンベイの「ジュラーハー」〔ムスリムの織工カースト〕が、ペスト感染の疑いのある一二歳の少女が病院に移送されるのを阻止した。それにともなう騒動で地方行政官が一名負傷し、病院その他の建物が襲撃され、火を放たれた[46]。一九〇〇年四月一一日には、カーンプルにおいて同地区の隔離キャンプが不可触民のチャマール、工場労働者、精肉業従事者らによって攻撃された。女性がその意志に反して留置されているとの噂が事件の発端であった[47]。

旅行客や、ペストに見舞われた都市や町の住民にたいする身体検査も不安や反感を広めた。大半の医師は白人で、しかも男性であったために、彼らに触られることは穢れることとみられた。ないしは、もっと悪いことにセクハラまがいの行為とみられた。とくに、ペストの徴候を探して医師が女性の首、腿、脇の下を検査しようとしたときがまさにそうだった。ショーラープルの新聞、『カールパタル(時報)』は一八九七年一〇月、つぎのように抗議した。「原住民の感情」はこの点について「いちばん敏感」である。「原住民の淑女は、赤の他人である男性医師に腿のつけねを検査される恥辱よりは、死を選ぶはずだ」。同紙は、女性医師を任命するのが唯一可能な解決策だとした[48]。

一八九七年二月、鉄道乗客にたいする臨検が開始されるや、ただちに猛反発を招いた。マラーティー語の別の新聞、

『グラーキー（牛飼い）』は、ボンベイとプネー、インド北部、それにカルカッタとを結ぶ鉄道の主要な連絡駅であるカルヤーンでの女性乗客の臨検について怒りを爆発させた。「公衆の面前で［上半身から］サリーを脱ぐように赤の他人の男性に要求されることは、女性にとって最大の侮辱であり、そのため生命を失うことさえ起こりうる」と、同紙は抗議した。[49] 東インド鉄道を利用しハーナー経由でカルカッタに向かう乗客も同じような難儀に直面した。列車から降ろされ、男性と女性の二列に分けられ、完全に公衆の面前でヨーロッパ人医師による身体検査をうける順番を待たなければならなかった。新聞紙上の騒ぎからインド人の激昂ぶりがわかり、ようやく衝立がおかれ、女性乗客を検査する数名の女性医師を見つけてきたのであった。しかし、根底にある憤懣はそのまま残る。ムラーダーバードの新聞『ニザームルムルク（国の支配者）』は一九〇〇年四月こう書いている。「鉄道駅にペスト医者がいるのを見るだけで、乗客は血の凍る思いがする」。[50] プネーでは、通りで女性が検査をうけ、また家宅捜索がひんぱんに実施されてひどく恨みを買い、市内に怒りが充満し、それが引き金となって、ついに一八九七年六月二二日、ペスト対策委員会委員長のW・C・ランドが殺害されるにいたった。[51]

インド人をまるで「獣であるかのように、そして信仰も思いやりももつ資格がない」かのように手荒く扱うこと。[52] プネーとボンベイでは、家宅捜査のために軍隊、それもイギリス人部隊が投入されたため、いっそう反発を招いた。武力による征服と占領と同じことだとして敵視された。[53] プネーの市民は、「特別扱い」の対象に選ばれたと感じた。軍隊の投入は、この反植民地闘争で悪名高い都市をこらしめ、恫喝しようという粗野な試みだとみたのであり、それはある程度まで正しかった。

この「白い雄牛」の投入には、さらなる意味合いをもった。近年、イギリス人兵士が一連の人種がらみの事件にかかわり、女性が辱めをうけ、強姦され、村民が殴られ、さらに狩に来た兵士に銃で狙撃される事件までおきていた。村民を野獣と間違えて発砲したなどと理屈をつけ、それらの兵士は裁判所でごくおざなりの処分ですまされた。インド人系新聞側は、茶番劇だとひどく憤った。[54] こうして、およそ一〇〇〇人ものイギリス人兵士をプネーに投入し家宅捜索するのは、はなはだしく無神経か、もしくは意図的挑発のいずれかだと勘ぐられたのである。[55] ただちに、イギリス人部隊によるセクハラ行為、侮辱行為、特権濫用の噂が市内をかけめぐった。ヨーロッパ人は、自分たちが攻撃された場合にまったく違う姿勢をとることも、当然、批判を免れなかった。マラーティー語の新聞、『モーダー・ブリット(『モーダー・ニュース』)はこう書いた。ヨーロッパ人が「無力の原住民を猿、カラス、熊と思いこんで殺害しても」、なんのお咎めもない。だとすれば、インド人はラインドの死をどうして嘆き悲しむことができようか[56]。

侮辱的な扱いをうけたのは、生きている者だけではなかった。遺体検査と処理が、初期のペスト対策ではたいへん重要視された。一八九七年中期のベンガル・ペスト対策委員会の覚え書によれば、「ペストの死体は、感染のひとつの焦点である」。したがって、死者にかかわる「すべての宗教的儀式は、……できるかぎり縮小されなければならない[57]」。一八九七年八月、インド担当大臣は、イギリス本国の医療界の圧力をうけて、ペスト患者記録の不備を是正する最良の方法として、さらに病気の広がりを予防する手立てとして、遺体の組織立った検査体制を確立するように要請した[58]。インドの現地側の態度は、煮え切らなかった。行政官たちは、問題がきわめてデリケートであることをよく承知していたからである。一八九七年八月、総督エルギン卿は、遺体検査はすべての階級のインド人の間に「とてつもない苛立ちを産みだす」可能性があると記している。また、ボンベイ・ペスト対策委員会のことばでいえば、「それから得られるかもしれない恩恵より、必ず生じる不満のほうがはるかに重大である[59]」。

この見通しの正しさは、十二分に証明された。一八九六年一〇月、カルカッタの衛生官ウィリアム・シンプソンが、おたふく風邪で死んだとされた「ザナーナ」〔隔離された女性の居室〕の女性について、ほんとうはペストで死んだのではないかと疑い、遺体から血液サンプルを採取しようとして、たいへんな反発をかった。『ヒタワーディー(福祉主義者)』紙はこう叫ぶ。「これが横暴でないとしたら、いったいなんなのか。あらゆる手段を用いて町を清潔にするのはけっこうなことだ。しかし、衛生という名前のもとに抑圧があってはならない[60]」。ボンベイ管区では、遺体は資格をもった医師が検査し、死因はペストであるかどうかを確認するまで、土葬ないし火葬してはならないとされた。死亡者が続出し、しかも遺体を検分する資格のある医師がごく少人数しかいない状況では、このことは葬儀を開始するのが何時間も遅れることを意味した。一八九七年六月、『マラーター』紙はつぎのように批判した。土葬ないし火葬の許可が得られるまでに一二時間、いや、二四時間かかることもある。しかるに、「そのように長時間、遺体を留め置くのは、信仰のうえからも、衛生学のうえからもよくないとされているのだ[61]」。一八九八年三月、政府はすべての遺体を検死すると決めたという噂が流れ、ボンベイ管区では、とくにイスラーム教徒の間で広範囲にわたる不穏な動きがうまれた。

三月九日、ボンベイで暴動がおきた。いっぽう、同管区の南部、フブリでは、三月一一日、ジャマのモスクにおいて集会がもたれ、つぎのように決議した。死因がペストであろうがなかろうが、イスラーム教徒が死亡した場合、「すべてのイスラーム教徒は遺体の側に集まり、医務官が遺体を検死することも、それに触れることもいっさいさせないようにしなければならない。触れられることは、遺体を汚すことにほかならない」。医師がそれでも検死に固執しても、「たとえ我が身が犠牲になろうと、絶対に許してはならない」[62]。

ペスト感染被疑者の検死も強い抵抗にあった。北西州のハルドワールに近いジャワールプルでは、一八九八年三月三〇日、ペスト患者の隔離地が襲撃され、当局は住民の反発の強さを思い知り、検死を中止せざるをえなかった[63]。伝統的な葬式の手順にたいする干渉もあった。ボンベイ管区では、一八九七〜九八年、満杯になった墓地が閉鎖され、ペストの遺体は石灰の溶液に浸した、もしくは生石灰を塗った布で包まなければならないとされた。それを公然と無視する示威行動が何件かおきた。スーラト県の町ランデールでは、一八九七年三月九日、ペストの遺体は町外れのモスクまで移送し、葬儀の参列者も一五人以上であってはならないとする副収税官の命令が公然と無視され、三〇〇〇人あまりのイスラーム教徒が参列し、遺体は最後のお祈りのために町の中心部にあるモスクに移送されたのであった[64]。

公然たる抵抗もさることながら、それよりも、ボンベイとプネーでのペスト患者と死者の捜索活動が一般的に直面した問題は、言い逃れと隠匿であった。ペスト患者、あるいはペストと間違われそうな病人は捜索隊の目の届かない地域にこっそり送られるか、屋根裏、食器棚の中、家具の下、秘密の部屋などに隠された。遺体もこっそり埋葬した。敷地内に埋められることもあった。パールシーのように「西洋化」した社会集団でさえ、そのような言い逃れやごまかしに走ることにイギリス側は眉をひそめた[65]。

しかし、政府のペスト対策にたいする反対する理由は、そのような身体にたいする攻撃だけだったわけではない。ペスト作戦が展開する過程で財産や持ち物が破壊されたり横領されたりするのではないかとの懸念もあった。貧しい人びとにとっては、入院や隔離は、賃金、さらに可能性として職を失うことを意味した。商人は、穀物や衣服などの商品が破壊されることや、臨検や防疫線によって移動の自由が規制されるのをおおいに不満とした[66]。バニアーとマールワーリーはペストをばらまく媒体役として、またしばしばある地域での最初の犠牲者として公式記録に登場するが、牛痘接種に強く反対したようにペスト対策にたいしても、もっとも強く反発した。その彼らは、人びとの反感を煽ろうとイギリスに不利な噂や偽りの話を意図的にばらまいていると疑われもした。バニアーの抵抗は、下層民階級のそれと同じくらいに影響力をもったのかもしれない。しかし、ペストの流行の初期段階において最大級の恐怖や怒りを誘発したのは、身体にたいする実際の、ないし差し迫った、あるいは想像される攻撃であった。そのような集団的な恐怖なり怒りが、噂のなかで強烈に表現されることになった。

ペストの噂

ペストそのもの、さらにそれ以上に、植民地国家によるペスト追討作戦によって生まれた不安や恐怖の空気のなかを噂が飛び交った。しかし、民衆の言説のひとつとしてペストにまつわる噂を解釈しようとする場合、難問がいくつもある。今日まで記録として伝えられているものの出所は、およそ中立的ではない。噂が記録され、新聞や当局の報告書や回顧録などで活字になるのは、多くの場合、民衆が愚かで、子どものように騙されやすいことを明らかにするためである。当時の新聞のことばをかりれば、「暴徒」には「理屈が通らない」こと、あるいは、スノウがボンベイについて決めつけたように、市民が「とんでもない、ばかげたパニック」に見舞われたことを証明するためである。[67]途方もない噂ほどこの目的に適う。人びとの健康と身の安全を考えた対策にわざわざ歯向かうのは、理不尽な偏見のため、ということがいっそう鮮明になるからだ。

すべての噂が、混じりけのない下層民階級の産物だったということではないし、彼らの間だけで噂が流布したわけでもない。一八九八年、カルカッタ市保健官、J・N・クックはペスト流行にかんする報告書のなかで、いかにもがっかりした調子でこう記している。「まことに驚くべきことに、原住民のお偉方まで、まったく途方もない、絶対にありえない話を真にうけている」。[68]とくに一八九八年五月のカルカッタにおけるペスト騒擾事件のさい、人びとを恐怖に陥れ、それに乗じて略奪をおこなう機会をつかむ目的で、「バッドマッシュ」、すなわち、悪党どもが故意に噂を流しているということが指摘されたが、それを植民地の神話、もしくは中流階級の偏見だとしてまったく無視するのは行き過ぎだろう。[69]なにを根拠にしているかはわからないが、ヴァイドャとハキームが西洋医療の評判を落とし、自分たちのほうの医療を売りこむために不安を煽っているとの疑いもあった。[70]しかし、そのような点を留保したうえで、噂を介することにより、民衆の側の認識や反応に他の史料よりもっと接近することができる。

インドにおける多くのこの種の民衆の言説の事例とペストの噂を対比した場合に、際立った特徴がひとつ見えてくる。身体にたいするこだわりである。たしかに、噂が一般的な性格をもつこともあった。たとえば、「政府が意図するところは、インド人の信仰とカーストに干渉し……、インドの原住民にキリスト教を押しつけることを究極の目標として、カーストと宗教の決まり事を破壊する」ことだという「ばかげた噂」が報告されている[71]。一九〇〇年四月のカーンプルの暴動では、「ヒンドゥー教徒とイスラーム教徒の双方に危機が差し迫っているということに途方もない噂」が流れていたとされる[72]。しかしながら、記録された噂は、毒殺であれ解剖であれ、その大半が身体にたいする攻撃にまつわるものであった。噂の主要なテーマについて順番にみてみよう。

(1) 毒　殺

もっとも一般的だったのは、医師、病院スタッフ、牛痘接種員によるインド人毒殺計画である。最初のひとつは、一八九六年一一月一日、『マラーター』紙がボンベイ市について報じたものである。一八九七年二月一六日の『ケーサリー』紙も、病院の患者の「組織立った毒殺」についての噂について報じている。一八九七年二月、『プーナ・ヴァイバブ（栄光のプーナ）』紙がもっと詳細にわたって報じている。

> 政府（サルカール）はその臣下が扱いにくくなったので、人数を減らすための手段を講じている、といくつかの村の住民が考えている。村民がいうには、政府は阿片に毒物を混入している。村民は、飢饉避難所で配給されるパンをもらうことをためらう。パンに毒物が混入していると信じているからだ。病院も、医薬品に毒物を混入する新任の医師の管轄下にあるという[73]。

村の井戸や都市の水道が毒されているという噂もあった。そのような噂が一九〇〇年、インド北部を流れていた。カーラーカンカルの新聞、『ヒンドゥスターン』はつぎのような噂を報じている。「ペストの患者は、医師から毒物を盛られている。住民を殺すために政府によって水道に毒物が混入されている。六袋分の蛇や害虫が粉末にされ、カーンプルで水道管に溶かし、利用者にペストを運ぼうとしている」[74]。二年後、パンジャーブ州のラホール県では、政府が「医師」を雇ってインドの過剰人口を殺そうとしているとの噂が流れた。「医師ないし医師に化けたものが井戸に毒物を混入して回っている、と広く考えられている」[75]。

(2) 体を切り刻み、「モミアイ」を搾り取る

噂の第二のグループは、とくに病院での身体の切断にまつわるものである。一八九六年一二月、『マラーター』紙の記者が報じるところでは、ペストにかかり、プネーのサッスーン病院に連れてゆかれる男性は、咽喉を一直線に切られるほうがましだと語った。記者の解説によると、「原住民は皆、医者が身体を切り刻むために病院に送られて殺されると思いこんでいた」。同紙の主幹も、病院を「人間の生体解剖のための食肉処理場」とみなすインド人がいることを確認している[76]。同じような噂が一八九六年一〇月、ボンベイでも明らかに流れていた。スノウも報告書のなかで、「むかつくような無数の突拍子もないホラー話」に触れている。なかには、「病院は拷問室であり、死の落とし穴だという、とんでもない噂」もあったという[77]。工場労働者によるアーサー通り伝染病病院襲撃事件について、『カエサレヒンド(インド皇帝)』紙は、「これほど多数の人命を奪った」病院には、「邪悪な何ものか」があるに違いないと労働者たちが信じていたと報じている。患者は足の裏から血を抜かれて死亡する、病院は、「悪魔の化身であり、あらゆる犠牲を払って、どんな危険をおかそうとその悪魔を追い払わなければならない」、そう言われていたという[78]。

病院収容の目的は、「モミアイ」として知られる精油、もしくは香油を搾り取ることだとみられることもあった[79]。エンソーヴェンによると、一八九六年一〇月、何千人もの工場労働者がボンベイから逃走したのは、「役人が成年・少年労働者を捕まえ、弱火の上に逆さに吊るし、頭部から抜き取られた油で薬品を調合する」ことを恐れたからであった[80]。F・S・P・レリーによると、グジャラートのボルサールの住民は地元病院の前の道をけっして歩こうとはしなかった。「すべてのベッドの下には搾油機があり、患者を挽いて軟膏をつくり、ボンベイのヨーロッパ人患者のために使用するとどこでも信じられていた、あるいは少なくともそう噂されていたからである」[81]。また、ビリモーラー近くの船頭は別の役人にこう語ったという。鉄道駅近くにもうけられたペスト検査小屋には、乗客の身体から油を搾り取るための「大きな機械」が置かれている。その油はボンベイに送られ、「他の人びとに塗られ、彼らもペストにかかる」[82]。

(3) 捕まえ、探索し、略奪する

この種の噂は以上二つのカテゴリーのものと重なるところがある。医師、警察官、兵士、衛生官らに賦与されたと

される権限についての噂である。実際にそれらの人びとに託された権威をほとんど誇張せずに語った例もある。一八九六年一一月、『インド・スペクテイター』紙は、警察官はその気になれば誰でも病院に放りこむことができるし、病院からは誰も生きては帰れないという噂がボンベイで流れていると報じた[83]。完璧に健康な男でも女でも捕まえられ、病院や隔離地に移送されると一般に信じられていたが、これも実際に根拠がなかったわけではない。ペストなど存在しない、安い給料の政府の役人が意のままに国民から略奪できるようにとでっち上げられたのだ、あるいは、医者は商売繁盛のためにわざとペストを広めているなどと噂されることもあった。一八九八年五月のカルカッタ騒擾事件のさいには、警察官が毒物のビンを携行し、賄賂をよこさないと、それを犠牲者の鼻に突きつけると噂された[84]。

(4) 予防接種

一八九七〜九八年にハフキンのペスト予防血清が導入されたが、その性質と目的と効果をめぐって多くの噂が飛び交った。なかには、牛痘接種をめぐる初期段階の不安感に手を加えたものもあった。政府が否定したにもかかわらず、カルカッタでは予防接種が強制される、あるいはもう強制されているとの噂が流れた。その結果、一八九八年五月、同市では、予防接種員と疑われたヨーロッパ人とインド人にたいする傷害事件が何件かおきた。そのうちの一件では、オーストリア人の船員が追っ手を逃れようとして溺死している[85]。一八九九年五月、ヴァーラーナシーの祭りに突然、一人のヨーロッパ人が二人の警察官を伴って姿を見せたとき、予防接種員だと速断され、「人びとはいっせいに逃げだした」[86]。予防接種が恐れられたのは、「その場で死ぬ」、または不能や不妊を結果すると噂されたからである[87]。一九〇一〜〇二年、パンジャーブ州のアンバーラー県で流布した予防接種にまつわる噂は、つぎのようなものである。

注射の針の長さは一ヤード〔約九一センチ〕。注射されると、すぐに死ぬ。六カ月生き延びてから、死ぬこともある。男性は不能に、女性は不妊になる。副監督官自身も注射され、半時間後、もがき苦しみながら死んでしまった[88]。

ヨーロッパ人や著名なインド人に予防接種がなされ、副作用はなさそうにみえるが、実際は薔薇香水を使っているだけで、本当の毒物のほうは、運の悪いインド人用に保存されているという噂もあった[89]。

(5) イギリス支配の崩壊もしくは弱体化

この種の噂は、身体にたいする直接的な関心をこえるが、一八九八年一月、グジャラートのカイラ県のチャカラシ村での暴動の引き金となった。『マラーター』紙によれば、地元の「狂信者」が村民にイギリスの支配はおわったと語った。レリーの書き方ではこうなる。村民は「イギリス帝国の支配がマーヒー川から南ではすでに瓦解し、その川[イギリス領インドとバローダ藩王国との境界線]に沿って敷かれた防疫線は、じつは、そのニュースが北に伝わるのを阻止するのが狙いである」と信じた、となっている。レリーの記述によれば、「新王国が宣言され、王を選出する準備がなされた」。やがて警官隊が到着し、流血騒ぎとなった。[90]

それとは別の回路でイギリス権力の弱体ぶりにかかわる噂が、一九〇〇年、インド北部に流れた。イギリスは、ロシアがインドを侵略しようという気持ちが失せるように意図的にペストを広めているとの噂である。この時期、ロシアがアフガニスタンとカシミールに進出するとの噂が流れており、それと関係するのかもしれない。[91] 一八九八年、カルカッタではつぎのようなことが噂された。イギリス領インドを防衛するために(何からかははっきりしない)、総督はヒマラヤの奥地で一人のヨーガの行者に会い、「カーリー女神に二〇万人の命を奉げる契約を結んだ」。イギリス人はこの取り引きを守るため、毒物の白い粉や黒い丸薬を配り、殺人注射を打っている。[92]

(6) 全体的な破滅

最後のグループの噂は、場合によっては作者がわかる予言もふくみ(そのため、本来の噂の領域からは、はずれる)、差し迫った一連の破局劇にかかわるもので、インドを席捲中のペストと飢饉はその前兆でしかなくなる。一八九八年一月にデリーで地震が必ずおきるとの予言がなされ、予想されるペスト対策の施行をめぐる不安に拍車をかけた。[93] サンヴァトの年、一九五六年のカールティッカの月(西暦でいう一八九九年一一月)は、インドと全世界にとって全体的な苦難と破滅の時代の幕開けになるとされた。[94] ペストは、その全般的終末の前触れとされる。

これらのペストの噂には、どのような意義があるのだろうか。これらの噂は、当時のインドにおいてペストの流行がいかに広範に、また熱心に議論されたか、さらに、国家の政策がいかに不安と猜疑の眼で見られていたかのはっきりした証拠でもある。一八九九年四月、『ヒンドゥスターン』紙はつぎのように報じる。「ペストということばが、子どもの口の端にものぼっている」[95]。一九〇〇年四月のカーンプル暴動の前夜にもつぎのように伝えられている。「ペスト対策、とくに病人の隔離が都市の上流階級の間で共通の話題になっていて、……不安はしだいに一般民衆の間にまで広がっている」[96]。一八九八年四月二八日、ベンガル管区準知事のサー・ジョン・ウッドバーンがイーデン病院で医師と会見し、ペストがカルカッタにすでに到着したのかどうかを判断しようとしたさい、噂が急激に広まり、正午には、

町の人びとの興奮は頂点に達した。営業所やバザールで、通りや村で、恐ろしいボンベイのペストがついにこの地もやってきたのかどうか、彼らの家も強制捜査の対象になるのかどうか、妻や娘がイギリス人兵士によってむりやり連行されるのかどうか、検疫が実行されるのかどうか、全員、強制的に予防接種をうけるのかどうかなどについて話が持ちきりだった[97]。

一般に政府が国民に率直に語りかけようしない状況では、噂はある種の予言の性格を帯びる。噂とは、政府がしようとしていることを予測し、説明する試みであった。逃亡なり、言い逃れなり、抵抗なり、人びとはその予測に従っていちばん適切と思われる行動をとった。一八九六年末のボンベイ、そして一八九八年四月と五月のカルカッタで何千人もの市民が逃亡したのも、ペストを避けるということだけではなく、政府が押しつけようとしているようにみえた対策から逃げる意図もあった。噂が行動を仕切ったのだ。

噂の内容からみて、基本となる関心事は二つあった。まずなによりも、西洋医療の性質と手段にたいする深い猜疑心。前章までにみたように、けっして新しい感情ということはなかった。一九世紀の大半の時期、病院や牛痘接種や検死のような医療行為は、恐怖と反感と怒りをうんだ。たとえば、ペスト予防接種についての噂には、それ以前の牛痘接種についての噂とよく似ているところがある。しかし、そのような疑念や恐怖心を新たに強めたのが、一八九六～一九〇〇年のかつてない規模での医療と衛生の介入であり、採用された対策の例外的に強圧的で包括的な性格であり、身体が関心の焦点となるような回路であった。

噂のなかには、見慣れぬ医療技術を歪曲して語ったものもあった。一ヤードの長さの注射、有毒な血清、死者だけでなく生者も解剖するという病院の噂がそれだ。水道水の蛇の話は、衛生官によるコレラ菌をはじめ水系感染菌のスライド映写会に起原があったのかもしれない。しかし、インド人が西洋医療にだんだん慣れてくるにしたがって（部

分的には一八九〇年代と一九〇〇年代における大規模な医療介入の結果でもある）、さらに、ひどく強圧的なペスト対策が撤回されるにつれて（おおかたは、民衆の抗議行動にたいする対応である）、予防接種も病院もそれほど恐ろしいものではなくなった。恐怖が過ぎ去れば、その恐怖が巻き起こした噂も消えてゆく。

しかし、噂を蔓延させたのは、西洋医療技術の性格とその新しさだけではなかった。ペストそのもの、さらにそれ以上に対ペストに発動された国家の政策は、もっと深い意味をもち、イギリス支配の根底にある意図を暴露するものとみられたのである。この意味づけの努力のなかで、噂は、ひとつの生々しいコラージュのなかに、ペストや入院や隔離や予防接種など直面する危機を、飢饉や戦争や過剰人口の議論やイギリス支配にたいする反対運動の盛り上がりや中央アジアへのロシアの進出などの不安をかき立てる、もしくは刺激的なニュースやゴシップの断片といっしょに貼り付けたのであった。

傍目には、これらの断片は相互に連関しておらず、でたらめに、とんでもない方法でかき集められており、度しがたい民衆の無知と愚かさしか読みとれないかもしれない。しかし、民衆の言説の次元では、このような観念のつながりは、部分的にせよ首尾一貫した説明方法となっていた。説明しがたいことを、たしかに解読してくれるようにみえたのである。たとえば、ヨーロッパ人がなぜこの病気にかからないのかの説明も、彼らがその伝播にかかわっているとすれば、説明がついた。これらの噂のほとんどすべての根底にあったのは、イギリス人は身勝手で、底意地が悪く、イギリスの支配権力を保持するためなら平気でインド人を苦しめ、その生命を血祭りに上げる、そのような見方である。ある新聞が指摘したように、「イギリスの支配（ラージ）は人びとを守り、その苦しみを和らげてくれ」る、すなわち、人びとの「マー・バプー」、つまり母にして父としての支配という見方、イギリス側がその支配体制は家父長主義によって人びとの支持を得ていることの証拠として好んで持ちだす考えを、噂はまったく支持しなかったのだ(98)。風評に従えば、インド総督は、イギリス支配を維持するための代償とあれば、カルカッタの二〇万人の市民を殺すことも厭わないとされる。抑圧された民衆がその主人の圧制ぶりを訴え出ることのできる優しい皇帝も慈悲深い白人の女王もここにはいない。ヨーロッパ人の権力は、この危機の時期にあって、その悪意の点では打って一丸とみえた。インド人臣下の身体と信仰にたいするイギリス人側のあからさまな侮蔑の念。イギリス人が井戸に毒物を盛り、殺人注射を打ち、モミアイのために人びとを挽くことはけっして途方もない妄想ではなく、いかにもありそうにみえたのであった。

民衆の言説の一種としての噂の重要性についての議論をさらにもう一歩進めることが可能である。噂のある部分はイギリス人もさることながら、その手先であり、相棒であり、同伴者とみえたインド人にたいする猜疑心を表明していた。イギリス人のペスト対策を助けたり、予防接種をうけたりした王や名望家は、毒殺し、穢し、略奪する邪悪な陰謀の共犯者とみなされた。一八九八年五月、カルカッタでは、「トピー・ワーラー」、すなわち西洋風の帽子をかぶるベンガル人がヨーロッパ人とならんで民衆の暴力の的となり、予防接種員やペスト医師と疑われて暴行された[99]。しかし、逆にペストの噂を民衆が信用したことは、多くのインド中流階級人の反感を呼び覚ますことにもなった。ティラクは当時の他の多くの新聞主幹や政治家と同じようにプネーなどで実行されたペスト対策の方法について声高く異を唱えながらも、市民に西洋医療と科学の思想について教育し、入院と隔離についての途方もない噂を否定することは「指導者」としての自分の任務であるとみた。一八九七年三月の『マラーター』紙の社説はつぎのようにいう。

たしかに、大衆はペストを神の摂理の訪れとみなし、衛生科学によって提案された手段の効果をほとんど信頼していない。しかし、大衆が無知であるからといって、指導者やとくに教育をうけた階級の人びとが現代の衛生対策の効用を評価していないと考えるのは誤りである[100]。

たしかに、ティラクをはじめとする新聞の主幹たちはペスト対策にたいする人びとの敵意に、本当のところはともかく、同調する構えをとった。少なくとも、イギリスの支配は評判が悪いことを示す機会として利用しようとした。しかし、民衆の考え方や行動にたいする中流階級の姿勢には、時として怒りや恐怖に結びつく心底の侮蔑の念もあった。「無知な田舎者」や農民や工場労働者の「迷信的」な信仰に浴びせかけられた侮蔑のことば。彼らの「不潔な習慣」にたいする批判。「知的」もしくは「教育をうけた」階級と「愚かで文字を読めない」農民とを繰り返し対比させること。たんに検閲官の眼を意識してものではなかったはずである[101]。そのような敵意は、一八九八年五月、カルカッタで西洋かぶれ（トピー・ワーラー）が民衆の暴力の対象になったときにいっそう露になった。それまで政府のペスト政策をもっとも痛烈に批判してきた『ヒタワーディー』紙の主幹は、この攻撃の張本人である悪党（バッドマッシュ）の行為に立腹し、こう書く。「なんぴとも騒ぎをおこし、騒擾状態をうむ権利をもたない[102]」。カルカッタのラーマクリシュナ〔一九世紀ヒンドゥー教の神秘主義者・改革者〕の信奉者は、もっと控えめながら、「流言飛語」に惑わされず、平静でいるようにとの声明を発した。[103]「粗野な人びと」を教導したいとの願いは、部分的には彼らの暴力的な「理不尽さ」にたいする恐怖心にもとづいてもいた。[104]

最後に、ペストの噂とそれにたいするイギリス側の反応について。一九世紀はじめ、コレラとヒンドゥー教の巡礼とが結びつけられたように、ヨーロッパ人側はペストとペスト対策にたいする抵抗を、インド社会の否定的な属性と同一視した。ペストの噂から、そのように根深い反発をうけつつ、開明的で合理的な医療政策を実行することがどんなに困難であるかが明らかになったと理解された。インド人は無関心で、宿命論的で、非合理的であることが、ペストの噂からはっきりと証明されたのだ。こうして、ペストが流行する責任は以前の天然痘やコレラと同じように、植民地の役人と医師から、インド人自身のほうに移動する。ボンベイのガタクレ委員会はつぎのように結論した。「東洋人はまことに保守的で、数多くの不衛生な慣習に執着する。それらの慣習は、何世紀にもわたって彼らの生活や偏見と分ちがたく結びついてきた」[105]。インド政庁の一八九八年の概報もこう評した。「インドでは、ペストの流行を抑えるのにいちばん有効な対策を採用しようとしても、住民の慣習や偏見が大なり小なり重大な障害となる」[106]。当面の危機が過ぎても、ペストそのものとその被害を食い止めようとする行政側の試みにたいするインド人の姿勢は「宿命論的」だというもっとも一般的な理解はそのままだった。[107]

「原住民の機関」

ペストは、植民地当局にもうひとつの攻撃の口実を提供した。すなわち、インドの中流階級が政治的に積極的にリーダーシップをとるようになったことへの攻撃である。ボンベイ、カルカッタ、それにプネーの各都市行政体との関係でそれがとてもよくわかる。ペストの流行は都市管理の危機が深刻化することと連動し合い、前例のない権限がペスト対策委員会に付与された。三者のうちもっとも顕著な事例となったのが、プネーである。

人口およそ一六万の都市、プネーにペストがおよんだのは、一八九六年の暮れであった。もっとも早い感染例は、一〇月、ボンベイからのペスト難民のなかに発見された。地元住民についての最初の報告は一二月末である。ペストがプネーに侵入した当時、サンドハースト卿を知事にいただくボンベイ管区の政府は、それ以前よりプネーの政治エリートを痛い目にあわせる機会をうかがっていた。一八七九年に組織された政治組織、「プーナ大衆協会」をつうじてティラクをはじめ同市のブラーフマンは、とくに近年の飢饉との関連でイギリス側の政策を執拗に批判していた。ペストの流行がインド人の政治家たちに政府攻撃をいちだんと強める機会になったとすれば、行政側も反撃の絶好の口実を得たのである。当然、標的となったのは、ティラクである。マハーラーシュトラの一般住民の間に、積極的なヒンドゥー民族主義を広めようとティラクが企画したシヴァ神とガネーシャ神の祭典は、一八九七年、ペスト対策を理由に禁止され、さらにティラクは一八九七年六月のW・C・ランドの暗殺を教唆した、ないし企てた容疑でほぼ一年間、投獄された[108]。政府の攻撃目標はティラクだけではなかった。プネー市参事会も標的となる。ティラクはその一員であり、イギリス側の役人はブラーフマンがそこを牛耳り、政治的に疑わしく、また行政的にも無能だとみていた。

プネー市政の問題は、一八八五年にまでさかのぼる。当時のボンベイ管区知事のレイ卿は、プーナ大衆協会と市参事会員の要求を受け入れ、参事会の構成員を自由化した。定員が二〇から三〇人となり、政府側の指名人数は一〇名にとどまった。参事会は、自身の議長を選出する特権があたえられた。この「実験」は、一八八二年、自由党系のインド総督、リポン卿が着手した地方自治改革の精神に沿うものとして、また、プネーには「教育をうけた原住民の知的なジェントルマン階級が多数」存在することを反映するものとして正当化された[109]。

ところが、一〇年以上、この新しい参事会が機能してきたところで、一八九八年、ヨーロッパ人官僚は、レイ卿の「実験」は「完全な失敗」だったと一方的に決めつけ、ペストの登場によって生じた危機を参事会が無能であることのさらなる証拠だとしたのであった。一八九七年五月、プネーの徴税官であるR・A・ラムは、地区監督官のJ・K・スペンスにたいしつぎのように苦情を申し立てている。プネーを取り巻く諸問題から明らかになるのは、大都市の健康と衛生が「完全に原住民の機関」に委託されたら、いったいどうなるか、ということである。ラムによれば、「われわれが理解するような」生命保護と衛生は、

原住民の気質に沿わない。不衛生の所産であるものを、人口稠密地帯で汚物やゴミを適切に処理しなかった当然の報いとしてではなく、むしろ神の裁きとしてみようとする。このような心性のありようからして、衛生と生命保護を原住民に完全に任せておくと、ろくなことにならないのは当たり前である。

ラムによれば、とくにプネーについてはこれが由々しきことになる。というのも、「原住民」街区が文官街区、すなわち「ボンベイ政府の役人が一年のうち四カ月間、居住する」街区とインド最大の駐屯地のひとつに隣接しているからである。[110]スペンスの見方も負けず劣らず手厳しい。「生命保護と衛生の問題は、原住民の監督と管理のもとにおかれている限り、ただの茶番である」。あるボンベイ管区政府書記官は、こうメモしている。「ペストの流行によってインド政庁の権限がたいへん強化され、衛生のために地方自治に堂々と干渉できるようになった」ばかりか、「その必要性が明らかになった」[111]。

ラムがこのように厳しい意見を書く直前の一八九七年二月、ランドがプネーにおけるペスト作戦の指揮権を掌握した。同じ年の六月に暗殺される直前、ランドは報告書を書いているが、同じように、インド人による都市管理、とくに衛生と医療事業の運営方法について手厳しい見方をとった。ランドによれば、市参事会はプネーをひどく不衛生な状態のままにしておき、ペストがはじめて登場したときも、その流行を阻止するための手をほとんど打たなかった。民衆の敵意におじけづき、入院や隔離を強行せず、若いブラーフマンを衛生官に任命したが、学校を出たばかりで、「まったくその職務に適していなかった」[112]。

危険流行病予防改善法にもとづく特別権限によって、ランドは市参事会を無視し、三人の委員会（『マラーター』紙は「ペスト三頭政治」と呼んだ）を設置し、同じ時期のボンベイ方式でなく、むしろ香港方式でペスト対策を指揮できるようになった[113]。家宅捜索にヨーロッパ人兵を投入したことは、プネーのインド人エリートからみれば、露骨な侮辱的行為であった。ラムはこのような方針を全面的に支持し、ランドとベヴァリッジに同調してこう書く。イギリス人兵士は「規律がとれて」おり、「家宅捜索についても正直に徹底しておこなう」とみてかまわない。他方、「原住民の機関は利用できないし、利用できたにしても信用できない」[114]。ランドが「原住民のジェントルマン」に認めた唯一の役割といえば、「市民に家宅捜索の目的を説明し、兵士と市民の間の通訳をつとめ、慣習上、兵士が立ち入ることを禁止されている場所を教える」ことぐらいだった[115]。プネーに住むインド人中流階級で、そのような評判の悪い、品性が傷つくような仕事を進んで引き受けるような者などほとんどいなかった。ところが、そのことをランド委員会は「原住民の機関」が無用であることのさらなる証拠とみたのであった。ランドは、自分の指揮のもとで得られた成果もインド人の管理にもどれば無為になるとし、「当面」、市の衛生業務をヨーロッパ人の管理下におくべきだとした。

早い段階でプネー市参事会がペスト対策に取り組もうとしたにもかかわらず、管区政府側が無関心で、それを阻止ないし無視したことは都合よく頬かむりされた[116]。

「原住民の機関」にたいするランドの酷評は、ラムのような役人、ベヴァリッジやその後任の軍医少佐バリーのような衛生官によっても共有され、市参事会再編のひとつの根拠となった[117]。一八九八年には、政府指名の市参事会員の定員が一〇名から一八名に増加した[118]。政府とヨーロッパ人側の指揮権を強化するためである。ランド、さらに後にバリーが強引に推し進めた対策は、インドの他地域で実行されたものすべてを凌駕した徹底したものとなり、おおいに成果をあげたといわれたが、一八九七年一〇～一一月にペストの流行がその年のはじめ頃よりももっと大規模に再燃するのを阻止できなかった[119]。インド人側の批判者には通じない皮肉であった。プネーは「特別扱い」だったとはいえ、「原住民の機関」にたいする官僚側の侮蔑はそこにとどまらなかった。カルカッタでも、ペスト危機に直面したインド人は無能力で、臆病だと決めつけられ、それをきっかけにして市政が再編成され、選挙の比重が低くなり、インド人の指揮権が弱まり、他方、ヨーロッパ人の文官と衛生官の地位が強化された[120]。

対決から懐柔へ

プネーの事例からわかるように、初期段階のペスト作戦は人種差別と政治的報復のために苛酷なものとなった。ところが、危機がさらに深まると、こんどは逆に政治的な理由でイギリス側の行動が抑制され、国家の政策も重要な転換を強いられることになった。一八九七年末から一八九八年はじめにかけて行政側は、二重の管理危機に直面した。町や都市において徹底した対策をとったにもかかわらず（むしろ、そのために）、ペストの流行はいっそう拡大し、ベンガル、北西州、パンジャーブ州、そしてハイダラーバードにまで達する勢いを示した。ペストを押さえ込もうとする当初の試みは失敗におわり、死亡者の数が無慈悲にも増大した。イギリス本国のインド省とその医療顧問は、検死やペスト感染被疑者を厳重に隔離することをふくむ、さらに厳格な対策をとるようにと圧力をかけてきた。一八九八年二月三日、インド政庁はこの圧力に屈し、ペスト対策の完全実施に踏み切った[121]。

この決定が、ひとつの分水嶺となる。ペスト対策が不評であることの証拠がどんどん山積みになっていった。ベンガル管区、北西州、パンジャーブ州などの州政府は、はっきりとした世論の反対を押し切ってまでそれを押しつけるのは政治的にみて妥当かどうか疑問だとした。ボンベイ市では、一八九六年一〇月に最初の暴動がおき、さらに一八九八年三月、二度目の暴動があり、またいくつかの小規模な事件もおきていた。同管区の他の地域でも、一八九八年一月のナーシク県のシンナルをはじめいくつかの騒擾事件がおきていた。インド北部でも、一八九八年三月にジャワールプル、四月にパンジャーブのガルシャンカルでそれぞれ家宅捜索と隔離と入院に反対する暴動がおきた。インド南部でも、一一月にマイソールの近くのシュリーランガパトナムで事件があった。しかし、この騒然とした一年でおそらくもっとも大きな不安感をあたえた騒擾事件は、一八九八年五月、インド帝国の首都たるカルカッタでおきたものである。あるパンジャーブの新聞は、皮肉たっぷりにこうコメントする。毒物を投与する医師とか殺人注射のような噂が、カルカッタという「開明」的な都市で信じられているとすれば、田舎町や農村におけるペスト作戦は、いったいどのような希望をもてるのだろうか[122]。住民の代表や、市参事会員や、カーストと宗教の指導者らは、声をそろえて州政府やペスト対策委員会にたいして、インド人の感情と慣習をもっと尊重するようにとうったえた。また、このような申し立てに耳を傾けずにいれば、反対運動はさらに拡大し、流血の惨事をまねくと警告もした[123]。

　行政側はつぎのように考えはじめた。ペスト対策はボンベイやベンガルでこのように激しい抵抗を引き起こしてしまった。ならば、イスラーム教徒やインド北部の「好戦的な種族」にたいしてそれを発動した場合、いったいどうなるだろう[124]。一八九八年二月、デリーで、このような疑念をまるで裏づけるかのように、一八五七年の反英大反乱との不吉な比較をおこなうプラカードまで出現した。そのうちのひとつは、旧市街のもっともにぎやかな大通りであるチャンドニー・チョークに目立つように掲げられていた。それはつぎのように警告する。

> 腺ペストが発生した場合にとるとされる措置についての通告に、民衆はおおいに不満をもっている。名誉と尊厳と信仰が地に落ちるからだ。それが文明であろうか。われわれを除外し、そのような措置をとらないように政府に警告する。われわれの信仰と尊厳のために命を投げだす用意が完全にできている。いつでも死んでみせよう。この通告は、一八五七年の反英大反乱のそれにも匹敵する感情を喚起しよう[125]。

また、デリー市副長官宛に送られてきた匿名の「通告」は、つぎのように宣言する。

ペストがデリーを襲うことは断じてない。かりに襲うにしても、通達された規制はひどく苛酷なものであり、機能するはずがない。デリーの市民はそれを実行できまい。……

デリーの市政を預かる立場にあるものとして、それらの規制を実行する前に、よく考えていただきたい。知事は武力を頼みとし、いずれにしても命令が遵守されるとお考えのようだ。しかし、金銭と女性と土地がからめば、衝突は必至であることを肝に銘じておかれるがよい。家を追いだされ、貞淑な妻が治療のため医者に手渡されようとするのを、おとなしく見ているようなヒンドゥー教徒やイスラーム教徒は、絶対にいない。……

貧しく、征服された民族であっても、純粋な高潔の血が、なおわれらが血脈を流れていることを肝に銘じておかれたい。離ればなれにされ、娘や妻が残酷な医師のもとに拘束されることなどどうして許されようか。[126]

このような状況のなかで、「流行病と民衆の両方と闘うのは絶対に不可能である」ことが明らかになっていった。[127]一八九八年四月二九日の総督エルギン卿宛ての書簡のなかで北西州準知事のサー・アントニー・マクドネルは、多くの行政官の不安感と留保条件をつぎのようにまとめている。「病気を制圧するだけでなく、不満を抱かせないようにする」ことを念頭におくなら、「民衆を介して行動する」ことによってのみ、目的を達成できる。そのためには妥協が必要である、とマクドネルはいう。この州の富裕者、とくにイスラーム教徒は、「たえず家を検査され、病院に患者が強制的に移送される」ことに黙ってはいまい。家族からの切り離しと隔離という方針を部分的にせよ放棄すれば、ペストの流行はさらに急激に広まるかもしれない。しかし、「現在のこの国の人びとの心情」からすれば、「病気の流行が長期化することよりも、民衆の不満と騒動の危険のほうがはるかに深刻な事態なのである」。

マクドネルの書簡は、ペスト対策をインド北部でもボンベイやプネーと同じように厳格に実行することを許さない事情にも注意をうながしていた。ひとつは、必要とされる膨大なコスト。いまや、ペストは都市の拠点をこえて拡大し、農村部にも浸透しつつあり、もはや抑えようがない。もうひとつ憂慮すべき点として、警察官や下級医療員を大量に投入すれば、金銭の強要やハラスメントの機会が生まれることも指摘された。マクドネルのみるところ、「この腐敗のほうが、家族からの離別と隔離にたいする不満よりもおそらく抑圧的になり、恨まれる」[128]。このように、「原住民の機関」にたいする不信は、インド人エリートにとどまらず、（それ以前の天然痘の予防接種のときのように）インド人下級役人にまで広がっていたのである。

インド政庁は当初、そのような懐柔派の圧力に屈することを渋ったものの、しだいに同調するようになり、医療顧問の一部の指示に従うようになる。四月中旬に書かれた重要な覚え書きのなかで、インド政庁衛生監督官、R・ハーヴェイはつぎのように認めた。「医療的に望ましいことでも実際には不可能であり、また政治的に危険であることがありうる、ということが経験上わかってきた」。さらに、ハーヴェイはつぎのように続ける。隔離や検死のような手段は理論的にはまったく問題ないにしても、現実問題として、政府の方針は、インド人の大多数が「新しいものを疑い、ひどく保守的で、まったくの無知で、偏見と迷信と驚くべき軽信に満ちている」ことを承知しておかなければならない。世論の反対に抗してまでそのような対策に執着すれば、「重大なトラブル」をまねきかねない。マクドネルと同じようにハーヴェイも、もっと慎重で懐柔的なアプローチをもとめる。「強制は人びとを離反させ、われわれの努力を挫くことになるから止めるべきだ」。その一方で、ハーヴェイはつぎのようにもいう。「インド人を味方に引きいれ、経験上、有用であることが証明されている予防策に自発的に同意するよう仕向けることに全力を傾けるべきである」[129]。

一八九六年末から一八九七年はじめにかけての段階では、医療と衛生が解決策を示してくれるものとおおいに期待された。ところが、一八九八年の中頃になると多くの医務官や役人は疑いをもつようになっていた。排水溝や下水道の洗浄。大量の殺菌剤散布。ボンベイでのペスト流行の初期段階にスノウが精力的に推し進めたものだが、いまではほとんど忘れ去られてしまった。新たに実行された政策である入院、隔離、検死も猛烈な世論の反発をかい、しかも、病気の流行の拡大を止めることにならなかった。予防接種だけは、なおいくばくかの成功の期待をもたせてくれた。ハフキンは、ボンベイでペスト・ワクチンを開発し、初期の試験にもとづき、集団予防接種こそ、「現段階でこの病気と戦うさいに科学に知られている唯一の対策」であると確信し、そして、「精確な観察」によってその価値が確認され、また「間違いようのない方法で測定」されていると主張した[130]。インド高等医務官職の若手のなかにもハフキンを支持するものがいたが、インド政庁と、衛生監督官で、のちに軍医総監になるハーヴェイは懐疑的であり、ハフキンの血清はなお改良の余地があり、予防接種は疎開その他の衛生措置に取って代わるものではないとした。

ハフキンが植民地医療体制側からもっと好意的な反応をえることができなかった理由はいくつもある。ロシア人であり、細菌学者であり、しかもユダヤ人であった。しかし、そのコレラ・ワクチンの場合もそうだったように、有力な反対理由のひとつは、医学的というよりも政治的であった。予防接種が強制される、あるいはすでに強制されているという不安が、一八九八年五月のカルカッタでの暴動騒ぎの原因となった。他のところでも同様の反対を受けそうにみえた。政治的現実主義から、医療・衛生全体の対策の一環として、あくまで自由意志にもとづき、漸次的に導入されることになった。ハーヴェイはつぎのように強調する。「問題は理論ではなく、実際の行政の経験である」。「よその政府がインド人にたいして包括的な予防接種をうまく押しつけることを夢みる」ことなど、「無駄」なのだ[131]。

抵抗に遭遇し、政治的優先課題と行政能力の限界の見直しを余儀なくされた結果として、インド政庁は一八九八〜九九年、ペスト政策について一連の妥協と譲歩をおこなった。実力行使は逆効果であるとの認識がその中心にあった。実力行使は真っ向から反対されるか、もしくは、衛生・医療対策の足元をすくい、無効にする各種の忌避行為を生みだすだけであった。そこで、家宅捜索、身体検査、強制隔離と入院、検死、軍隊の投入などペスト行政の強権的で不人気な側面が放棄されるか、おおはばに修正された。強制からのこのような方向転換の所産として、インド人側が自主的にとる対策、さらに彼らが信頼する機関（それまで侮蔑されてきたヴァイドャやハキームのような）を重要視するようになった。村落からの一時退避は、ある程度うまくいった方法である。ペストが身近に迫ってくると村民は自発的に移動する、といまや主張されるようになった。もうひとつの手段は、西洋医療のドグマよりも、むしろインドの伝統的なやり方に従って家屋の清掃や消毒作業をおこなうことであった[132]。

予防接種を強制する意図を否定しつつ、医師や行政官側は接種をうけるようにあらゆる努力を払って説得につとめた。パンジャーブ州では、ペストが町だけでなく農村部にもしっかり根づきはじめていたが、一九〇〇年代はじめに数千人規模の予防接種が実行された。一九〇二年、新任の準知事、サー・チャールズ・リヴァズは、ペスト封じこめの主たる手段を予防接種と定め、少なくとも住民の三分の二に予防接種を実施することを目標に掲げた。そのキャンペーンがだんだん盛り上がってきたさなか、一九〇二年一〇月、グジュラート県マルコワルにおいて、汚染された注射針が原因で破傷風のために一九名もの村民が死亡する事件がおき、ボンベイのハフキンの研究所での血清の準備方法（パンジャーブからの膨大な需要に応えるべく変更された）に責任があるとされた。それが間違いであることはのちに判明するが、ハフキンが名誉を回復するには何年もかかった。このマルコワル事件はハフキンのキャリアにも暗い影を投げかけ、一般人にも当局にも、その名前がしっかり結びついていた予防接種政策をいっそう疑わしいものにした。[133]

国家の政策のさらなる重要な方向転換は、インド側の仲介者、「指導者」をいまや頼りとするようになったことにもみられた。それは、プネーのティラクとその同調者が長年、要求してきたことでもあった。イギリス側は、遅ればせながら、「間接統治」の政治的・行政的な効用、そして「自然な指導者」が信仰を同じくする人びと、カースト制のうえでの従者、そして配下の者にたいして有する権威を取りこむことの大切さを再発見したのであった。相談してみる必要があるとペストの流行の最初の段階から言われていたのに、実際には、とくにプネーの場合がそうだったように、「原住民の機関」に医師も役人も苛立ち、嫌悪したために等閑視されてしまったのだ。ボンベイ市では、ガタクレのペスト対策委員会がある程度の譲歩をした。一八九八年三月の暴動が重要な刺激となって、カーストや地元の指導者に相談し、当てにするようになった。自前の捜索隊を送りこむかわりに、当局は、「各区域の住民に個人的な影響力を有する人びと」を選びだし、ペストの発生状況を報告してもらい、当局側の医療・衛生対策の採用を奨励してもらうことにした。[134] インドの他の地域でも同様の政策がとられるようになった。もっとも、多くの場合、民衆の騒擾事件がおきて、はじめて行政側が対応を余儀なくされたのであった。たとえば、デリーでは、一八九八年二月のペスト・パニックのなかで、行政側は「同市のおそらく最有力者」であるアブドゥル・マジード・ハーンの助力を仰ぎ、インド人市民を安心させ、興奮と恐怖を鎮めた。[135] しかし、絶対確実なやり方だったわけではない。主導権を託されるのを断った「指導者」もいた。アブドゥル・マジード・ハーンの場合も、イギリス側に協力したことで非難されている。そもそもイギリス側が望むような権威をまったくもたない指導者もいた。ジャワールプル、カーンプル、さらにボンベイ市内のいくつかの区域のように行政側が統率力をもつ人間を見つけられない場合もあった。[136]

全体としてイギリス側は、ランド流のヨーロッパ人兵士の積極的投入と、「原住民の機関」無視という路線から遠く逸れていった。さらに、政策の変更は実際に成果をあげたようにもみえた。プネーではランド暗殺事件以降、住民が必要経費を負担する治安部隊の駐留というさらなる報復措置をうけたが、ここでも、行政側の懐柔姿勢が歓迎され、市民側の指導者とペスト行政側との本物の協力関係がはじめて生まれたのであった。一八九七年九月にはプネーのペスト規制が修正され、各捜索隊に随行するイギリス人兵士は、インド人の有志の指揮のもとに二人のインド人兵士が家の中に入り、ペスト患者の有無を確認する間、屋外で待機することになった。ささやかな譲歩にしかみえないかもしれないし、そもそも武力がなお目の前にちらついていたわけだが、それでも『ケーサリー』紙は、プネーの政治的指導者にとって、「原住民もヨーロッパ人と同じようにこの種のことに対処でき、行政組織の才覚があること」を証明する機会があたえられたと歓迎した[137]。『マラーター』紙も、新しい規制はインド人の「自尊心」と両立すると賞賛した。同紙はさらにこう続ける。それに比べて、「かつてのペスト作戦には行き過ぎがあり」、それがランド暗殺事件を誘発することにもなったが、その行き過ぎは、「原住民側の協力と同調を歯牙にもかけなかったことにもっぱら起因」したのである[138]。

カルカッタでも、一八九八年八月、インド人中流階級の抗議に譲歩することが正式に決定された。家人は予防接種をうけていれば、たとえペスト患者が出ても、その家にとどまることが許されるようになった。また、ペストが発生した家屋の他の同居人の強制隔離も中止された。衛生官が、感染の広がる危険がないと判断した場合、広い家屋の住民は、上階や屋根を「病院」として使用することが許されるようになった[139]。一八九九年二月から四月にかけてカルカッタでペストの流行が再燃したさい、以前の流行時のように強制と入院・予防接種の脅しで対処するようなことはなくなっていた。市行政報告によれば、新しいアプローチは、「市民の態度にも変化をもたらした」。一八九八年五月の流行のさいには、ペスト対策にたいして「たいへんな反発」がみられた。ところが、一八九九年の「第二回目の流行はもっと深刻だったにもかかわらず、その種のものはまったくみられなかった[140]」。

インド政庁は一八九八年、ペスト危機が最高潮に達したさなか、インド・ペスト委員会を任命した。同委員会の一九〇〇年報告は、強制から、より懐柔的な政策への転換を科学的見地から支持した。その後、数年間、抵抗が散発的におきているが、実力行使は逆効果であるというのが常識になっていた[141]。一九〇八年、ペスト諮問委員会は、「ヨーロッパ諸国で流行病に対処するさいに取られる対策」でペストを根絶しようしても、不可能であることを認めた。たとえペストの流行がさらに拡大しようとも、当初採用された「厳格な措置」ではなく、「説得と協力」という方針を取るべきなのである。[142] 最後に、ペストの流行はしだいに廃れてゆくが、それは医療・衛生の介入による成果というよりも、むしろ、ある特定の種類のネズミのノミの地理的分布や、ネズミがしだいにペスト菌にたいして免疫をもつようになったことなどの各種の動物学的・生態学的な要因によって、その広がりに自然の歯止めがかかったことによるものであろう。[143]

結論

ペストの流行の初期段階は、一九世紀インドにおける国家医療史上のひとつの重大な危機の局面となった。一八九六年から一九一四年までの疾病・死亡率の記録は、たしかに恐るべきものとなった。しかしそれよりも、政府が政治的・経済的な重要課題に対応し、さらに医務官や衛生官の助言に従って例外的な対策を採用して、世論の猛反発にあったことで、危機を招いたのである。多くの場合、ペスト対策は、実際に流行がはじまる前に実行され、そのため中身や目的についてとんでもない噂を生んだ。世論の反発は広範囲にわたり、また激烈なものとなり、行政側はそのように評判の悪い対策に執着することが政治的にみて妥当かどうかを疑うようになり、劇的な政策の転換がなされたのであった。上級の医療顧問も、ペスト死亡者というコストが高くつこうと、懐柔的な対策しか実行できないとする見方を支持した。

しかし、ペストの流行の初期段階は、もっと広い意味での危機も表象していた。すなわち、西洋医療と公衆衛生全体にたいする信頼の危機である。インドにおける公衆衛生と国家医療のゆるやかな展開のなかで、ペストの流行は、それまでの飛び地的な姿勢、そしてヨーロッパ人と軍隊の健康にたいする狭い関心から決定的に脱皮する契機となった。明らかに、一八九六〜九七年、ボンベイを皮切りにインド各地の町や都市でとられた対策は、かつてない医療・衛生の介入をふくむものになった。それまでの天然痘とコレラにたいする、および腰の対策とは比べものにならなかった。世論の猛反発をうけて、ペストの流行の初期段階の攻撃的な政策からは相当程度、後退することになるとはいえ、積極的な姿勢そのものが完全に覆ることはなかった。それどころか、たしかに慎重にはなるけれど、それ以降の公衆衛生という理念の実現に向けた取り組みの道が開かれたのであった。都市部の衛生業務の人員が増強され、公共福祉と公衆衛生の計画が着手された。一八九六年の段階では、政府側はなお細菌学や寄生虫学におおかたは無関心だったが、それでも、新しい研究所や専門的な医学研究者の必要性を認めたのである[144]。

とはいえ、一八九六〜一九〇〇年の積極的介入政策は、当面、西洋医療を忌避する大きな流れをつくりだしてしまう。牛痘接種、コレラ予防接種、病院と施療院の通院者数。西洋医療の「進歩」を数量化できる指標だが、威圧的なペスト対策によって生まれた不安のなかで深刻な後退がみられた。一八九六年一〇月のボンベイにおけるアーサー通り伝染病病院襲撃事件を引き起こした市民の反感や猜疑心を克服するため、地元住民によって運営され、アーユルヴェーダ、ないしユーナーニーの医療従事者の治療を認める「カースト病院」が設置されたものの、当初は、さしたる支持もうけずにおわった。病院と医師にたいする一般の不信感は、それほど根が深かったのだ[145]。

人びとの噂から、西洋医療が植民地支配の威圧的で、なおかつよそ者的な側面とどれほどしっかりと結びつけられていたかが浮き彫りにされる。健康と治癒ではなく、拷問と死と同一視されていたのである。にもかかわらず、この危機は、インドにおける西洋医療にとって、おそらくひとつの通過儀礼となった。注目されるのは、病院と施療院の通院者数がすぐに元どおりになり、それから、以前のレベルを着実に超えていったことだ[146]。インドにおける西洋医療がひとつの角を曲がり、たんなる植民地医療以上のものになった瞬間があったとすれば、ペストの流行の第一段階の後に、その瞬間がたしかに到来したのである。

その理由は中流階級の姿勢と深く関係するので、次章で全面的に論じることにするが、西洋医療がインドでも成果を発揮するためには、その手法を変える必要があることを政府も医務官もようやく悟ったこととかかわる。応急処置よりも、むしろ長期的な施策を見据えつつ、人びとのニーズや姿勢に善処しなければならない。このような考え方の変化をもたらしたもののひとつは、民衆の抵抗の激しさであった。もっとも、当座は、「原住民の偏見」や「宿命論」のせいにされるのだが。さらに、医療にたいして政治がいまいちど、優先されたことにもよる。しかし、それにおとらず重要なことは、医療側がインドにおける病気という複雑な問題にたいして容易に答えを用意することができなかったことである。

一九一一年一一月、ペスト流行の教訓をインド政庁がまだ消化しつつある段階で、第一回全インド衛生会議が開催された。議長は、連合州政府書記官として数年前に州のペスト対策に深くかかわったサー・ハーコート・バトラーであった。バトラーは医療と衛生における新しい現実主義、さらに、一九世紀の大半の時期に支配的だった政治的配慮を回顧している。軍医総監のパーディ・ルキスがインド政庁のために作成したばかりの文書を一部引用しながら、バトラーは会議の参加者にこう語った。

インドで衛生上の仕事を達成しようとする場合、住民について、さらに彼らの生活状態、偏見、生活様式、社会的慣習、習慣、環境、生計手段などについてまず知っておかなければなりません。……熱心な人びとほど、西洋においても可能で、しかも効果的な衛生対策であれば、インドでも可能かつ効果的であるに違いないと考えがちですが、それだけではいたずらに翼をばたつかせているにすぎず、熱心に取り組むのは結構なのですが、かえって仕事の邪魔になるのです。

バトラーは、「衛生の前段」として「時間はかかるが、確実な教育の成果」に賭けてみようといいつつ、しかし、「われわれは、今日のあるがままの事実に対処しなければならない」とする。

われわれ自身の衛生救済事業を貫徹しなければなりません。われわれが直面する伝染病、すなわち、ペスト、マラリア、コレラ、赤痢などのいわゆる「熱帯病」について疫学的に研究しなければなりません。伝染の本当の源泉と伝播の形態さえわかれば、病気の流行を回避し、予防し、鎮圧するために必要な具体的な手段を科学的に決定することができ、政治的にみても採用可能な手段を正しく応用できるのです。それには、インド人側の助力と協力が不可欠なのです。[147]

バトラーが取り組むべき「熱帯病」の先頭にペストをもってきたことは、医療側にとっても行政側にとっても近年の流行体験がいかに重大であったかを反映していた。このように、バトラーは、インド人側の協力が大切であることと、「政治的に可能である」ことを強調するわけだが、それは、昔からわかっていたことをあらためて述べるのと同時に、西洋の医療・衛生がこれからインドでとるべき方向をも提起していたのである。もちろん、宣言を現実に翻訳できるかどうかは、まったく別の問題であった。

第6章　健康とヘゲモニー

一九世紀インドの病気と医療についてここまで本書がおもに述べてきたことは、帝国の所産としての西洋医療のありようであり、よそ者の、国家志向型の医療の思想と実践が導入され押しつけられる過程であり、そして、インド人側の姿勢や対応との対照的なありようであった。ヘゲモニーを掌握しようとする西洋医療側の願望に触れることもあったけれど、それよりも、西洋医療の活動の主たる特徴としては強制のほうが目立っていた。実際には、行政側に政治的な跳ね返りにたいする恐怖があり、また、インド人の健康に投資することを国家の側が嫌ったため、たいそう水で薄められた強制になったのだが。

強制となれば、それと好一対をなす相方は、インド人側の抵抗、もしくは国家側の自主規制となる。しかし、抵抗をことさらに際立たせることは、ある意味で植民地主義に加担することにならないだろうか。東洋の社会は変わらず、無関心のままという植民地主義の否定的なステレオタイプを暗黙のうちに認めることにならないか、ということだ。インド人が反対する、相対峙する在地社会側の価値観が強固である。植民地の官僚・医療体制側が政治的不穏の不安から、財政上の制約から、あるいはたんにインド人の福利厚生について無関心であることから、慎重である、あるいは何もしないことを正当化するためによく口にした口実である。しかし、これまで主張してきたように、抵抗が重要であるのは、そこにインド人側の姿勢が表現され、西洋医療によって露呈される文化的・政治的な溝の深さが示されるからだ。さらに、抵抗は、植民地インドにおいて西洋医療のイデオロギーと実践が形をととのえ、提示されてゆく過程にかかわる、ひとつの形成力でもあったからである。

とはいえ、インド人側の姿勢は一貫して変わらなかったとか、あるいは西洋医療は帝国側のニーズと植民する側の権威を明瞭に表現することにだけ奉仕した、ということではけっしてない。一九一四年以前のインドにおける西洋医療について述べようとすれば、そのヘゲモニー的な属性と野心を、さらにイギリス人支配者だけではなく、インドのエリートにとっての価値も認識しておかなければならない。

ひとつの章で、西洋医療のさまざまな側面がインド社会に受容され、内面化されてゆくその多種多様な回路をあまねく明らかにすることは難しい。インドという広大な世界にあっては、時間と階級と地域によって大きな違いがみられるのは当たり前だからである。しかし、一九世紀をつうじ、それもとくに一八八〇年から一九一四年までの時期に、西洋側が理解する意味での健康と医療がインドにおいて文化の敷居を乗り越え、在地側のレトリックや社会的慣習の、ひとつの活動的な構成要素となる。部分的には、主要な町や都市における国家医療と公衆衛生の累積効果だった。また、西洋医療がしだいに威信をもつようになり、多くのインド人、なかでも都市の中流階級の問題関心が発展し、視野が変化し、それに西洋医療がかかわるようになったからでもあった。健康と医療は、インド人が「進歩」に乗りだし、「自己」を定義しなおすさいに不可欠なものとなった。家庭内と公共圏のそれぞれの必要事項としきたり、そして、在地側の価値観と、手まねきしたり、あるいはおどしをかけたりする植民地体制。それらを仲介しようとする試みにかかわるからだ。健康と医療は、西洋の文明や科学の恩恵の一環として認知されると、こんどは、イギリスによる支配や、インド国民にたいする理不尽な軽視の姿勢を批判する根拠にもなる。一九一四年までに、西洋医療の文化的なレトリックと政治的な権威は、インド人エリート側にとって無視できなくなるほど強力になっていた。そこには、健康という直接の領域だけではなく、文化的・政治的なヘゲモニーというもっと広い領域も表象されていたのである。医療と病気についての植民地的なことばから取りだされた用語やイメージが、インド人側の自己表現の用語のなかに浸透し、新しい民族主義の陣容がイデオロギー的に形成されてゆくその一環となる。

ヘゲモニー

「ヘゲモニー」という用語は実にさまざまな意味づけや解釈がなされており、ここで使用するにあたって、その用法について若干の考察が必要となる。一九三〇年代に書かれた『獄中ノート』のなかでアントニオ・グラムシは、この旧い概念に新しい、挑戦的な意味をあたえた。グラムシによれば、政治支配というものは強制よりもむしろ同意にもとづくものであり、そのような同意は、支配者階級の世界観が流布することをつうじて確保される[1]。しかし、グラムシが実のところ何を意味していたのかについては、相異なる解釈がなされてきた。ヘゲモニーは、支配する集団の威信と権威からおのずと生まれてくるのだろうか。それとも、支配者階級側の工作や理論注入によってつくりだされるのだろうか。たとえば、ジョセフ・フェミアはつぎのように主張する。「市民社会の諸制度は、直接的にせよ間接的にせよ、人びとが不確実な社会の現実を理解し、評価を下すさいの認識や感情の構造をかたちづくるように機能し、その無数の回路をつうじてヘゲモニーが達成される[2]」。

それにたいして、ヘゲモニーの目的意識的な性格を強調する研究者もいる。すなわち、支配者階級、もしくはそうなろうとする階級が、従属する、ないし下層民の集団に支配権を行使することを意図した企てのなかにヘゲモニーをみようとする。クリスティーヌ・ビュシ=グリュックスマンは、そのような解釈を非常に強調する文章のなかで、ヘゲモニーを「大衆の積極的な同意を獲得するための戦略」と呼び、階級支配のために意識的に組織されたものとみる[3]。

しかし、このような計算づくの目論みなり意識的な操作という解釈は、グラムシ自身の政治的・哲学的な立場とは矛盾するようにみえる。たとえば、『獄中ノート』のある箇所でグラムシは、ヘゲモニーについてこう述べている。

ヘゲモニーとは、根源的に支配する集団によって社会生活に押しつけられる全体的な指針にたいして大多数の民衆があたえる「自発」的な同意のことである。この同意を「歴史」的に規定するのは、支配者集団が生産の世界におけるその地位や機能ゆえに享受する威信と（それにともなう自信）である[4]。

ここで「自発性」（この概念も問題をはらむ）が強調されているのは、それが自由意志的で、模倣的なものであることを示唆している。しかしながら、支配者階級の威信がどのような手段で大衆に伝達され、表象されるのかという問題は手つかずのままである。グラムシは、たんに権力側の自己を正統化する行為という意味でヘゲモニーを提起しているのではないと思う。従属する階級の同意は、ヘゲモニー階級の威信と権力、そして「生産の世界」におけるその支配的な立場から、おそらくせっつかれなくても、自然に生じるとみられている。

グラムシのヘゲモニー論から生じる第二の問題は、強制力と同意との関係にかかわる。グラムシの文章全体からヘゲモニーを抜きだし、ひとつの自律的な概念としてしまって、グラムシのマルクス主義的な社会経済構造の理解からだけでなく、「同意」としてのヘゲモニーと「強制」としての国家との間の弁証法的な相互関係からも切り離してしまう研究者がいる。しかし、グラムシは、「強制という鎧をつけたヘゲモニー」という文脈で国家をとらえており、だからこそ、マキャヴェリ的なケンタウロス〔ギリシア神話〕の半人間・半野獣というイメージを用いて、強制と同意の両方に依拠する政治権力の二重性を特徴づけようとするのである。[5] ヘゲモニー的な「同意」が欠如している、あるいは擦り切れてしまったとき、また、社会をどう組織化すべきかについて意見の一致がみられないとき、支配者集団が生き延びるためには、強制がなおいっそう必要になる。しかし、そのような極限状態にあっても、ヘゲモニーだけで国家と支配者階級の武器庫の強制力に完全に取って代わることはありえないのと同じように、強制も、それを支えるなにかしらのヘゲモニーがなければ、功を奏しにくい。[6] グラムシの思想における、上からの操作と「自発性」、強制と同意との二重性、そしてパラドクス。植民地インドにおける医療と公衆衛生の錯綜した曖昧さや矛盾を解明するための、ひとつの手がかりがここにある。

イギリス領インド。一見すると、ヘゲモニーのシステムが機能する見込みなどありそうにない領域にみえる。インドにおける植民地支配は、とくに民族主義派とマルクス主義派の歴史学にあっては、征服に基礎をおき、貪欲さに支配され、軍隊と警察、裁判所と監獄の力に支えられた強制的な支配としてしばしば描かれてきた。説得し、同意をもとめるなどの生温い手法が入りこむ余地などなかったようにみえる。イギリス人とインドの大多数の住民との間の文化と社会と行政の溝はあまりにも大きく、没交渉状態だったように研究者の目には映じてきた。また、近年、インドの歴史学界では、植民地主義は在地社会を規制する、あるいは変える力量をさほどもっておらず、実権はエリート、有力者、そして各種の仲介者にあったとみるのがひとつの潮流になっている。そこでは、イギリスの支配は「限定された支配（ラージ）」として立ち現われる。弱々しく、よそ者で、現地に疎く、多くの場合、ひどく無能だった、とされる。ここでも、グラムシ流のヘゲモニーとは、縁も所縁もなさそうにみえる。[7]

植民地支配下のインドでは、どうしても強制の側面が際立ってしまうことはべつにして、まったく違った歴史過程の研究から生まれたグラムシのヘゲモニーの概念を適用しようとする場合、ほかにも難問がある。グラムシが獄中で書いたものの中心となるモティーフのひとつは、政治社会(国家とその強制機関と同一視される)と市民社会(労働組合、学校、教会、任意組織などに代表される)とを区分することである。市民社会は、かたちのうえでは国家機構の一部ではないものの、支配者階級の権威を広め、大衆を社会化して従順にさせる手助けをする。しかし、インドにおける市民社会とはヨーロッパ人社会のことを指すとすれば、ほとんどすべての階級のインド人から人種的に隔絶し、物理的にも距離をおく、まことに内々の話になってしまう。インドでは、西洋医療と公衆衛生の権威と威信は国家から直接、由来したのであって、白人の市民社会からではなかった。

もちろん、例外もありえた。たとえば、医療はキリスト教伝道団体がとくに熱心だった領域である。早くも一八三〇年代には、ロンドン伝道協会がインド南部において医療事業に着手した。医療援助は「ヒンドゥー教徒が受容できる数少ない援助形態のひとつ」だという、ただそれだけの理由だったにせよ、それによって「原住民の心と精神の扉が広く、しっかりと開く」と信じられたのであった。(8) また、この福音主義の戦略から、のちに「ザナーナ」伝道事業が生まれた。一八八〇年には英国国教会ザナーナ伝道協会が発足し、ザナーナ、すなわちインド家屋の隔離された女性部屋にキリスト教だけでなく、健康と教育も持ちこもうとしたのである。なお、インドで西洋医療の思想と実践が普及することにキリスト教の伝道事業がどこまで貢献したかについては、現在のところ、きちんとした学問関心の対象になっておらず、推測するにとどまる。(9)

しかしながら、少なくとも一九一四年以前については、インド人の考え方とライフスタイルと生活体験にたいする西洋医療のインパクトは非常に限定されていたという点で、学界の合意といえそうなものができている。注目されるのは、イギリス側は臣下たるインド人の健康に基本的に関心をもたず、そのため医療らしきものをほとんど提供しなかったと主張する帝国主義批判派と、逆に植民地支配を肯定的にとらえ、インド人が反対したために西洋医療と衛生の広範な受容が阻止されたのだとする研究者との間に意見の一致がみられることである。つまり、イギリス側は医療と衛生の領域でヘゲモニーを行使する努力をほとんど払わなかった、もしくは、そのような目標をもっていたのに成就できなかった、ということである。どちらの側をとるにせよ、実際の結果はまったく同じであるようにみえる。

一八九〇年代になると、インドでは公衆衛生についてほとんど何もなされていないとの批判がよくきかれるようになった。それにたいして行政側は、問題の規模が大きすぎて、しかも自由にできる財源は限られており、これ以上の改善は不可能であると回答するのが常であった。一八九一年の第七回国際衛生科学会議の席上、インド高等医務官職の、軍医大佐R・ハーヴェイ、彼はこのあとインド政庁衛生監督官として、前章でみたようにペスト対策論争の渦中におかれることになるが、インドにおける医療政策とその成果にたいする批判につぎのように答えている。インド政庁は「すでに多くのことを実行してきた」。しかし、二つの大きな障害がある。ひとつは財源不足。インドの途方もない健康のニーズは、いくら予算があっても追いつかない。国家の財源についていえば、「予算の分捕り合戦で衛生関連は多くの場合、はじきだされてしまう」。国の予算の優先順位にたいする穏やかな批判だが、もうひとつの論点のほうがハーヴェイにとっては重大だったようにみえる。すなわち、「原住民は無知で、無関心で、偏見を持ち、大半が衛生の恩恵の何たるかも、衛生を怠ることから結果する危険のこともまったくわかっていない」。「父親の世代にとってよかったこと」は「自分たちにとっても充分によいこと」なのであり、なにか新しいことが提案されると、「信仰の危機」という叫びが「必ず湧き上がる」。それを克服するために国家と行政官ができることといえば、インド人に「現代の衛生思想」を辛抱強く教育することだけである。ハーヴェイは、七年後にペスト政策が混迷に陥ったときに彼がとる立場を予告するかのような言い回しで、つぎのように結ぶ。「政府、それもよそ者の政府は、その臣下の根っこにある考え方を侵害してはならない」[10]。

イギリス統治のもとで公衆衛生に不備があることの責任を、インド人側の無関心なり敵意になすりつける傾向は、植民地の役人に限られたことではない。たとえば、もともと一九五〇年代に出版された、ヒュー・ティンカーの『インド、パキスタン、ビルマにおける地方自治の基礎』にもみられる。公正を期すためにいえば、ティンカーは植民地政策と実践にけっして無批判の人ではない。一度ならず、植民地国家のなす施策が不十分であると指摘し、多くの植民地官僚の頑迷固陋ぶりを非難している。ところが、公衆衛生の相対的な失敗の責任は、在地側にも同じ程度、いや、それ以上にあるとされるのである。ティンカーはこう書いている。インドでは、「公衆は公共事業と公衆衛生を促進することに関心をもたない。なじみのない西洋風のやり方は、宗教と慣習の教えのすべてに相反しているようにみえてしまう」。その結果、「公衆衛生事業が発展したとすれば、ひとえに当局側が促進したためである。都市事業もほとんどすべて、住民の要望の結果というより、イギリス人の役人の圧力に対応して発展した」。他の箇所でも、ティンカーは同じようなことばで、「慣習という障壁」によって「普通のビルマ人やインド人は土木技師や医務官の目的から」遮断されている、と述べている。多くの植民地の言説がそうであるように、西洋と東洋、技術・科学と信仰・慣習が色鮮やかに繰り返し対比される。「公衆の感情が、西洋の社会事業の技術的・科学的な基準に合致することはめったにない」。「［インド人の］社会習慣と西洋の技術は、水と油の関係なのである」[11]。そのため、イギリス側の政策がたとえ善意のものであっても、心からの賛同は確保できず、せいぜい不承不承の同意しか得られない。

このような流れの議論と、植民地時代の公衆衛生の記録にたいする民族主義および左翼史家の批判を対照してみよう。すでに第2章で、一九世紀インドにおける植民地医療の飛び地的な性格と、軍隊と白人社会以外の健康のニーズにたいする全般的な無関心ぶりについてのラーディカー・ラーマスッバンの議論をみた。それ以前の議論も紹介しておこう。一九三〇年代、N・ガングリーは、インド人の政治家が国民の健康にたいする責任を引き受ける日がいずれは到来することを熱く期待しつつ、つぎのようにいう。イギリスはインド人の信仰と慣習にたいし不干渉政策をとってきたために、結果として公衆衛生がひどく軽視されることになった。個々の医務官や衛生官は、公衆衛生を「啓蒙的な政府」の主要な任務のひとつとしてみているとしても。ガングリーは、「よそ者の政府」がそのような姿勢をとるのは「不自然ではない」としながらも、イギリス側は、その「威信と権力」を行使してインドの世論が公衆衛生を受け入れる方向に誘導しなかったと非難する[12]。ガングリーは、インド人が西洋の医療と衛生にしばしば抵抗したことを否定しない。ちなみに、ラーマスッバンがこの点について沈黙しているのは注目される。それでも、ガングリーは、イギリス側には衛生の自覚をもつようにインド人を教育する責任があるとみる。言いかえれば、もっと積極果敢に指導者としての役割を演じるべきだ、ということである。

しかし、これらの見方は物語の一部分しかみていない。西洋医療の考えと実践が一九一四年以前のインドにおいてどの程度まで、またどのような文脈で受容されたのかについてもっと緻密に検討することが必要である。いくらでも広がりそうなテーマなので、ここでは五つのケース・スタディに議論を限定したい。すなわち、病院と施療院、産婆と女性医師、パトロネージとリーダーシップ、都市行政、人種と民族の思想、以上の五つである。

病院と施療院

カルカッタ、ボンベイ、マドラスにおけるヨーロッパ人の兵士と民間人のための病院の起源は、一七世紀から一八世紀初頭にまでさかのぼる。それらの施設は一九世紀をつうじて増築・改築されるが、全体として、排他的な植民地的性格を保持した[13]。「貧しい原住民」を治療するための施療院や、旱魃や飢饉のさいに都市に押し寄せる病人や貧者を収容する警察病院がもうけられることはあった。医科学校の創立にともない、インド人患者の症例を医学生が観察し、実習する付属病院も必要になった。しかし、これらの基本的な施設以上のものに首を突っこむことを植民地当局は渋り、新しい病院や施療院の資金の相当部分は、募金や個人的な博愛精神に委ねられることになった。

一八三〇～四〇年代、カルカッタに熱病病院をもうける構想が検討されるが、その経緯から、全体として消極的な国家の姿勢がうかがえる。J・R・マーティンの提案をうけて、一八三六年、熱病病院設置検討委員会が発足した。ヨーロッパ人だけでなくインド人住民の利益をも視野に入れたより広い都市改善計画の一環でもあった。西洋医療の領域を拡大し、あらゆるカーストと地域のインド人に西洋医療を気軽に利用できるものにしようという、当時としては珍しい試みである。イギリス人とベンガルの住民から証言を取ったあと、八名からなる委員会（同数のインド人とヨーロッパ人から構成されていた）は、病院にたいするインド人の「偏見」なるものが「非常に誇張され」てきたとし、熱病病院は歓迎されるだろうと結論した。ところが、それよりも大きな障害となったのが、政府の姿勢である。インド総督オークランド卿は構想そのものを歓迎しつつ、国家の補助に大きく依存する点を遺憾とした。オークランド卿によれば、インドではほんの一握りの「原住民のジェントルマン」の慈悲心しか当てにできない。イギリス本国でこのような計画が提案されたなら、「個々人の人道精神がいかんなく発揮され、多額の寄付金が集まり、恒久的に維持されるはずである」[14]。このように資金面の障害が最大の難関とみられていたとすれば、それは同時に政府自身にやる気がないことを反映してもいた。結局、熱病病院構想は実現しなかった。一八四四年までに集まっていた五万二〇〇〇ルピーの寄付金は、新設のカルカッタ医科学校の付属病院建設に充当された。

一九世紀も後半になると、ようやく医療施設の数が増え、地域的にも広がりをみせ、さまざまな目的のために活動するようになった。このような展開の重要な要因となったのは、病院よりも施療院の広がりである。病院と施療院のそれぞれのメリットについては、すでに一八三〇年代の熱病病院計画との関連で熱心に議論されていた。オークランド卿は、イギリスおよびアイルランドの先例に倣って、施療院こそできるだけ安上がりに、なおかつ幅広く医療援助を分配する最良の方法だとみるひとりだった。オークランド卿によれば、最終的には施療院こそ「インド人の間の、健康にとってまことに有害な習慣を改善する」主要な手段となるかもしれない[15]。それにたいして、R・J・マーティンと外科助手のダンカン・スチュアートの率いるカルカッタの医療体制派は、この主張に猛然と異議を唱えた。施療院ができるのは症状を和らげることだけで、病気の研究や治療には役に立たない、というのがその主張である。急性の病気の綿密な観察と体系だった治療の設備がほとんどなく、必要とされる医学生の実地訓練をおこなうこともできない。しかも、病人が病気にかかり、他の人にも感染するかもしれない環境から移動させることができない。「非常に有能かつ経験をつんだ」医師でも、施療院の外来患者をみるのに必要な時間とエネルギーの余裕はない。病院ならば、患者を一カ所に集中し、周到な管理体制下におき、考えられる最良の治療ができる[16]。

このように医療の専門家は、病院のほうを希望したが、実際には施療院のほうが増えていった。それでも、インド人の増大しつつある健康のニーズにほとんど対処しきれずにいた。一八五〇年代、肥大しつつあるマドラス、ボンベイ、ベンガルの三管区では、施療院がわずか九〇弱しかなかった。一八八〇年までに、イギリス領インドの政府管轄下にある公共病院と施療院はおよそ一二〇〇を数え、一九〇二年までにその数が倍になる。それでも、三三〇平方マイルにつき施療院がたったひとつという割合であった[17]。

マドラス管区では一九世紀初頭から施療院がもうけられていた。最初のひとつは、一八二九年にマドラス管区のチンタードゥリペータに設置され、一八三七年には第二番目の施療院がブラック・タウンにもうけられた。一八四二年の段階では、マドラス管区全体で施療院の数はたったの八つ、うち二つはマドラス市内におかれていた。患者は全部で一万三二五二人。入院患者は二一二人にすぎなかった。一八五二年、マドラス総合病院の入院患者はヨーロッパ人とインド人を両方合わせて、一年でわずか八五九人。市内の四つの主要な施療院の患者はおよそ四万二〇〇〇人。一八六〇年段階では管区全体に四六の施療院がおかれ、一年で三〇万人以上が診察をうけていた。入院患者は一万三〇〇〇人であった[18]。一九〇〇の年段階では、マドラス管区全体の施療院の数は二六七にまで増大し、一九七の病院と合わせると、治療をうけた者の数は入院・外来患者合わせて四五〇万人にまで達していた。しかし、部分的には政府が住民サービスに予算を多く割くことを嫌ったため、人口数とニーズの規模にくらべ医療施設の数は小規模にとどまった。一九〇〇年、マドラス管区の住民七万一四二八人につき病院ないし施療院がひとつという割合であった。比較的豊かなタンジャーヴール県には、三九の病院と施療院があった。資金はおもに地元および都市の財源で、ひとつの病院ないし施療院あたりの人口数は五万八八二三人にまで低下している。かりに毎年、一万人がこれらの施設のいずれかを利用したとすると、住民五ないし六人に一人が、たとえごく短い期間でも病院ないし施療院体験をしたことになる。しかし、他の貧しく飢饉が起こりやすい地域、たとえばカダパでは病院と施療院がたった一九しかなく、その割合は一一万一一一人にひとつとはね上がる。これらの統計数字から、疾病・死亡の全体的なパターンは、とくに農村部においては、医療施設の存在にほとんど左右されることがなかったと結論してよいかもしれない[19]。

このような数そのものの限界とはべつに、病院と施療院の成長を阻む要因が二つあった。当初、病院と施療院を利用するのは、圧倒的に貧しいヨーロッパ人と英印混血の人（港町のヨーロッパ人船員をふくむ）であった。やがて、とくに小さな町で医療施設の数が増大し、インド人来院者が増えてゆき、これら少数派の人びとの割合が減少する。一八五五年、マドラス管区の施療院を訪れたヨーロッパ人は一五七七人、英印混血が九七三九人。全患者数にしめる割合は前者が〇・八六パーセント、後者が五・二九パーセントである。一九〇〇年には、八二一五人のヨーロッパ人と四万七〇二五人の英印混血が同管区の民間病院と施療院を利用したが、その割合はそれぞれ〇・一九パーセントと一・〇六パーセントと減少していた。興味深いことに、ヒンドゥー教徒（およそ七三パーセント前後）とイスラーム教徒（一八五五年は一五・七〇パーセントだったものが一九〇〇年には一二・二パーセント）との割合は、この時期かなり安定していた[20]。

これらの数字からははっきり見えてこないこと（一九〇〇年には五〇万人以上に達する「その他の階層」というカテゴリー以外に）は、割合的にみてこれらの施設をもっともよく利用したのがインド社会の下層の人びとだったことである。ヒンドゥー教徒とイスラーム教徒のそれぞれの上層階級が、ヨーロッパ人の病院と施療院を利用することについては、宗教的・文化的にみて大きな支障があったのにたいして、下層の人びとにはあまりなかったようにみえる。

あるいは、自分で選んだというよりも、いたし方なくそうしたり、警察官ないしヨーロッパ人雇用主によって送りこまれたりしたということもあったようだ。一八三〇年代、カルカッタに教育機関として役に立ち、同時に高カーストのヒンドゥー教徒を引きつけることもできるような熱病病院の設立をもとめたさいに、デイヴィッド・ヘアーはこう述べている。現在、地方の警察病院に入院している患者は「大半が劣悪分子、巡礼者、乞食、犯罪者、社会の屑である。貧困や病気のために、にっちもさっちもゆかなくなったときに施設への入所をもとめる」[21]。一八六六年は不作の年であり、ガンジャーム県のバルハムプル施療院の責任者である薬剤師はつぎのように記している。ここの患者は、「ほとんど全員が托鉢僧と売春婦である。前者はこの施設で雨露をしのぎ、食べ物をもとめる。後者はできるだけ早く病気を治してもらうためにやってくる」[22]。スィカンドラバードやベドラリやマドラスのように軍の駐屯地があるところでは、性病治療のために警察官が連れてきた売春婦が施療院にたむろしていたために、「貧しいが、身持ちのよい女性」たちが気分を害し、二度と利用しなくなったとされる。警察官自身が治療をうけに通院するので、利用しない人もいた[23]。

このように、施療院はかなりの程度まで「貧困者保護施設」と化し、売春婦や貧しいヨーロッパ人が治療をうける場所となってしまった。植民地の医療体制側にとって、それはひとつのディレンマとなった。半ば慈善事業の施設として貧困に窮する人びとに対処することも必要だと考えられたが、結果的に、西洋医療が身分のいちばん低い、もっとも穢れた階級の人びとや「社会の屑」と同一視されることはけっして歓迎されるべきことではなかった。そこで、政府としてのまとまった方針としてというよりも、それぞれの現場での対応策として社会の上層集団に歩み寄ろうとした。高カーストの患者用に特別の待合室がもうけられた。たとえば、マドラス管区南部のパーライヤンコータイでは、ブラーフマンと隷属民のシュードラの患者が厳格に分けられた[24]。食事と病室、さらに薬品と治療の内容についてまでカーストの必要条件が斟酌されるようになった。また、のちには高カーストと高位の女性のニーズに対応する病院と施療院も建設された。この広範な歩み寄りの過程を示すかたちで、チットゥール施療院を担当するある外科助手は、一八五二年、つぎのように報告している。

すべての来院者に懇切丁寧に対応するように心がけている。カーストの偏見についても、可能な限り斟酌するようにしている。とくにブラーフマンについては、薬品を液状にして投与する必要がある場合、自分の容器に水を入れて持参することが認められている。このようなささやかな譲歩が、正しく評価されている[25]。

在地民の価値観、もしくは、そのようにみなされたものに植民側が歩み寄ったことが、医療施設がしだいに認知されてゆく重要な契機になったと考えられたのである。西洋医療の側がインドで文化的・社会的にしかるべき地位を獲得するためには、みずからを東洋化するのが得策とみた事例のひとつである。

こうして病院と施療院はしだいに評判を取ってゆくが、その原因は内科治療と少なくとも同程度に外科治療にもとめられる。たとえば、マドラス管区施療院の活動の相当部分は、骨接ぎ、癌性のものをふくむ腫瘍の切除、病んだ、または潰れた四肢の切断、白内障などの眼病治療などからなっていた。施療院・病院事業が成功したようにみえる理由のひとつは、在地医療従事者がその方面を相対的に軽視してきたことである。アーユルヴェーダ医師は外科を忌避し、低カーストの理髪師にまかせた。ラール・ビハーリー・デイの小説『ベンガル農民の生活』では、地元のカヴィラージが、「外科の面では、原住民の医師よりもイギリス人のほうがすぐれていること」を認める。しかし、彼にいわせれば、「外科は、本来の医師の仕事にふくまれない」。外科手術は、「本筋から言えば理髪師の領域に属している[26]」。西洋の外科治療が重んじられ人気があったことは、一八八一年、マドラスにおいて軍医総監のW・R・コーニッシュも注目している。「インド人がヨーロッパ人の治療を評価するとすれば、内科治療を信頼しているというよりも、こちらの外科医の腕前をみてのことだ」。コーニッシュの判断では、施療院の活動は四〇年にもおよぶが、医療界独占のための戦いはなお勝利するにほど遠い段階にある。

内科医はいまだに産婆(オールド・ウーマン)や悪魔払い師と競合しなければならない。原住民の眼に彼らの治療のほうが優れていることを証明して、絶対的な信用をかちえるところまではいたっていないからだ。ところが、外科治療については、原住民側もヨーロッパのやり方のほうがはるかにすぐれていることを認めている[27]。

評判が高まるにつれて、施療院はマラリア、リューマチ、呼吸器系の病気、コレラ、赤痢、下痢、性病、眼炎、潰瘍、皮膚病、寄生虫病等などを治療するようになった。しかし、多くの場合、患者が西洋医療に頼るのは、ハキームが匙を投げた後のことであった。一八五二年、ラージャマンドリのある外科助手はつぎのようにこぼしている。「病気が悪化するまでは、原住民の医師が頼りにされる」[28]。多くの場合、施療院が面倒をみる羽目になるのは、病状がはるかに進行していて、とても治りそうにない病人だった。「最後の頼みの綱となる治療者」ということであり、喜べるような役割ではなかったし、腕前を存分にふるえる役割でもなかった。一八六九年、ホースペートの病院助手、J・アッパーヴーはこう書いている。「原住民がイギリスの医薬品の投与にたいして偏見を抱いている」ことは、「施療院で治療されるほぼすべてのケースは、原住民のハキームの治療が失敗におわった後のことだという事実」からもわかる[29]。

病院と施療院で実践される西洋医療の価値について多くのインド人はなお懐疑的なままだったかもしれないのに、西洋医療の伝道者と従事者の眼には、勝利がすぐ手の届くところにある、あるいはその展望がどんどん開けていることはほとんど疑問の余地がないようにみえた。早くも、というよりも、むしろ早まってというべきだろうが、一八五〇年代、マドラス医務局は、管轄下にある施療院の「有用性が増大し」ていることは申すまでもなく、ヨーロッパ医療がインド医療に勝つのはもう時間の問題であると判断した。一八五四年、同医務局書記官のA・ロリマーはこう書いている。「マドラス管区のほぼ全域で、原住民側の内科と外科よりもヨーロッパ側のほうがすぐれていることは、ハキームも認めている」。ロリマーは手放し状態だ。「通常の外科・内科の病気だけでなく、原住民の医師が匙を投げた末期の患者も何人か運よく治したことなどをじっくりと観察した」結果、「原住民の心」は、ヨーロッパ医療にたいする「自然の偏見」から解放されようとしている[30]。それから三年後、ロリマーはもう恍惚状態で、一八五六年度報告にこう書く。「医療施設の前進は、政府にとっておおいに満足すべきものであるに違いない。医療施設の活動によって、真理が誤謬にたいしてかなりの程度まで勝利をおさめたのだから……」。大きな変化はすでに一〇年以上も前におきていた、とロリマーはみる。いまや、「原住民社会は、ハキームの医療体系よりヨーロッパ医療のほうがすぐれていることを完全に理解した」。ロリマーは大胆にも宣言する。ヨーロッパ人の治療は迅速で信頼できることが、「遍(あまね)く理解されている」[31]。

数が増えたのと、ヨーロッパ人医師が職業柄、病院と都会のポストを好んだことから、施療院はインド人がかなりの人数雇用され、ある程度の個人的責任をもたされた数少ない医療領域のひとつになった。施療院のインド人は、西洋医療の熱心な宣伝員であり、多くのヨーロッパ人からみれば、まさにうってつけの伝道師だった。マドラスのブラック・タウンにある施療院を担当したインド人キリスト教徒のエースダーサン・ピッライは、インド人の通院者と支援者層をつくり上げることに全力を傾けた。一八五七年、彼はつぎのように報告している。富裕なヒンドゥー教徒が施療院をよく利用している。

> 病気から回復するのに必要な注意事項を伝えると、進んでそれに従うのが普通である。たしかに、言うことを聞かない家族もおおぜいいる。だいたいは、時代の流れについてゆけず、開明的教育もうけず、祖先の慣習や偏見というくびきから自由になれずにいる人びとである。いずれは正しい道を歩むようにさせることを念頭において、彼らのいたらないところには、できる限り目をつぶるようにしている。[32]

その翌年も、エースダーサン・ピッライは自信満々にいう。ヨーロッパ医療は「前進し、無知なハキームとヴァイドヤの影響力を殺ぎつつある」。残念ながら、「ヒンドゥー教に特有のエチケットのために」、インド人の女性にはなかなか接することができない。「彼女たちに生理学や衛生学の知識を伝えることができるのは、医療相談員として家庭訪問するときだけである。その際には、生理学の基本的な原則や健康を維持する方法を説明するようにしている」。また、マドラス青年文化所で「解剖学、生理学、衛生学入門講座」を開講した。「原住民社会の上層の人びとが受講し、熱心に話に聴き入り、人体の模型や図をじっと見て、感嘆する」。[33]

一八五八年の時点でも、エースダーサン・ピッライのような例は、けっしてまれではなかった。マドラスのトゥリプリケーン地区は多数のムスリム系住民を擁するところだったが、インド人外科医のモーディーン・シェリーフが西洋医療にたいする地元民の信頼を獲得しつつあると報告されている。カダパ県でも、もうひとりのインド人外科医のアイヤスワーミ・ピッライが現地語による「助産婦学入門」講座を開始していた。[34]しかし、これはわずか一年しか続かなかった。このような施療院の活動に、ヘゲモニー的な試みを読みとることは難しいことではない。そこでは、西洋医療の訓練をうけたインド人が、ヨーロッパ人の同僚と同じように積極的に関与し、おそらく、もっと大きな影響力をもったのである。

女性と医療

女性の健康は、西洋医療と植民地的ヘゲモニーの歴史のなかで特別の位置をしめる。今日からみると、一八六〇～七〇年代以前のインドで、女性の健康のことにほとんど関心が払われなかったことは注目に値する。ところが、それと同じくらいに注目されるのは、それ以降、女性の健康が西洋医療の性格と権威をめぐる論争において、ひとつの際立った、象徴的な位置をしめたことである。

一九世紀初頭の段階では、基本的に男性が中心で、男性が運用する医療体系のなかで、女性は男性の健康のたんなる添え物的な存在でしかなかった。一九世紀前半の国家医療のもっとも重要な領域、つまり軍隊と監獄と病院は男性の領域であって、女性の演じる役割はほとんどなかった。存在していても、つまり女囚なり、兵士の妻や娘として存在していても、その特有のニーズはほとんど無視された。ヨーロッパ人兵士の妻の疾病・死亡率は、一八六〇年代以降、衛生監督官の年次報告にきちんと記録されるようになるが、コメントはほとんど付いていない。さらに、インドに駐屯するイギリス人兵士の妻の人数が減少し（一八九〇年にはたった三〇〇〇人になっていた）、軍隊医療のほぼ完璧な男性中心の性格がいっそう強まった。インド人兵士の妻については、衛生監督官の報告でもほとんど触れられない。一八八〇年代以前に国家医療が女性に直接かかわった唯一の政策として一八六八年の接触伝染予防法があったが、これも、売春婦（と兵士の妻）の健康よりも、イギリス人兵士の間の性病問題に対処しようとするものであった。一九二〇年代以前のインドでは、女性の問題として性病が真剣に論じられることはなかった。一九世紀の植民地医療の関心を独占したのは流行病、すなわち、ヨーロッパ人の生命、兵力、男性労働力を脅かす軍駐屯地と官舎とプランテーションの伝染病だったのである[35]。

一九世紀はじめの医療のテキストに女性が登場するとすれば、つぎのいずれかのケースであった。まず、パルダーのインド人女性。ヨーロッパ人医師は物理的に接近できず、そのため彼女たちの病気についてなにもわからないまま、対象外とされた。つぎに、ヨーロッパ人女性。こちらは、当時、健康と病気にかんするヨーロッパ人側の考え方を支配していた環境論的パラダイムのなかに編入された。このパラダイムでは、女性は、ヨーロッパ人の体質にたいする熱帯性気候の急激に進行する有害な作用の指標になった。

すでにジョン・クラークは、『灼熱の国々への長期旅行上の病気についての考察』（一七七三年）のなかで、インドの気候は、「身体の固体部分を弛緩させ、血液を分解し、腐敗しやすくさせる」と書いていた。クラークによれば、これらの影響がもっとも顕著にみられるのはヨーロッパ人女性である。「そのつやつやと輝く血色のよい皮膚の色」が「またたくまに、つやを失い、青白くなってしまう。無気力になり、衰弱する。高温と身体組織の弛緩から女性特有の多くの症状を患う」[36]。一八三〇年代、ウィリアム・トワイニングも同じように、西洋人女性がインドでこうむる重大な身体的な苦痛の具体例として、生理と出産に付きまとう諸問題、流産の頻度の増大、出産時の死亡率を紹介している。このようにヨーロッパ人女性は病気になりやすいという見方の裏側には、インド人女性のほうは環境によく順応しているとの見方があった。たとえば、トワイニングのみるところ、インド人女性の間ではヒステリーはまれである。身体と気候との「調和の度合いが違って」いて、インド人は、ヨーロッパ人を苦しめる数多くの病状を免れているのである[37]。

世紀が進むにつれて、ヨーロッパ人の姿勢も微妙に変化していった。ヨーロッパ人はひ弱であるという感覚が後退していった（否定はできなかったが）。このことを端的に表わすのが、女性の健康状態も大丈夫だとみられるようになったことである。一八六〇年代にいっせいにもうけられる高地駐屯地は、病気回避と環境順応の点でとくに女性と子どもの健康にとって好ましいと考えられた。身体構造や異郷の地という旧い言い回しが廃れ、個人の清潔や衛生の価値にだんだん自信をもつようになった。一九世紀の後半になると、ヨーロッパ人社会が拡大し、白人女性の数も増え、西洋人医師は、インドでヨーロッパ人が生存し、さらに出産することになんの不安もないと元気づけるようになった。しかし、重要なのは、女性の健康がなお国家の責任対象にまだなっていなかったことである。女性の健康は、情報を提供し、いろいろ教えてくれる多くの医療マニュアル本や家庭の健康入門書にまかされていた。ときとして一八七一年のように、それらの出版を奨励する目的で政府からの懸賞がだされることもあった[38]。分娩中の白人女性に付き添うことは、民間医師にとってもっとも一般的で、実入りのよい医療行為だったようだが（インドにも女性医師を、という考え方を歓迎しなかった理由のひとつになる）、しかし、国家医療そのものの責任対象とはみなされなかった。

しかしながら、インド人女性は、植民地医療の言説と実践の展開にたいしてけっして無関係ではなかった。なかなか捕えにくい存在だったこと。そのことが、西洋医療のヘゲモニー的な野心にたいする暗黙の挑戦だったのである。さらに、在地民の半数から実質上、遠ざけられているとすれば、西洋医療側は勝利宣言など出せるものではなかった。さらに、他の国と同じようにインドについても、女性は当該社会の本当の姿と真価を表象する存在であるとみなされた。よく指摘されるように、このジェンダー規定を一九世紀はじめに定式化したのがジェイムズ・ミルである。その『イギリス領インド史』(一八一七～一八年)のなかでジェイムズ・ミルはこう述べた。「女性の立場こそ、諸国民の風習のなかでもっとも注目に値する状況のひとつなのである。未開人になるほど、女性は全体に地位が低く、文明人になるほど、高くなる」。だめを押すようにミルはこう書き加える。「ヒンドゥーの女性蔑視の習慣ほどひどいものはない」[39]。寡婦殉死絶滅キャンペーン、女子嬰児殺し禁止、さらに後の時代では寡婦の再婚と結婚承諾年齢をめぐる議論。そのすべてについて、インド社会、とくにヒンドゥーの社会を女性にたいする野蛮な振る舞いと同一視する見方が根底にあった。

この批判的なまなざしは、女性そのものだけに向けられたわけではない。ザナーナ、すなわち、ヒンドゥーとムスリムの家屋の女性隔離部屋がいまひとつの焦点になった。そこは、腹立たしいことに「植民地化されていない空間」であって、西洋人の眼には、無知と迷信の拠点、不潔さと暗闇と病気の空間として映じたのであった[40]。一八六〇年代以降、ザナーナへの浸透を目指してキリスト教伝道組織がつくられ、女性伝道師を使って、外部の男性が立ち入ることを許されないこの場所に入りこみ、教育と健康を介して隔離された女性たちの心と精神に接近しようとした。西洋医療にとって、ザナーナは、西洋医療にたいする抵抗運動にしだいに巻きこまれてゆく戦場となった。それも、彼女たちだけでなく、子どもや夫の健康のためにも病気を、また健康と衛生についての無知を打倒すべき現場となったのである。西洋医療と公衆衛生が敷居をまたぎ、ヒンドゥーの家のなかに入りこむようになって、新生児破傷風や結核のような「新しい」病気が表面化し、二〇世紀初頭には、結核は、ザナーナに特徴的な病気とみられるようになった[41]。

植民地化する医療の言説と実践のなかに女性を編入しようとする試みがだんだん本格化してゆくが、そのもっとも際立った事例のひとつが、「ダーイー」と呼ばれる伝統的なインド人の産婆を追放する、もしくは教育し直そうとする試みであった。一八六〇～七〇年代から、ヨーロッパ人女性医師と伝道師は、インド人産婆の乱暴で、しばしば危険な手法について知るようになり、さらにインドにおける幼児死亡率の実態が認識されはじめ、関心が高まった。ダーイーのやり方は「野蛮」であると一方的にレッテルが貼られた。たとえば、一八九〇年、インド人女性のための医療援助基金への募金をアピールするさいにダファリン夫人はこう訴えた。「妊婦は、高度の医療救済から完全に閉めだされ、無知な産婆の野蛮なやり方に身をさらす」[42]。

一八九〇年にインドを訪れた女性ジャーナリストのメアリー・フランシス・ビリントンも同じ調子でこう書いている。

> 幼児死亡率が非常に高い。悪意ではなく、ダーイーの恐るべき無知のためである。……その処置法はまことに野蛮であり、われわれの科学知識に照らしてみれば、彼女たちの手にかかる不幸な犠牲者全員を殺しかねないようなものだ。(43)

また、R・J・ブラッカムも一九一三年に出版された入門書『インド家庭育児』のなかでつぎのように書く。

> お呼びがかかると、ダーイーは普段の作業服をわざわざ不潔なぼろ服に着替えるのが普通である。その到着が遅れるのは、幸運なことだ。出産の最初の段階に到着しようものなら、それだけ妊婦にとって事態は悪くなるからである。妊婦に部屋の中を走らせ、重いものを持ち上げさせ、泥の床のうえにしゃがませる。それでも分娩がなかなか進行しない場合は、重いものを腹に置くか、汚いぼろ切れの膣プラグを突っこむ。このようなやり口の結果、しばしば分娩が早まる。しかし、新生児に害があるし、大量の出血があり、もちろん、会陰（えいん）も裂傷する。(44)

ダーイーのしでかす恐ろしい行為にたいする植民側の対応のひとつは、ティーカーダールと同じように伝統的な専門家を追放し、代わりに「近代」的な要員と制度を導入することであった。自宅の薄暗い部屋やむさくるしい離れなどではなく、一八四四年にマドラスに開設されたような産院で出産するように奨励された。しかし、ここにはひとつの典型的な価値の転倒がみられた。すなわち、西洋医療ではもっとも評価されたものと、ヒンドゥー社会ではもっとも不浄で卑しむべきものとが直結したのである。そのような行為は、出産を非常に穢れた状態とみるヒンドゥー側の認識、さらに、多くの高カーストのヒンドゥーの家族とムスリムの高位（パルダー）の女性による女性隔離の習慣に相反したのであった。マドラスの産院はすべての人に門戸を開いたものの、実際に利用したのは下層のヨーロッパ人や英印混血（別々の病棟を利用した）か、もしくは多くの地元のパーリア、ないし不可触民だった。彼らの場合は、カーストなり信仰上の理由でそれを拒むことがほとんどなかったようにみえる。一八五八年、マドラスの産院には八三三人の「パーリア」の女性が入院しているが、「東インド人」（英印混血）は八七人、ヒンドゥー教徒とイスラーム教徒はそれぞれ一九人と一八人にすぎなかった。(45)

このように、高カーストのヒンドゥーとムスリムの高位の女性は産院を完全に忌避したのであった。病院や施療院が「低カースト」の設備となり、高カースト社会とは別の世界だとみられる傾向は、この時代のヨーロッパ人女性医師が直面した最大の問題のひとつだった。このような文化的な抵抗を克服する試みとして、一八九〇年、マドラスに「ヒンドゥーとムスリムの貴婦人のためのヴィクトリア病院」が開設されたものの、当初はほとんど入院するものがいなかった。「上流のカーストの人びとは、いまだに病院で暮らすのは品性を汚すことだとみてい」たからである[46]。女性が入院を嫌う一般的な傾向は、中流階級の間でも第一次世界大戦までほとんど変わらなかった。一九一三年、マドラス市の病院での出産は三六八七人で、市全体の出生数の五分の一弱でしかなかった[47]。また、農村地帯では、たとえ妊婦とその家族が望んだにしても、それに該当するような施設はなかった。

伝統的なダーイーほど社会的地位が低くなく、ある程度の教育と医療訓練をうけた女性から新しい種類の助産婦を採用しようという試みもあった。しかし、これらの公認助産婦も、一九二〇年代以前は人数も影響力も小さかった。一九一三年、インド北部や東部の都市よりも助産婦学が浸透していたマドラスでは、二二〇人が助産婦を務めていたことが知られているが、そのうち正規の訓練をうけていたのは一七名にすぎなかった。残りの二〇三人は、大半が理髪師と洗濯屋のカースト出身の女性であって、地方衛生官によれば、「助産婦学の実際的な手順をまったく知らなかった[48]」。

マドラス管区では、政府側が奨学金と、訓練をうけた後の助産婦の職を提供した。一八九一年には二〇八人の助産婦が各地域の行政体のもとで働いていた。しかし、取り扱った件数はわずか一万一七〇三、一人あたり一年で五六件だった。カダパ県には一四人の助産婦がいたが、取り扱った件数は三八七、一カ月にするとたった二件だった。西洋風助産婦にたいする偏見はたいへん強かったと報告されており、理髪師カースト出身のダーイーの代わりに呼ばれるとすれば、非常な難産の場合に限られていた[49]。一九〇〇年までに病院と施療院付きの助産婦の数は三二一人に増え、二万五七九三件の出産を扱ったが、それでも一年平均でみれば一人、八〇件強にすぎなかった。熱心な人びとは、「無学で危険なダーイー」にたいする助産婦学の勝利は間近だと主張したが、とてもその証拠にはなりそうにない数字であった[50]。

もうひとつの戦略は、ベンガルのティーカーダールについてとられたものと同じで、既存の専門家を吸収し、それを西洋風の考え方と技術に改宗させるものであった。ダーイーを排除するよりも、ほとんどすべてのインドの農村に存在し、安くつき、信頼されてもいる点をまず認めてしまったほうがたしかに現実的であった。ところが、ティーカーダールの場合にはかなりうまくいった吸収作戦も、ダーイーについてはほとんど進展がみられなかった。中年か老年であり、文字も読めず、予想されるように昔ながらの方法を止めさせようとする試みに猜疑的だったからである。一八六六年、パンジャーブ州のアムリットサルにおいて医務官のエイチソンによりダーイーを再訓練しようという実験的な試みが開始された。その後、この事業はキリスト教伝道師の夫人であるクラークと、エイチソンの後任であるテイラーによって受け継がれた。さらに、一八八六年には、英国国教会ザナーナ協会のヒューリット女史によって引き継がれた、ないし復活した。この活動に女性伝道師が関与したことは、女性の健康がいぜん国家の関与するところではないとみられていたことの証拠でもある[51]。このようにささやかな規模ながらもアムリットサル・ダーイー学校はかなり成功したようにみえるが、その歩みは遅く、訓練をうけにくるダーイーの数は少ないままだった。同様の試みが、つづく数十年間、各地でみられた。アムリットサルをモデルにしたものもあった。また、既存の医科学校の拡充や新しい医科学校の開設のさいに、助産婦学講座が広く開講されるようになった。たとえば、一八九〇年、ラホール医科学校では、二年間の定時制授業で助産婦の免状があたえられた。マドラスとカルカッタの医科学校でも、およそ五〇人の女性が助産婦学の講義を受講していた[52]。

一九〇三年、インド総督夫人カーゾンは、こうした細々とした努力に飽きたらず、ダーイーに訓練をうけるための奨学金を給付するヴィクトリア女王記念奨学基金をもうけた。「インド人の信仰心と調和し、先祖から受け継いだ家業を続けながら、現代の衛生と医学の知識を参考にして伝統的なやり方をじょじょに改良してゆく」ことを期待してのものだった[53]。最初の一〇年間で、一三九五人のダーイーが訓練をうけた。しかし、女性人口一億以上をかかえるイギリス領インド全体でみれば、これは文字どおり大海の一滴の雫でしかなかった。おまけに、訓練をうけた後の彼女たちの仕事にたいする十分な監督や検査がなく(アムリットサル学校のプログラムの重要な部分だった)、昔のやり方に舞い戻るのを防ぐ手立てがほとんどなかった[54]。「伝統」的なダーイーのほうが、西洋風の訓練をうけた助産婦よりも好まれるかぎり、わざわざ学校に通い、免状を獲得すべき理由はほとんどなかった。さらに、ダーイーはささやかな報酬の代償として、さまざまな卑しい仕事をこなすことが期待されていた。汚れた衣服を洗濯し、胎盤の始末をし、母親の不浄期間中の付き添いをした。いっぽう、助産婦のほうは、専門職としての地位と、たぶんカーストも意識して、そのように手を汚すような仕事を拒んだのであった。[55]

インドのための女性医師

一八七〇〜八〇年代、インドにも女性医師をおこうという一連のうごきがみられた。マドラスのイギリス人弁護士夫人、メアリー・シャーリブは、そのもっとも早い例のひとつである。夫人はダーイーのやり方を知ったことから一念発起し、訓練をうけてみずから助産婦になった。しかし、これだけでは十分でないと感じ、州軍医総監のエドワード・バルフォアを説き伏せ、一八七五年、マドラス医科学校に入学する。たぶん当然かもしれないが、シャーリブは、これをうさんくさく、腹立たしく思う男社会であるインド医療界から猛反発をくらった。インド高等医務官職の非公式の機関誌である『インド医学通報』は、この件にかんする頑なな姿勢を隠そうともしなかった。曰く。第一に、インドで女性医師が必要であるとの証拠はない。第二に、女性は「身体的にも精神的にも道徳的にも看護職に向いて」いるのであって、医師に要求される資質や技量にひどく欠けている。したがって、インドにおいて女性に医学教育の門戸を開くのは危険であり、意味のない実験である。[56]それでもシャーリブは資格をとり、イギリス本国で医療訓練をうけたのち、マドラスで五年間、病気のため本国に帰国することを余儀なくされるまで、医療の仕事をりっぱにこなしたのであった。[57]

一八八一年、パンナーの藩王夫人が、キリスト教伝道団医師であるエリザベス・バイルビーをつうじてヴィクトリア女王にメッセージを送り、インド人女性にたいする医療援助を拡大するように要請した。医師の正式資格を獲得した最初のイギリス人女性のひとり、フランシス・ホガンがこの陳情をうけて、インドに女性による女性のための医務局を設置するようにある雑誌で提案した。ホガンによれば、インド高等医務官職は、インドの女性が必要とする医療活動をしないままできた。男性の内外科医に検査され治療をうけることにたいする嫌悪感を克服できるのは、女性の医師だけである。女性患者が男性医師に「たじろぐ」ことは無視すべき「偏見」ではけっしてない。「宗教と慣習が育んでき」た「ごく自然」な態度なのである。そのような感情を「踏みにじるのではなく、尊重」してくれるように期待するのは、「インド人女性の権利」である。[58]

インド高等医務官職からはなんの表立った反応もなかっ

たが、ボンベイに在住するアメリカ人実業家、ジョージ・A・キトレッジがホガンの訴えにたいそう感じ入り、インド人の知己の間で、欧米から二ないし三人の訓練をうけた女性医師を招聘するための募金活動を開始した。キトレッジによれば、「この国で成功するためには、同性による診療をうける点で女性は男性と対等であることを認めなければならない。インドの大学で半端な医療講座を受講し、取るに足らぬ学位を取得したものにそのような認識を期待することはできない」[59]。同時代のおおかたの人びと同様、キトレッジの場合も、女性医師は「同性の治療」に向いているということであって、医療一般、ということではなかった。その点では、インドにおいて西洋人の女性医師に割り当てられた専門的な役割と、女性の分離や隔離によって課せられる制約とは、大きくみれば同類のものだし、それどころかひとによっては同罪のものであった。女性医師であれば、この社会的・専門職的な空間を「植民地化する」ことが可能であった。男性医師にとっては、ほとんど禁断の空間だったからである。『インド医学通報』の論説が示すように、当初は、たしかに男性医師側はこのような展開に敵対的だったけれど、女性にも果たすべき固有の役割があるとする時代にあって、イギリス本国よりも、むしろ積極的に受け入れようという傾向がみられたようだ。

富裕なパールシーであるソーラブジー・シャプルジー・ベンガーリーの支援をえて、キトレッジは二カ月で四万ルピーを集めることができた。さらに、もうひとりのパールシー、ペストンジー・ホルムスジー・カーマが女性と子どものための病院設立に一五万ルピーを提供することを申し出ることで、いっそう弾みがついた。カーマが付けた条件は、政府側が病院用地を確保し、維持費と人件費も負担するということだった。当初、ボンベイ管区政府は財政支援をおこなうのを渋り、また女性が男性の「指示や指導」なしに病院を運営するという構想にも反対した[60]。しかし、一八八三年、キトレッジの説得をうけてエディス・ピーチーが新しい病院院長としてイギリスからボンベイに着任した。その翌年には、補佐役としてシャーロット・エラビーが赴任する。ピーチーは、ソフィア・ジェクス゠ブレイクとともに、一八六九年、医学を学ぶためにエディンバラ大学に入学した六人の女性のひとりだったが、男性社会の差別と妨害と偏見という壁に遭遇し、医学博士の学位を得たのは一八七七年、スイスの大学においてであった。それまでインドに行ったことはなかった。おそらく、女性医師がイギリス本国でなお直面する敵意をすり抜け、女性でも大病院を運営する能力を持っていることを証明するチャンスとみたのである[61]。

カーマ病院が開設するのは、一八八六年八月のことである。キトレッジとその協力者はそれまでに、インドにも女性医師をおこうというキャンペーンでさらなる成果をあげていた。ボンベイのグラント医科学校が女性にも門戸を開いたのである。インドの他の地域における女性医学教育の先鞭となる。こうして所与の目的を達成したということで一八八九年、インド女性医療基金は解散した。一九〇八年には、カーマ病院はベッドが一〇〇、一年間で入院患者二〇〇〇人、外来患者八〇〇〇人を治療していた。ボンベイ基金の短い歴史は、民間人の行動によって、たとえ政府の支援が最小限でも、いかに多くのことを達成できるのか（しかし、また達成できないかも）を証明した。キトレッジが述べているように、ボンベイ管区政府は「女性医師の能力や手腕をほとんど信用していなかった。もし政府を当てにしていたら、何年待っても、女性医師を得ることはなかったはずだ[62]」。

国家の側がようやく主導権を発揮する段階になっても、いつものとおり本気ではなかった。メアリー・シャーリブらからインド人女性の医療上のニーズのことを耳にしたヴィクトリア女王は、新しい総督夫人のダファリンに、インド人女性にたいする医療援助のために尽力するようにながした。こうして一八八五年、基金が創設された。一般にはダファリン基金として知られるが、正式には、「インド人女性にたいし女性による医療援助を提供するための全国協会」という。主たる目的は、インドにおいて、女性を対象として医師、病院補助員、看護婦、助産婦になるための授業と訓練をふくむ医学教育をおこなうこと、女性が管理する病院、施療院、病棟の設立をふくむ女性と子どもにたいする医療救済を組織すること、訓練をうけた看護婦と助産婦を配置することであった[63]。

近年の研究では、ダファリン基金は賛美されるか貶されるかのいずれかである。たとえば、同基金は「インドにおける家父長主義のあからさまな実例」であるとされ、一九二〇年代以前、女性の健康にたいして「帝国側が主導する改革」が一般に失敗におわったことの証拠として引き合いに出される[64]。しかし、同基金が女性の健康と医学教育にあたえた大きなインパクトを無視するのは、愚かであろう。同じように、実践面での限界と、帝国秩序の展開のなかでそれがもつ政治的な意味を無視するのもどうかと思う。同基金の初期段階で、病院と施療院を訪れる女性と子どもの数が増大している。これは多くの場合、女性と子ども専用の病院と施療院をもうけたことによるもので、西洋医療の対象領域が確実に広がったことを示すものであった。

マドラス管区では、一〇年間で病院と施療院を訪れる女性の数が倍増した。すなわち、一八八三年には三七万四四三九人だったものが、一八九三年には七一万四九三人になっていた。ベンガル管区でも、一八八八年の一八万七二人が一八九九年には五一万七八五八人と、それ以上の増加をみた[65]。一九〇七年までに、年間、二〇〇万人以上の女性が、ダファリン基金に全面的ないし部分的に援助されている医療施設で治療をうけるようになっていた。一九〇七年、同基金中央委員会書記は、「インドの女性人口の間に西洋医学を普及させ」た「功績はすべて」ダファリン基金の医師にあると発言しているが、それはけっして大言壮語ではなかった[66]。

それでも、ダファリン基金の性格と意義について批判的に検証しておかなければならない。同基金の歴史から、女性の健康にたいする国家の姿勢の根深い矛盾が露呈される。帝国のレトリックの次元では、ダファリン基金の事業はインドの女性に西洋文明の恩恵をもたらしたと誇らしげに賞賛される。一八九九年、インド総督カーゾン卿はいう。「失礼のないようにして」、インド人女性の覆い(パルダー)を持ち上げたのである[67]。先代の総督、ランズダウン卿も一八九〇年一一月、アーグラでこう語っている。同基金の事業は、イギリス人がインドにおいて試みたもっとも重要な「実験」のひとつである。そして、

われわれは、病院に行くのを嫌う風潮、西洋の内科と外科の治療方法にたいする昔からの嫌悪感、そしてもろもろの偏見を克服しなければならない。そのために、これまでこの医療の専門領域は卑しめられ、最下層のカーストの人びとに任されてきたのである[68]。

このように総督たちは美辞麗句を並べたが、実際には、女性のための医療事業は第二義的な意味しか認められなかった。事業は総督ならびに各管区の知事の夫人連に委ねられ、ダファリン基金は公的な業務として取り上げられたというより、ボランティアの支部委員会を介して機能した。中央組織は脆弱だった。政府は好意的ではあっても、みずからその事業を引き継ごうとはしなかった。もしそうすれば、民間からの寄付金はしぼみ、管理運営の責任が、そうでなくても酷使されている役人の肩にのしかかり、おまけに女性医師にたいする給与や年金という追加負担も負うことになるとみたからである。政府の関与がなかったため、ダファリン基金の運営は困難をきわめ、世論の広範な支持をえることができなかった。一八九五年一二月、マドラス管区知事のウェンロック卿が同基金のある支部会議で語ったところによれば、インド政庁は「一般的な医療援助」はおこなうが、「ある特定の階層に特別の便宜」をはかろう

とする計画からは「意図的に……距離をおく」ことをかねてより、明言してきた。ところが、同知事は同じ年の初頭、ある会議ではこう述べていたのである。ダファリン基金は公的な組織ではないため、行政側の支援をいつも当てにするわけにはいかない。そして「行政側が支援すべきものを支援しないなら、よい仕事などできるはずがない[69]」。

さらに、ダファリン基金は、かつてキトレッジ基金がボンベイで直面したのと同じディレンマに遭遇した。イギリスなどから正規の資格をもった女性医師にインドに来てもらうのか、それともインド国内で女性医学教育を促進するのかというディレンマである。短期的には、ダファリン基金中央委員会は、前者の道をとる以外になかった。当時、イギリスやアメリカでは女性医学教育が発展しつつあり、インドで何年もかけて自前のものを育成するのを待たずに女性医師をリクルートすることが可能になっていた。問題はコストである。十分な俸給と住まいを確保しないかぎり、インドに来てもらうのは難しかった。それは基金の限られた資金（一九一〇年段階では収入が一年におよそ三万ルピーにすぎなかった）にとって重い負担となり、好きなだけ雇うというわけにもいかなかった。他方、女性が医療従事者として独立するのは、男性よりもはるかに難しかった。女性による医療活動は、国家、ないしその代役で資金不足のダファリン基金が提供する雇用機会に依存せざるをえなかった。昇進の見込みもなく、男性の同僚からは不審の眼でみられ、恩着せがましい態度をとられた挙句に、女性医師は、インドの都市で一年間に一一カ月、勤務するのは「大半のヨーロッパ人女性の健康にとって厳しい試練」であることを思い知る。多くの女性医師が健康を害して、あるいは、ほかにもっと将来の見込みがあり、収入もよい職を見つけて、インドを去っていった[70]。違う道を選んだダファリン基金の地方委員会もあった。たとえばマドラス支部は、なけなしの資金を投じて外国人女性を高給取りの病院勤務に任命するよりも、インド人女性を訓練することに投資し、施療院をつうじて女性患者の間に信頼関係をつくるほうが得策だとみたのであった[71]。

フランシス・ホガンらは、女性医師は同性の間で働くのがいちばんよいと主張したが、人種よりもジェンダーを優先しようという議論は、一九世紀末のインドにおいて女性の身体が白熱化した政治問題となっていた事実を無視していた。ヒンドゥー教復興運動と民族主義的な自己主張が盛り上がった時代にあって、一八九一年の承諾年齢法案（結婚内性交許可年齢を一〇歳から一二歳に引き上げようとするもの）などの問題をめぐる論争をつうじて、「女性問題」がインド人、とりわけインド人男性の政治言説の領域にしっかりと持ちこまれていた[72]。ヨーロッパ人女性医師は、地雷原のなかに足を踏みいれたのだ。ボンベイのエディス・ピーチーのように挑戦的な立場をとるひともいた。一八九〇年、ボンベイのヒンドゥー教徒に向かって幼児婚の悪癖について講演し、この悪習は、「まことに野蛮だし、遠い将来、あなた方の民族にとって破滅的な結果をもたらすはずだから、即刻、中止しなさい」と警告した[73]。人種主義的で高慢であり、文化的に無知だなどと不本意な非難をうけるひともいたし、また、英国国教会ザナーナ伝道協会の福音活動の秘密の手先だと疑われるひともいた。たしかに、ダファリン基金にとって、キリスト教伝道団の女性医師の活動と距離をおくのは難しかった。

おまけに、新任の女性医師は治療の対象となる人びとの「ことばも慣習も習慣」をほとんど知らなかった。一八九〇年になってようやくダファリン基金中央委員会は、医師が地元のことばをよく理解し、通訳なしにじかに患者とコミュニケーションすることの大切さを認めた[74]。一八九〇年代、ベンガルのヒンドゥー系新聞は、ダファリン基金と白人女性医師にたいする執拗な攻撃を展開し、ザナーナ病院をインドの出産の伝統にたいする侮辱であると糾弾し、女性医師は「生かじりの役立たず」だと切り捨てた[75]。男性の新聞主幹が声高に語るその感情が、女性自身の気持ちをどこまで代弁しているのかを判断するのはたいへん難しい。ともあれ、男性が女性の健康管理の回路を牛耳る社会においては、男性の敵意が意味するところは明白であった。

すでにみたように、一八九〇年代から一九〇〇年代初頭にかけてのペストの流行は多くの点で決定的な事件となったが、ここも例外ではなかった。国家主導の医療と衛生のかつてない内容と規模の介入にたいして、インド人側は、鉄道の女性乗客の身体検査やザナーナの立ち入り検査のようにデリケートな任務は女性医師にまかせるように要求した。第5章でみたように、ペストの流行の初期段階におきた暴動や暴力沙汰（ボンベイでは一八九六年と一八九八年、カーンプルでは一九〇〇年）の多くは、ペスト病院や隔離キャンプに女性を強制的に移送することが事件の発端となった。多くは女性医師と看護婦の不足に起因するものだったが、国側が要求にこたえたとしても、すぐに、西洋の女性は生意気にふるまっているとか、インドの流儀、たとえば、生理中の女性に付随する儀式上の不浄さをまったくわかっていないなどの新しい不満がきかれた[76]。

カルカッタでは、最初から、「バドラロク」、すなわち、「上品」な中流階級の男性は自分たちの女性が病院に移送されるのを認めるはずがないことがわかっていた。そこで政府側は、富裕者の広大な家屋と敷地は、病人と感染被疑者がほかに移送されずに隔離され看護をうける病院と認定するという妥協案に同意した。[77] そうして衝突を避けたわけだが、このことは、女性の身体が国家医療の介入、さらに植民地権威全体にたいする男性の抵抗の目玉的な存在になったことを意味した。

ダファリン基金によるインド人女性のリクルートについても、さまざまな問題が生じた。インド人女性の医学生は、家族や友人の反対、医療専門職の低カーストの穢れとの連想、見知らぬ都市で適当な住まいと足の便を見つける問題と格闘しなければならなかった。高カースト、とくにブラーフマンの女性を医学生として勧誘し、確保することの難しさが、ダファリン基金委員会報告のなかでしばしば指摘されている。実際、ボンベイとカルカッタとマドラスの最初の女子医科学校の卒業生はインド人キリスト教徒、英印混血、ユダヤ人、パールシーなど出身カーストも社会集団も雑多であった。医療が女性にとって「上品」な専門職になるには、相当の時間を要することになる。[78]

一九一〇年頃には、ダファリン基金は深刻な危機に陥った。一三の州支部、一四〇の地方委員会、一六〇の病院、病棟、施療院を有する点では、たしかにうまくいっていた。ところが、運動の発展そのものによって、同基金では財政的にも管理能力的にも手におえそうにないニーズにも手を広げることになった。しかも、この問題は、医師の俸給の低さと将来の見通しがないことにたいする不満によっていっそう悪化した。一九〇八年、同基金中央委員会は、インド政庁に年間五万ルピーの補助金を要請した。インド担当大臣はこの要望を却下したが、同基金の近年の寄付金と会費収入に見合った額の補助金については同意した。しかし、その収入は相当落ちこんでおり、提供された金額は、同基金の基本的なニーズに応えるにはあまりにも少額であった。[79]

その間に、女性の医療活動をインド高等医務官職と対等のものとするための闘争が再開された。エディス・ピーチーはボンベイに赴任早々、インドの病院と施療院に女性医師を派遣するために独立した医務官職をもうけようというフランシス・ホガンの提案を蒸し返した。しかし、インド総督ダファリン卿の政府は、同卿の夫人の名前がしっかり結びついている女性医師運動に「大きな共感」をもっていることを表明しながらも、インド高等医務官職の非公式の成員として女性を受け入れることさえ拒否したのであった。[80]

一九一一年、ロンドンに戻っていたメアリー・シャーリブをはじめとする女性医師が再度、インドに女性高等医務官職をもうけるように提案した。政府側は各県に女性専用の病院を設置する、その責任者は女性、地位も俸給も男性医務官と対等とする、それが要求内容だった。また、医療活動はインド高等医務官職と同じように上級と下級の二重のものとし、インド政庁に責任を負う女性の総監が内部の運営を担当することも要求した。

一九一三年、長い審議ののち、国家が運用する女性高等医務官職の提案は却下されたものの、政府はダファリン基金に一五万ルピーを拠出し、それをもとに同基金が独自の組織をつくり、運営することになった[81]。新しい組織は一九一四年一月に発足し、一九二八年には四一人の女性医師を擁した。その頃、インド全土の資格を有する女性医師の人数は、四〇〇人足らずであった。内訳は、女子高等医務職とその見習いが五七名。州および地方政府付きが九〇名。伝道組織関係が一五〇名。それに、一般開業医がおよそ一〇〇名[82]。このように植民者当局側が女性の健康を国家の責任としてみるのを渋る姿勢は、二〇世紀にまで持ちこされたのである。

しかし、インド人側の姿勢なり習慣が変化してゆく過程は多様であり、助産婦の訓練や女性医師の任用はその一部でしかなかった。一八四九〜一九〇五年のベンガルの「バドラマヒラー」、すなわち上品な中流（バドラロク）階級の婦人たちにかんするメレディス・ボースウィックの研究から、それを補完する過程が進行していたことが明らかになる。中流階級の家庭における生活改善の努力のことだ。だいたいは男性戸主が幼子の死の危険に直面する、あるいは、姉妹や妻や娘が戸主自身の西洋の教育・科学趣味に同調することを願うところからはじまった。一九世紀の中頃から新しいジャンルの家庭医学入門書や結婚マニュアルが登場した。一般にベンガル語で書かれており、なかには女性に直接、語りかけるようなものもあった。とくに育児書の出版について、ボースウィックはつぎのように指摘している。その種の本が出版され読まれるようになったことは、「教育をうけたベンガル人が近代科学の知識の恩恵をうけようと願ったこと、そして母子の福祉にたいする人道主義的な関心が高まったこと」を反映する[83]。実際には、治療代が高くつき、また文化的・社会的な障壁があって、男女を問わずヨーロッパ人医者にかかるのはたまにしかなく、一八九〇年代のペスト流行が露骨に示したように、病院は忌避され続けた。さらに、西洋医療側は、教育をうけた家庭を完全に支配することができず、同種療法やアーユルヴェーダの復活と競合しなければならなかった。西洋医療の影響力がしだいに大きくなってゆくとしても、西洋医療がインドを「植民地化する」という自身の文脈においてでは、必ずしもなかったのである。

パトロネージと指導力

医療と公衆衛生の主導権はほとんどすべてイギリス側にあり、(植民地主義時代の文献が繰り返し示唆するように)インド人は冷めた受け手ないし純然たる抵抗者にすぎなかった、と考えるのはあまりに安易であろう。たしかに、インドでの西洋医療の普及は相当程度、国家の行動に依存するものだったことは認めるべきだし、西洋医療の展開にたいしてインド人の抵抗がおよぼした影響も考慮に入れるべきである。しかし、同時に、この過程におけるインド側の指導力の役割、さらに適応と取りこみという在地側の戦略を評価することも必要になる。この過程のうち、しばしば無視されてしまう側面が、インド側のパトロネージの役割である。

インドにおける医療のパトロネージと博愛はさまざまな形態をとり、また複数の動機から発していた。そのひとつは、博愛をはっきりと植民地の権力領域内に位置づけるもので、イギリス側との相互関係、多くの場合、植民地当局からの圧力の結果として生じる種類の慈善である。イギリス側は、インド社会の指導者とみる人びとが植民地主義のヘゲモニー的なプロジェクトを担うことを期待した。そのような発想の一部は、イギリス社会の歴史からくる。イギリス本国では、私的な博愛と公的な慈善が病院や施療院や医科学校の設立に大きな役割を果たしてきたからである。巨万の富をもつインドの商人階級や伝統的支配者層は、イギリス側からみれば同様の役割を演じるのにまさにうってつけであるようにみえたのである。ほかにも動機があった。繰り返しみてきたように、植民地権力側はインド人住民の健康と福祉にたいする自分たちの責任を狭い意味でしか考えておらず、一九世紀後半になっても、軍隊と監獄のように直接かかわるか、免れようのない領域に財政的・行政的な関与を限定しようとした。そこで、インド人側が自分たちの医療提供のコストの少なくとも一部を負担することを期待し、個々の博愛家に病院や施療院の設立のための資金を提供するように圧力をかけたのであった。

一九世紀初頭、ベンガル管区に施療院制度が導入されるにあたって、この方式が採用された。政府側が医療スタッフを派遣し、医薬品のコストについても補助する代わりに、創業資金については地元民に寄付金を要請した。[84] マドラスでも同様の措置がとられた。一八六一年、マドラス管区政府は年間、二〇万ルピーに達していた施療院支出を削ることにし、富裕なインド人をはじめ地元住民が運営資金の一部を負担するように奨励した。ただちに、ザミンダールと商人とインド人の政府役人（おそらく政府の圧力があって）からの寄付金が集まった。一八六五年までにマドラス管区における施療院のコストのおよそ四分の一が、寄付金によって賄われるようになっていた。さらに、一八九〇年代までに政府が直接負担する割合は、一〇パーセント以下にまで低下していた。[85] 比較的富裕なタンジャーヴール県の場合、一八五七〜八〇年に地主や商人や旧マラーター支配者層などからの寄付金によって二つの市民病院と医科学校と三つの施療院が設立された。[86] 相当な額の寄付金だったが、植民側の期待に沿うほどのものではなかった。それどころか、寄付を約束したのに反古にされたとか、インド文化に特有の倒錯ぶりで困っている人間よりも、病気の動物を治すことにお金を費やすなどの不満がしばしばきかれた。[87]

このように、医療にかかわるパトロネージと基金の責任を託すことは、すぐれて政治的な課題でもあった。インドの位階制社会では伝統と共同体がきわめて強固であるとされ、もしインド人指導者や名士がこのまさしく公的なプロジェクトに参加すれば、西洋医学の発展に有利に作用するとみられた。彼らが参加すれば、植民地医療と公衆衛生のよそ者的な、強制的な色合いも薄まるはずだった。ところが、その点でこの植民地プロジェクトは、インド人、とくに新しい都市型エリートに乗っ取られる、あるいはこう言ってもいい、ハイジャックされ、そうして、在地のパトロネージと権威のネットワークに編入されてしまうのである。そのひとつの強力な要因は、植民地主義と直接には関係ないもので、インド的な博愛と慈善の強い文化の伝統である。貧者に食事や施しをあたえることにはじまって、巡礼者や旅人のために休憩所を建てることまで。そのような慈善と宗教的責務の伝統が持続しており、植民地支配のもとでその新たな発露を見いだしたとしても驚くにはあたらない。

しかし、医療上の博愛行為は適応戦略の一環でもあった。植民地支配体制の側から影響力や威信、さらに政治上のお墨付きを買いとる手段になったのである。病院やダファリン基金に寄付金を出せば、イギリス人側の覚えがめでたくなった。その報酬は、ヴィクトリア女王御みずからの感謝のおことばだったかもしれない。称号など国家が授けるなにかしらの名誉の印だったかもしれない。たんに地方徴税官や宮廷駐在官などの役職だったかもしれない。医療のパトロネージは、個人が支配権力に首尾よく結びついたことを公的に祝う行為にもなりえたのだ。たとえば、ボンベイのサー・ディンシャー・マネクジー・ペティトは一八八九年、ナイトの位に叙せられたさい、グラント医科学校に女子学生のための奨学金をもうけることにした。[88] ダファリン基金の支援者の多くは男性だったけれど（女性の健康と教育のための運動が家父長主義勢力にとっても役に立つことの例証である）、ヒンドゥー藩王国の王女（マハーラーニー）やムスリムの王女（ベガム）にとっても、植民地支配者との君主同盟の関係を強化するのを手助けするめったにない機会となった。ダファリン基金が当初、インドの諸侯やザミンダールに熱烈に支持された理由のひとつも、それがイギリスの女王にしてインドの女帝たるヴィクトリアの意向によく沿う運動であることが知られていたからであり、なにかしらの見返りがあるかもしれないとの期待があったのである。さらに、ポスト反英大反乱の時代にあってイギリス側も、インドの旧支配者や農村エリートとの関係をより緊密なものにしようと切望していた。ダファリン基金は、公式謁見（ダルバール）と同じように両者の相互依存の関係を表明するものとなった[89]。実際には、王女やザミンダールにこのように依存したことは、長期的には裏目にでる戦略となった。中流階級の感情を離反させる、ないし無視することになり、女性のための健康サービスの発展のためのしっかりした財政基盤にはならなかったからである[90]。

博愛行為は、寄贈者とその家族の記憶を恒久化するのを助ける点では、きわめて個人的な目的に役立つことが多かった。それと同時に、帰属集団との絆を強め、その内部で個人の威信と名声を高めることにもなった。多くの病院や施療院は、住民全体あるいは「貧しい原住民」の利益になることを意図していたが、パトロンの帰属集団を特別扱いすることもけっして稀ではなかった。たとえば、ボンベイのジェムシェドジー・ジージーバーイー病院やカーマ病院には、パールシー専用の病室や病棟がもうけられた。医学生奨学金や賞金も、寄贈者の帰属集団の成員のみ、ないし最優先することが少なからずあった[91]。

ボンベイのパールシーにとって、医療博愛事業は特別の価値をもった。パールシーは頭数の少ない集団であり、当初は、イギリスの国際商業網に全面的に依拠した。その彼らにとって病院や施療院の設立は、支配権力との緊密で相互に有益な関係を固めるひとつの手段となった。ボンベイの対中国貿易でおおいに利益をあげ、インドで最初にナイトの位に叙せられたサー・ジェムシェドジー・ジージーバーイーが、東インド会社の要請に応えて病院の創立に協力したのもけっして偶然ではなかった。彼は、一八四三年に、一六万四〇〇〇ルピーの拠出をおこなっている。病院の礎石には、寄贈者の「インドにおける正義の父なるイギリス統治に心よりの敬意」が刻まれた[92]。

すぐに、踏襲される。一八六六年、サー・カワスジー・ジャハーンギール眼科病院が開院。サー・カワスジー・ジャハーンギール・レディマネーが一〇万ルピーを寄贈し、さらに、新しい病院の建設に必要な六万ルピーのうち半額を負担した。一八七四年には、ジャハーンギール・ナサルワンジー・ワディア施療院がマーヒムで正式に開設された。一八八五年には、ナサルワンジー・ペティト慈善施療院が開設された。さらに、すでにみたようにペストンジー・ホルムスジー・カーマの一六万四三〇〇ルピーの寄付金によって一八八六年、カーマ女性・子ども病院が開設にこぎつけた。一八九〇年には、ボーマンジー・エダルジー・アルブレスの寄付金によってその名前を付けた産院、さらに翌年には、もうひとりのパールシーの大富豪、フラムジー・ディンシャー・ペティトの寄付金によってグラント医科学校付属医学研究所がそれぞれ創設された。(93)

このような西洋医療とのつながりがどれほど価値があったかは、他の領域でも明らかである。パールシーは当初、牛痘接種にたいして気乗り薄だった。ところが、一八六〇〜七〇年代になると、もっとも積極的なボンベイ市民の一員になっていた。ここでも、パールシーの博愛主義がひとつの役割を果たす。一八六九〜七〇年のサー・カワスジー・ジャハーンギールの寄付金によってボンベイは、インドにおける牛痘苗開発の先頭を切ることができた。(94) 一八九六〜九七年、ペストが同市で流行したさいには、パールシーは政府の衛生対策を忌避する陣営にいたものの、一八九六年一二月、ペスト対策にたいする市民の信頼をえるための委員会が設置されたさいには、パールシーの指導者が重きをなした。パールシーは自分たちのペスト病院を設立した。また、ボンベイでハフキンの血清によるペスト予防接種をうけた最初の八〇〇〇人の市民のうち四〇パーセントは、パールシーだった。パールシーはペストの流行による被害が相対的に軽くてすむが、生活スタイルもさることながら、指導力もその一因だったかもしれない。(95)

パールシーの例はボンベイ在住のヒンドゥー教徒とイスラーム教徒にたいする刺激となり、博愛主義競争となる。一八六〇年代、知事のサー・バートル・フレアをはじめ政府側もこの競争をせっせと煽った。(96) ヒンドゥー陣営の博愛事業としては、一五万ルピーの寄付金によって一八六五年に開設されたゴークルダース・テージュパル原住民総合病院と、ドゥワールカダース・ラッルバーイー女性・子ども施療院のようないくつかの小規模の施設があった。(97) ムスリム社会では、イスマイリー派の長(アーガー・ハーン)が一八九〇年代に新しいハンセン病療養所の設立基金に寄付をし、同胞にたいして政府のペスト対策を実行し、予防接種をうけるようにうながした。(98)

それぞれの集団の指導者によって奨励され、その結果、医療施設が増加し、西洋医療は、ボンベイ市民にとって以前よりもなじみやすく、利用しやすくなった。一八八〇年から一九〇八年の間に市内の病院の数は五から九に、また施療院の数も二〇に達した。この時期、病院と施療院のベッド数は七六四から一八八三に増えた。ただし、人口八五万の大都市の数字であって、なお微々たるものではあった。外来患者数は六万一二八〇から一六万二四一〇人に、入院患者は九五二二から一万八九〇六人に増えた。[99] 一八九〇年代末、ペストが流行し、病院にたいする深い猜疑心が市民の間に生じたにもかかわらず、これだけの成長がみられたのである。たぶん在地側のパトロネージと指導力を介したからこそ、西洋医療はボンベイにおいてこのように急速に首尾よく受容されつつある、とみえた。それゆえ、植民地当局は、一八九六〜九八年のペスト対策にたいする猛反発にひどくショックをうけ、愕然としたのであった。

パールシーをはじめとする支援者や博愛家の事業は、彼ら自身の利益にも役に立ち、同時に、イギリス側が賛同し奨励するやり方で西洋医療と公衆衛生のさらなる前進をうながしたようにもみえる。ところが、一九世紀末から二〇世紀はじめにかけて登場した自己主張的な性格のインド側の指導力は、植民地権力側の意図と両立するかどうかそれほどはっきりしていなかった。第5章でみたように、ペストの流行は、西洋医療にたいする在地側からの異議申し立ての高まり、および、インド人は植民者側のたんなる使い走りや通訳ではなく指導者なのだという権利の申し立ての点で、ひとつの重要な画期をなした。とくにティラクにとって、ペストの流行にかかわる医療や衛生の諸問題も、指導力のそれに比べれば第二義的であった。[100] 一八九七年四月、『マラーター』紙の社説、「有識者は国民を指導しているか」のなかでティラクは、プネーのエリートが愛郷心を標榜しながら、ペストの流行がはじまったとたんに逃走したことを容赦なく非難した。流行の主たる犠牲者である貧しい人びとを助けるのがエリートたる者の義務ではないのか。医療の眼が行き届くようにし、ペストとその医療・衛生対策にまつわる「偏見」や「迷信」を教育によって取り除くべきではないか。有識者には国家の過剰反応から「民衆」を守り、仲介役となって、人びとの正当なニーズと当たり前の不安感を認めさせる責任があるのではないか。植民地国家は、よそ者の支配体制であるがゆえに、(武力行使以外に)じかに一般大衆に権威を行使することは期待できないことを肝に銘じるべきである。イギリス側の医療・衛生の介入が成果をあげようというのであれば、インド人側の指導者の権威を承認し、彼らの助言と仲介を介さなければならない。[101]

このように、ペスト対策にたいする民衆の抵抗によって、民族主義派の中流階級が介入する決定的な現場が生まれたのであり、それによって、下層民階級にたいする、イギリス側に対抗するみずからの指導力を主張することが可能になった。ところが、逆説的に、植民地国家と意気軒昂なインド側のエリートとの間には、個別の次元での共存関係がある程度までなお存在したのである。ペスト事件によって生じた政治的あつれきのために、イギリス側は、インド人中流階級の特別扱いの要求を受け入れざるをえなかった。たとえば、一八九七年末、プネーでは家宅捜索をはじめとするペスト対策が手直しされた[102]。逆に、中流階級が自分たちは一般大衆の利益と身体的な福利を、そしてインド国民の身体を（字義どおりに、また隠喩的に）代弁していると主張するとき、それはみずからのヘゲモニーの意図を表明してもいたのである。しかし、この支配権志向には強烈な矛盾がひそんでいた。「指導者」たちはイギリス人の支配を外来の、大衆から遊離したものと非難しながら、無知蒙昧な大衆にたいする蔑視の念と、「暴徒」の暴力への傾斜にたいする心底の恐怖心をも露わにしていた[103]。中流階級は下層民の抗議に乗じてイギリス側から譲歩をかちとるが、自分たちの目的が達成されると、さっさと抗議を修正するか、放棄してしまったのである。指導力の限界であった。

都市部

一九世紀末、インドの発足まもない地方自治体に委託された主要な責任項目のなかには、健康と衛生もふくまれていた。一八八三年一二月、アフマダーバードの最初の非政府指名都市参事会議長に就任したチョータラール・ランチョードラールはこう宣言した。「都市自治体のもっとも重要な任務とは、公衆衛生を監督することである」[104]。ヒュー・ティンカーによれば、衛生とは、「都市自治体の基本となる機能である」。ヴィーナ・タルウォル・オルデンバーグのみるところでは、その「存在理由」そのものである[105]。逆にいえば、清潔な上水道、下水道、排水、病院と施療院の維持、牛痘接種、それに市場や食肉処理場や火葬場や埋葬場所などの規制。アフマダーバードであれ、アラーハーバードであれ、ラクナウであれ、カルカッタであれ、それがインド都市部行政体の基本的業務となった[106]。

公衆衛生の市営化は、イギリス本国の先例に負うところが大であった。本国では地方自治体が、急激に膨張する都市人口の健康にたいする大幅な責任を賦与された。インドでは、ヨーロッパ人の主たる居住地が都市だったために、その傾向にいっそうの拍車がかけられた。都市行政の不文律のひとつは、それがヨーロッパ人の健康を守り、彼らが必要とする濾過された水道水から舗装された道路までの市民生活上の便宜をはかるために存在する、ということだった。こうして、アラーハーバードのように分断された都市では、ヨーロッパ人の居住する文官街区の必要条件のほうが、多くのひとの住む貧しい「原住民街区」よりも必ず優先されたのであった[107]。

このようなヨーロッパ人の健康にたいする配慮は、都市問題にたいする厳密に機能主義的な見方が生まれるひとつのきっかけとなった。都市行政体の各種委員会や部局が有用かどうかは、飲料水の供給なり、道路の清掃から判断できる、ということである。ところが、自由党系のインド総督、リポン卿は、一八八二年五月、地方自治にかんする決定にさいして、もうひとつの可能性を設定した。すなわち、都市行政体は、有能で知的なインド人を教育するための学校となり、彼らの間に「責任感」を植えつけ、たとえ当面は多少、効率が低下するかもしれないが、自分たちの町や都市の管理に貢献する機会をあたえるべきだとしたのである[108]。ある次元では、そのような地方分権化は植民地官僚にとってとても魅力的だった。評判の悪い地方税の徴収をはじめ政府の重荷の一部をインド人の肩へ移すことになるからである。都市住民の健康と衛生にたいする責任の相当部分が、財源不足の都市行政体に移管されたのは、おそらく官僚側がインド人の福利にたいし基本的に無関心だったことを反映していた。その結果、公衆衛生の効率が低下した。この都市行政体の窮状は、訓練されたスタッフや衛生の専門家がいなかったこと、大がかりな健康・衛生計画を実施するには、州政府に補助や融資のお伺いを立てる必要があったことでいっそう悪化した。

この制度上の不備は、しばしば指摘されたことでもあった。その痛烈な批判者のひとりが、W・J・シンプソンである。一八九〇年代、カルカッタの衛生官だったが、珍しくインド高等医務官職ではなかった。一八九五年一二月の『インド医学通報』の記事のなかでシンプソンは、インドにおける「衛生事業」の必要性をうったえた。その説明によれば、現在、都市衛生の責任は都市参事会にあるが、彼らは、「予防医学の原則も実態もまったく知らない」。医務官が参事会の顧問役を務めるように期待されているが、その勧告を押しつける、あるいはその実行を監督する権限がない。衛生関連の権限を地方行政体に委譲するさい、同時に、これらの行政体を指導し監督する、効率のよい強力な地方および中央の機関がなければ、シンプソンのみるところ、地方自治体は信用を失い、他方、火急に必要な衛生改革をはなはだしく阻害することにならざるをえない[109]。

シンプソンの雑誌記事が登場してから一年もたたぬうちに、インドでペストの流行がはじまるが、都市行政体はこのような未曾有の危機にたいして、態勢が整っていなかった。地方政府にたいする批判が急激に高まるいっぽう、都市部の健康・衛生活動の需要が増大したため、多くの都市が負債をかかえて、混乱状態に陥った。ペスト危機の高まりのなか、一九〇五年、自由主義的な民族主義者、G・K・ゴーカレーが指摘したところによれば、西洋の豊かな都市に適した都市行政システムは、インドの都市部のニーズにはまったく適さないことがわかったのである[110]。さらに、前の章でプネー都市行政体との関連で指摘したように、植民地官僚側は、リポン卿の地方行政改革によって権限が奪われたことを恨んでいたが、ペスト危機のもたらした機会に乗じ、インド人の都市行政運営をけなし、一八八〇年代に渋々、手放した権限の一部を取りもどしたのであった。二〇世紀の初頭には、ペスト危機にせき立てられた「効率」の議論が、リポン卿の教育的「実験」よりも優先されることになった[111]。

官僚はすべてを意のままにしたわけではないが、それでも強力であり、インド人自身の手で都市の健康を改善しようとする努力を挫いたのであった。イギリス領インド全体で、一九一四年以前、地方政府に所属する医師の数は限られていた。驚くべきことではない。というのも、州の首都以外の地域で私的に開業しているインド人医師はほとんどおらず、都市参事会に名前を連ねている医師も選出されたわけではなく、政府側が指名した人びとだった。ティンカーが記録しているところによれば、一八九四年、ベンガルの市参事会員のうち医師は学校教師と同じ比率で、四パーセントにすぎず、政府の役人と地主と法律家に完全に圧倒されていた[112]。しかし、マドラス市参事会は、一八七八～七九年に再編成され、それ以降、医師が全体の一〇パーセントをしめるようになった。それには、指名されたヨーロッパ人に加えて選出されたインド人もふくまれていた。もっとも有能で歯切れもよかったのが、T・M・ナイールである。エディンバラにおいて医師の訓練をうけてのち、インドに帰国、七年後の一九〇四年に参事会に入った[113]。西洋風の訓練をうけたナイールは、都市行政とその健康事業の運営方法にたいへん批判的であった。ヨーロッパ人の議長と健康と衛生担当の役人が、選出された参事会員の管轄権の埒外にいる限り、その攻撃はどうしてもポレミックになってしまって、ほとんど影響力を持たずにおわり、ナイールはひどく失望することになる。

一九〇五年四月のある参事会会議でナイールは、市の移民待合所を非難した。そこは、モーリシャスやナタールなどに向かう船を待つ間、移民労働者が逗留したところだった。ナイールはそこがペストをふくむ近年の病気発生の源泉になっているとして、待合所を市外地に移すように提案した。ナイールは、飢饉の年になるとマドラスに大挙して押し寄せてくる「放浪者や乞食や年季奉公クーリー階層」にはほとんど同情を示さず、むしろ、中流階級の視点に立って、都市の健康にたいする脅威とみなした。しかし、その主たる批判は、移民斡旋業者であるイギリスのパリー社に向けられたが、その参事会における利益は、二人のインド高等医務官職、ひとりはインド人、もうひとりはヨーロッパ人によってうまく擁護された。

同年八月と九月の会議、このときはペストとコレラの発生の危険があったときだが、ナイールとその同調者がふたたび攻撃に出た。K・C・デーシカーチャーリヤルが待合所を「流行病の温床」と述べたのにたいして、ヨーロッパ人のインド高等医務官職の参事会員が反撃し、待合所を、「不衛生な環境という大海の、統制のとれた、ほぼ完璧な清潔の島」と称した。非難の矛先を移民斡旋業者ではなく、マドラスのインド人住民のほうに向けたわけだ。九月の会議では賛否同数となり、議長がナイールの提案に賛成するキャスティングボートを投じた。ところが、マドラス市側は待合所の移動を拒否し、ふたたび参事会会議で激論が交わされた。インド人側からの移民批判にたいし、ヨーロッパ人側は、市の「不潔」な現状、とくにパルシェリーズ、もしくは不可触民のスラムを取り上げて応戦した。待機所の移動をもとめるナイールの決議案がふたたび投票にかけられ、票は人種に沿って分かれ、僅差で敗北した。(114)

翌年の一九〇六年、ナイールはマドラス市における牛痘接種とその再接種についての議論の口火を切った。今回は、インド人参事会員の間でも意見の大きな分岐がみられた。牛痘接種の実際の効き目について懐疑的なひとや、文化的な理由で意見を保留するひともいたが、ナイールは断固それを支持した。牛痘接種は、適切に実施されれば安全かつ効果的であると信じていたからである。しかし、当時、マドラス市でおこなわれていたやり方には問題があることも認めた。マドラス市に天然痘の再接種を実施するようにうながす政府の決議をうけ、ナイールはもう一歩踏みこんで、再接種を義務化し、さらに、天然痘にやられる人の多くが市外の者であるから、牛痘接種を都市周辺地域と農村部でも義務化することを提案した。参事会は、最初の牛痘接種を地域全体で義務化するとの提案に賛同したが、市内において再接種を奨励する手だてについては、ナイールと参事会議長をふくむ小委員会に検討をまかせた。

一九〇六年一〇月の参事会会議において、牛痘接種は各方面からの厳しい批判にさらされた。P・ティヤーガラーヤ・チェッティは、牛痘接種員が子どもの腕に六インチ〔一五・二四センチ〕も傷をつけるので、「幼児たちの泣き叫ぶさまは、まことに目も当てられない」と主張した。つぎに立った参事会員は、牛痘接種員が六から一〇カ月の子どもを「めった切りにする」と語った。この熱気を帯びた討論では、ナイールは穏健派を代表し、牛痘接種一般を擁護しつつ、無資格の牛痘接種員を雇う点を弾劾した。ナイールによれば、「まるで鋤で畑を耕したような傷をつける。残酷であり、明日からでも止めさせるべきだ」。さらに、正規の医師を雇って牛痘接種員を監督させるべきであり、保存痘苗よりも効果があり、しかも、かつ痛みの少ない子牛痘苗の技術を優先的に利用すべきなのである。(115)

このように市参事会審議に参加するかたわら、ナイールはその医学雑誌『消毒』の紙上で、市参事会議長と市の衛生官を批判する論陣を張った。たとえば、「マドラスにおける衛生ごっこ」というタイトルの論文では、市の衛生記録にたいして情け容赦のない攻撃がかけられる。給水、排水、貯水、牛痘接種、食物とミルクの検査、マラリアと腸チフスと赤痢の発生などが俎上に上げられた。一九〇九年五月の参事会会議に提出された決議案では、同僚の医師、U・ラーマ・ラオがナイールの弾劾の文章を長々と引用して、市の衛生官と保健官の無知と怠慢ぶりを非難した。当時の多くの中流階級の政治家と同じようにラーマ・ラオも、大部分の人間が教育をうけず、文字も読めない社会では在地側の指導力が重要になることをつぎのように強調する。

我が国民は無知であり、つねに衛生の進歩に反対する。したがって、衛生上の注意が有用であることを理解していない。衛生当局がなすべきことは、衛生手段の必要性を納得させることによって、それを社会全体に知らしめることである。ところが、そうする代わりに、衛生事業に従事する下級役人は、それとは別の動機をもって権勢を揮い、人びとを恐怖に陥れる。……国民は、進歩の必要性を納得しさえすれば、従うはずなのである。(116)

このような攻撃にたいする答えは、予想どおりのものだった。あるヨーロッパ人参事会員は昔からの議論を蒸し返し、責められるのはインド人自身であって、彼らは衛生事業改善の資金を確保するために徴税しようとすれば、選挙の票が減るとして反対する、と応酬した。議長のE・S・ロイド（インド高等医務官職）もおなじみの嘲りの文言をつけ加える。「マドラスが不潔だとすれば、それは保健局の責任ではない。住民の責任である。住民が進歩しない限り、マドラスは一〇〇年たっても、少しも良くなるまい」。保健局の欠陥について検討し、マドラスの衛生を改善するための委員会を設置しようという動議は、圧倒的多数で否決された。ナイールはこみ上げる怒りと失望をこうぶちまける。「議長によれば、住民が不潔だという。もし住民が不潔であるならば、それを是正することこそ保健局の義務ではないか。……貧しい人びとは、どこの国でも不潔である。その彼らをよりよくすることこそ、真の衛生のあり方ではないか」。

〔保健局の役人は〕欠陥をわかっていないし、それにどう対処すべきかを理解する能力も持ち合わせていない。にもかかわらず、周囲を見渡しては、不潔な奴らだという。保健局は無能であり、衛生の知識をもたない。進歩の道に立ち塞がっているのは、無能な衛生局なのである。

さらに。不満を申し立てるたびに、批判する側に帰ってくる答えは、きまって、「ならば、執行する立場に立ちたいのか」というものだ。答えは、しかりだ。こちらの意見のほうが正しいことを証明するために必要なら、喜んで保健局をみずから率いてみせよう。政府は、衛生改革などに本当は関心がないのだ。都市の法律と隠れん坊をやって、実質的なことがなされるのを妨害しているにすぎない。「幾度となく、われわれは欠陥を指摘し、役人を批判してきた。しかし、われわれは排除されている」。もし政府が真剣ならば、行政府にたいする有効な監督権を参事会に賦与するはずだ。ナイールは苦々しげに、こう結論する。そうでなければ、すべては「茶番」だ。[117]

それでも、T・M・ナイールはあと数年、参事会にとどまり、衛生問題について行政府を責め立てるが、ヨーロッパ人側の蔑みとお役所的妨害にたいして、選出された参事会はほとんど何もできないという苦い経験を学ぶことになる。W・J・シンプソンやヒュー・ティンカーが提起した議論とはむしろ対照的に、変革をもとめる圧力は事情に通じたインド人参事会員の側から由来し、いっぽう、腰が重く、月並みの諦めのことばを並べ立てるのはヨーロッパ人側だったのだ。マドラス市参事会での白熱した議論のやりとりから明らかになるのは、健康と衛生のレトリックが、かつてはその同じレトリックを権威主義的に駆使してきた植民地支配体制にたいして逆に投げつけられるようになり、そうして一九一四年以前はまだ有効なものにならなかったものの、ヘゲモニー的主導権を掌握しようという志向の一環になりえた、ということである。

健康、人種、民族

二〇世紀はじめのインドの都市参事会には医師がほとんどいなかったように、当時のインドの政治指導者のなかにも医師はほとんどいなかった。ロジャー・ジェフリーがいうように、たしかに医療関係者はインド政治、そしてインド国民会議の展開にほとんど影響力をもたなかった[118]。とはいえ、西洋医療の考え方は、政治運動や社会思想にたいして、そのようなコメントが示唆するものよりもはるかに大きなインパクトをあたえたのである。西洋医療の考え方が、西洋風の教育をうけた中流階級にたいして揺るぎない支配力をもつようになったということではない。注目に値するまでに、公的な議論や政治のことばのなかに浸透し、影響するようになった、ということだ。

人種と民族についての議論から、この潮流をはっきりとみてとることができる。人種、さらにのちには社会的ダーウィン主義についての帝国主義的な考え方が、一九世紀末から二〇世紀はじめのインドに深いインパクトをあたえたことは驚くべきことではない。それは、帝国の膨張と支配の攻撃的なイデオロギーの一環となっただけではなく、インド国内の社会・政治の言説にも広範に用いられた。一方では、インドの「好戦的な種族」の戦闘能力や「男らしい身体」がイギリス人によって賞賛され、それと、弱々しく、臆病で、「女々しい英国かぶれのインド人（バブー）」の記述が並列される[119]。他方では、インドの社会制度、とくに幼児婚にたいして新たな攻撃がなされる。政府側はそのような物議をかもす問題にかかわるのを嫌ったが、イギリス人医師は、その結果、生じるとされるインド人の虚弱化や退歩について手厳しい、いかにも権威ありげな見解をもって論戦に参加した。女性医師のエディス・ピーチーが一八九〇年のボンベイでの講演で幼児婚の習慣を医学と人種のことばで弾劾したことは、すでに触れたとおりである。ピーチーの結語はこうである。そのような習慣に執着していることが、ヒンドゥー教徒にたいする「アングロ・サクソン人種による支配のひとつの重要な要因」なのである[120]。例外的な意見ではけっしてなかった。同じ年、インド高等医務官職のケネス・マックロードもこう述べている。「女児がしばしば成年男子と結婚するために、インド人は身体が退化している。さらに、身体が退化するということは、女々しさや、未熟な精神や、道徳上の欠陥を意味するのだ[121]」。

同じ年の末、マドラス医科学校でのある挨拶のなかで軍医のジョン・スミスは、このやっかいな問題になぜ医療のこう答えている。

専門家が首を突っこまなければいけないのかと問いかけ、それは、ほかの誰よりもよく知っており、また、われわれの隣人の身体を保護する責任があると認められているからである。隣人と特別な関係にあるおかげで、インド人の福利にとって有害な諸般の事情を熟知している。放置しておけば致命的になる出血をわれわれはなんとか食い止めようとするが、同じように、われわれの隣人の身体をおびやかす危険の源を除去するために最善の努力をつくそうという道徳的な責任を感じるのである。

スミスは、「幼児婚という癌」が個人はもとより、人種全体の健康まで左右するという事態の深刻さを聴衆の心に印象づける。あるヒンドゥー教徒は、インドが「地球上の諸国民の最後尾」におかれているのは、気候のせいだという。おかしい。一八三〇年代ならば、通用したかもしれない環境による説明だ。しかし、一八九〇年代はそうはいかないのだ。

なんとも哀れな人だ。小太りの体型と子どもじみたおしゃべり。「生存競争」なぞとても無理である。しかし、そのような状態は、気候に起因するものではけっしてない。その人が生まれたとき、なんと、母親は一三歳で、父親は一七歳。年端もゆかぬ両親と彼は楽しくおしゃべりしているのかもしれない。しかし、男には絶対になれない。しかも、そのような幼稚さが何世代にもわたって受け継がれる遺伝状態となり、……この未成熟の状態は、さらに強まる。[122]

このような人種にまつわる攻撃は、医学という信頼するに足る権威に支えられ、一八八〇〜九〇年代にその頂点に達するが、それがインド人側の議論や論争にも投影されたとしても、不思議ではなかった。一八八〇年代、パールシーの社会改良家、ベフラームジー・マラバーリーがヒンドゥーの幼児婚にたいする反対運動を開始したとき、多くの地方組織は、この制度が、医師たちが主張するとおり身体的・道徳的な退化の原因になっているとの見方を支持した。たとえば、ジェソールのインド人協会はつぎのように述べる。「若年層の結婚は、民族の体力を弱める。身体の健全な成長と発達を妨げ、個々人の勇気と活力に影響し、ひ弱で、精神力に欠ける人種を生むからである」[123]。一八八九年、インド社会会議の議長に選出された、カルカッタの、マヘンドラ・ラール・サルカール博士は、出席者にこう語った。

「今日のヒンドゥー人は、……［幼児婚という］聖なる慣習のために奇形児と未熟児から成りたつ」。さらに、そのような虚弱な国民だからこそ、ありとあらゆる暴君が彼らを蹂躙することになったとしても不思議ではないのだ[124]。それから一五年後、G・K・ゴーカレーがロンドンの全国自由党クラブで演説し、「あなた方の支配のもとで、われらが人種は絶えざる肢体の矮小化や発育不全の状態」にあると語った。政治的な権利や責任を否定されることによって、インド人は精神的にも道徳的にも卑小な状態にあるという文脈での発言であったが、その前段では、インドの高い死亡率と住民のひ弱な身体から「恐るべき人間の悲惨さの集積状況」が明らかになると指摘されていて、そのような指摘は、この発言に隠喩的であると同時に字義どおりの意味をもあたえていた[125]。

人種の退化という感覚がことのほか強かったのは、ベンガルだったようにみえる。一九一二年一一月に開催された第二回全インド衛生会議において、カルカッタの新聞『アムリタ・バザール・パトリカ』の編集長、モティラール・ゴーシュは、イギリス支配下のベンガルの没落について遠大な説明をおこなった。病気と人種とが密接に連関する説明である。ジェソールでの自身の幼児体験をもとに、ゴーシュはつぎのように主張する。六〇年前、ベンガルの農村部は病気禍から驚くほど自由だった。秋雨のあと、熱病にやられても、絶食するか、「粗食」療法に従えば、たちどころに治ったものだ。腸チフスはまれだった。コレラも実際問題としては知られていなかった。天然痘は断続的に発生したが、ティーカーダールによる治療が「すばらしい成果」をあげた。聴衆である医師たちからすれば、人痘接種との戦いはほとんどおわっていなかった。それでもゴーシュは、「この専門家集団がいまでは絶滅し、その治療法も世界から消えてしまった」ことを嘆く。さらに、その頃は、「民族の選り抜かれた階層」が住むのは農村部だった。村落には「りっぱな排水システム」があり、ため池はきれいな飲料水で満杯だった。「これほど清潔」な住民は、世界のどこを探してもいなかった。村民は、「少なくとも一日に一回は身体にからし油を塗り、入浴した」。食べ物は豊富にあり、村々は「健康で、幸せで、逞しい人びとにあふれ、多くのスポーツに興じていた」。「明日のパンのことや、死の疫病に見舞われる不安」に思い悩むこともなかった。

しかし、その牧歌的な日々はおわってしまった。「あのように素晴らしい人種は、今のベンガルではめったにお目にかかれない」。ゴーシュは「人種の退化」のはじまりを一八六〇年代の「ブルドワン熱」（マラリア）にみる。「それから六〇年。マラリアとコレラによってベンガルから数千万の人びとが一掃された。残されたのは、一般的に言って、生ける屍である」。住民が「マラリアのためにハエのように死ぬ」ことを予防するために、手遅れにならないうちに国家が、総合的な農村衛生計画をつうじて貧困と病気の問題に立ち向かわなければならない。ベンガルの出生率の記録が死亡率を下回っていることを聴衆に喚起して、ゴーシュはつぎのように結論する。「ベンガル人は……死に絶えつつある。ただちに、適正な断固たる措置をとって絶滅から救わないかぎり、この致命的な病気であるマラリアの犠牲になった古代ギリシア人と同じように、いずれは消滅するに違いない[126]」。

　同時代の評者が誰しも、牧歌的な過去と現在の惨めさについてこれほど極端な対比をしたわけではない。しかし、モティラール・ゴーシュの説明と、当時のベンガル人によって書かれた他の多くの説明との間には共通する部分が大きいのである。いずれも同胞のひ弱さを強調し、過去半世紀以上にわたってイギリス人が下したまことに厳しい評価を内面化していた。この身体的・道徳的な没落の問題を解決してくれるものとしてゴーシュが期待を寄せるのは、インドのイギリス人政府であり、とりわけ西洋の衛生と科学であった。しかし、同時代人のなかには、没落の過程を逆転し、みずからの人種にたいする誇りをもういちど創りなおす手段として、身体のすぐれた能力を回復し、自分たちの文化の伝統を再評価することをインド人自身に期待するひともいたのである。

　スワミ・ヴィヴェーカナンダはこの時期、もっとも影響力のあったヒンドゥー改革者のひとりで、ベンガル人でもあり、後者の流れをみるうえで興味深い存在である。ヴィヴェーカナンダは、西洋文明の粗野な物質主義とインドの精神的な遺産の特性を対比させてはいるが、その演説や書いたものは、西洋医学を熟知していたことを示している。一九〇一年にはじめて出版された論文「東洋と西洋」は、西洋人がインドをどう見ているのかという印象的な記述からはじまる。そこでは、病気がたいへん顕著な役割を演じる。

> 猛烈なペストとコレラによって荒廃し、マラリアが国民の生命力そのものを食いつくし、飢餓や半飢餓が第二の特性になり、死神の飢饉が頻繁に悲劇の踊りを舞う。疾病と悲惨のクルクシェートラ〔ヒンドゥー教巡礼地〕。希望も活力も喜びも勇気もすべて失った骨が散乱する巨大な火葬場。……これが、インドを旅するヨーロッパ人の眼に映る光景である。

> 同じように。

> 三億の民の集合体。人間にみえるのは、うわべだけだ。自国民に、そして外国の民に、信仰を同じくする人びとに、そして異国の信仰をもつ人びとに踏みにじられ、生命を搾り取られ、労働と苦しみにじっと耐え、奴隷のように自主性を失い、希望も、過去の思い出も、未来もない。……おぞましい、悪魔のような迷信が充満する。ひ弱で、未来の希望をもたぬ人びとにありがちなことだ。背骨となるような道義性もない。腐って臭気の漂う動物の死骸に蛆虫が群がるように、この三億の民はインドという身体に群がる。これぞまさにイギリス人の役人の眼に映じるわれらが姿なのだ。

このような悪徳と悲惨さ、病気と抑圧という情け容赦のない図像と対照的におかれるのが、「悪魔の権化」としての西洋人という、インド人側の見方である。

> 好色で、酒におぼれ、貞節も純潔も、清純な生き方と習慣もまったくわからない。物質しか信じない。……他人の国を搾取し、暴力といかさまと裏切りによって他人の富を横領し、豊かになることに血道をあげ、来世を信じない。その魂（アートマン）とは身体であり、その生とは、感覚や肉体の快楽にのみ存する。[127]

ヴィヴェーカナンダは、英印の双方に過ちと無知をみた。ヨーロッパ人は召使い階層との接触だけで判断する。インド人のほうも西洋人についての表面的な印象、たとえば、カーストを無視、お酒が大好き、女性にたいする態度が無神経などということで西洋人を判断する。ヴィヴェーカナンダは、健康をはじめいくつかの点で「西洋人のほうがわれわれよりも格段にすぐれて」おり、インド人は彼らから多くを学ぶことができることを認める。西洋人は長生きをし、もっと恵まれた気候のもとで暮らしている。しかし、ヒンドゥー教徒のように若年で結婚するようなことはない。「長生きや身体的・精神的なたくましさの点では、西洋人とわれわれとの間には大きな違いがある」。しかし、つぎのような疑問がある。これほどの「悲惨さと苦難と貧困と抑圧」があったにもかかわらず、ヒンドゥー教徒はなぜ数世紀前に絶滅せずにすんだのだろうか。「われわれの慣習や風習がそれほどひどいなら、どうして、われわれは地上から抹殺されずにすんだのだろうか」。ヴィヴェーカナンダの答えはこうである。インドには、「世界の生存になお必要な、民族的な理念」があるからだ。インドが「まだ生きている」のも、「世界の文明全体に貢献できる何かかがあるからに違いない」。

このように、ヴィヴェーカナンダは、西洋の物質主義と科学の攻撃的な普遍化の傾向にたいして、それと同じように普遍主義的であり、しかし、彼のみるところ、それよりも高等な精神性をもって臨もうとする。この二つの理念の特徴は、清潔さと純粋さについての対照的なとらえ方にみることができる（ただし、ヴィヴェーカナンダによれば、完全に両立できないわけではない）。西洋人のほうは、純粋で清潔な水を構成するものを科学的・医学的に理解するかもしれない。けっして無意味なことではない。しかし、インド人のほうは、精神的な健全さと純粋さの感覚をもっており、それを世界にあたえることができる。厳密に医学的もしくは物質主義的な定義を乗り越える感覚である[128]。

二〇世紀初頭、M・K・ガンディーは、ヴィヴェーカナンダよりもさらに突き進み、西洋文明の害悪と彼がみたものからインドを切り離し、健康の理念をインドの「スワラージ」（「自治」）と結びつけようとした。若き日のガンディーは医師を志していたらしく、ある時期、イギリスに留学して医師になることを希望したものの、「われわれヴィシュヌ派〔ヒンドゥー教の有力な一派〕は死体解剖に関係してはならない」との兄弟の諫めにより、断念した[129]。しかし、ビークー・パレクが適切に指摘しているように、成人したガンディーのことばや思想には、「医療のイメージが充満」していたのである。ガンディーによれば、「インドの『政体』は『ひ弱』で、『病んで』おり、『異物』の攻撃に抵抗することができない」。パレクが言うところの「ガンディー医学博士」が自任する使命とは、インドの「民族の内科医」として祖国の病気を診断することであり、また、「祖国を健康な状態にもどし、体力をつける方法も知っていた」[130]。

ガンディーの医学的・衛生学的な「実験」は、南アフリカ滞在期間中にはじまった。私生活の次元で上げ潮状態にある西洋医療の勢いを押しもどし、そして、英国製のスーツから自家製のカダール織へと順次、衣替えしていったように、個人的ではあっても、すこぶる象徴的でもあった身体の脱植民地化の諸段階を画する一連の意思表示のなかで、ガンディーは、最後の子どもの産婆役を務め、息子のマニラールが腸チフスと肺炎で死にかけたときも西洋人医師の診療を許さなかった。一九一〇年、南アフリカのヨハネスブルグ近郊にトルストイ農園をつくったさいにも医薬品と医師を禁止し、自分でさまざまな健康療法を試した。一部のインド人民族主義者と違って、アーユルヴェーダとインドの伝統的な治療法からはなんの触発もうけず、その代わりに独自の折衷的な考えや実践を展開したのであった。しかし、ガンディーは、健康をなによりもまず、もっとも個人的な意味でも、同時にもっとも広い意味でも自己規律、すなわちスワラージを精神的にも身体的にも追求することの重要な一環としてとらえた。ガンディーにとって、良き健康とは良き医師の診療をうけるということではなく、身体の欲求をコントロールできるようになることで、病気を予防し、自己の精神的な至福を育むことにほかならなかった。[131]

ガンディーがこれほどまでに健康と衛生にこだわったのは、おそらく一八九〇年代までに西洋医療が非常な権威を獲得したことを認めたからであろう。インドが植民地主義の束縛からみずからを解放しようとするのであれば、真正面から対決しなければならない権威となったのだ。南アフリカ滞在中に健康と衛生がガンディーにとってそれほどの重要性をもつにいたったのは、インド人は「生活習慣が不潔で、公衆衛生にたいする脅威」と白人から非難されたためだと考えられる。これらの非難は、みずからの民族と文明にたいして強まりつつあったガンディーの誇りを傷つけたようにみえる。その文明は、純潔さと清潔さをなによりも重視しているはずであった。ガンディーは、西洋は精神的に腐敗し、身体的に有害な文明だとの痛烈な批判を投げかけつつ、これらの人種主義的な嘲りを内面化し、個人的な清潔さと衛生に細心の注意を払ったようにみえる。[132]

健康と民族自立との結びつきがもっとも明瞭に語られているのが、一九〇九年にはじめて出版された『ヒンド・スワラージ』(「インドの自治」)である。ガンディーの分身である編集者と読者との少々重苦しい対話のなかで、イギリス支配下のインドの没落にたいして責任があるという点では、医師も法律家や鉄道と同罪だとされる。おなじみの直喩で、西洋文明は結核にたとえられる。「見た目には大きな害」をもたらすようにはみえないけれど、水面下でじょじょに健康と体力とを蝕む。[133]「インドの状態」を診断する過程で編集者が医師のことに触れるさいに、ガンディーは本音をもらす。かつては「医療の専門職におおいに憧れ」、「祖国のために医師になる」つもりだったが、いまでは、医師を否定的にみている。また、ヴァイドャが伝統的に「たいへん名誉ある地位をしめる」ことがなかった理由もわかるという。

しかし、ガンディーの主たる攻撃目標は西洋人医師であり、西洋医療であった。ガンディーはこう宣言する。「イギリス人がわれわれをつなぎ止めておくために、医療の専門家を効果的に利用してきたことは確かである」。狭くみれば、政治的思惑から「アジア側の有力者」にたいして文字どおり専門家の立場を利用した。もっと広くみれば、インド人の祖国ばかりか自分の身体を支配する能力さえも弱めた。病気とは、放縦や過食や「悪徳」の結果である。医師は患者を治すが、代金を取り（物質的利益のために苦しみを利用している）、患者が悔いることなく以前の悪徳や放縦に舞い戻るのを許す。「このように、医療行為が継続されることによって、身体はもとより精神にたいする支配も失われる」。編集者はつぎのように力説する。もし医師が介入しなければ、「自然がその仕事をしてくれて、私は自分自身にたいする支配権を獲得し、悪徳から解放され、幸せになる」。病院とはこの悪徳という邪宗の総本山であり、「罪を広める制度なのである。人びとは自分の身体に注意を払わなくなり、不道徳が増す」。「最悪」なのは、ヨーロッパ人の医師である。西洋医療側の主張と人種主義的なステレオタイプを巧みに転倒して、ガンディーはいう。「医師は、われわれを放縦へと誘導する」。その結果、「われわれは自制心を奪われ、女々しくなってしまった。そのような環境のなかで、われわれは祖国に奉仕するのに適さない存在になってしまった」。ガンディーは印象的なことばでこう括る。「ヨーロッパ医療を学ぶことは、われわれの隷属状態をさらに深化させることにほかならない[134]」。

ガンディーの批判は根底的であり、例外的でもあった。イギリスの支配はともかく、西洋文明全体を拒絶しようという地点まで突き進む覚悟のあるインド人はそれほど多くなかった。たとえば、ヴィヴェーカナンダらは西洋から学びつつ、東洋が西洋を包摂しうるような道筋をもとめた。T・M・ナイールらは、西洋医療を全面的に支持したうえで、科学と衛生の恩恵をインドにもっとあたえようとはしない、また許そうともしないとしてイギリスを批判した。たしかに、ガンディーの見方はけっして主流ではなかった。とはいえ、その表現の激しさから、西洋医療の考え方と実践がインド社会にたいして影響力をふるいはじめていたこと、かつてはよそ者であることの象徴だったものが、急速にインド側のイデオロギーと指導力の一部になりつつあったことをうかがい知ることができるのである。

結論

一八八七年、インドでの医療関係予算が大幅に削減されそうな事態になったさい、『インド医学通報』は植民地政府にたいし、イギリスの支配にとって西洋医療が測り知れない貢献をおこなってきたことに注意を喚起した。医師は、「政府の人道的で慈善的な性格」を代表する存在である。それを切り捨てても経費の節減をはかりたいのかもしれないが、政治的にみてはたして賢明であろうか。イギリス人がインドに到着して以来、医務官の活動が、インドの人びとが外国の支配という軛をそれほど苦痛と感じないですみ、そして、イギリスの支配に親しみをおぼえるようになった点でおおいに有益だったことは、軍当局も行政当局もともに認めているのである[135]。

インド高等医務官職側には、インドで西洋医療が重要なヘゲモニーの役割を果たしてきたと自負する独自の専門職的・政治的な理由があった。しかし、政府側は必ずしもこのような見方を共有していたわけではない。ヘゲモニーをもとめるにしても、財政負担なし、政治的跳ね返りなしが条件だった。その結果、インド公衆衛生にたいする取り組みは気乗り薄のものになり、たとえ西洋医療の考え方や実践の普及につとめるにしても、熱意に欠け、また多くの行政的・財政的な留保に縛られていた。

しかし、ヘゲモニー的な力としての西洋医療の衝撃を、国家の政策や財政支出の側面だけで判断するのは間違いであろう。ヨーロッパ人の医師もインド人の医師も独自の伝道予定表をもち、実践面で成功すれば、西洋医療の優れた効果や植民地支配の恩恵もしだいに理解されるようになると確信していた。実際、一九世紀中葉の段階では医師が予想できなかったほど、西洋医療は普及し、権威をもつようになっていた。インド社会の新しい領域への植民地主義的な進出もはじまっていた。ザナーナの隔離された女性たちも、西洋医療の力を感じはじめていた。ところが、そのような拡張の歩みのなかで西洋医療は、敵対する潮流、さらに逆流を引き起こしたのであった。

純然たる抵抗は、そのひとつの表現だったとみてよかろう。しかし、西洋医療にさまざまに適応することや取りこむことも、またその表現だったのである。かつては植民地ヘゲモニーの理想的な媒体と目されたものが、いまやインド側の指導者たちの威光と大望に併合されるようになった。西洋の医療と公衆衛生は、レトリックは華やかでも、実態はお粗末なものだった。そのことが、植民地権力批判となって降りかかってくる。けちで、ごく当たり前の人間性にも欠けると批判する道具として利用されるようになったのだ。このように、健康と衛生にかんする西洋的な考え方が、植民地体制の本体から切り離され、インド人の新しい自意識と民族意識のために奉仕するようになった。ヴィヴェーカナンダのような書き手の作品では、西洋医療がインド自身の文明の価値尺度によって測定され、欠陥があばかれた。ガンディーのように、インド人の自己統治能力を非常に巧妙に破壊するものの象徴として西洋医療の名前をあげることもあった。このように、西洋医療の考え方と実践がだんだん普及したとしても、その影響は、たんにイギリスの支配を親しみやすくしたとか、「外国の支配という軛」を我慢しやすくしたとかいうこと以上にはるかに多様で、また複合的だったのである。

結　論

インドにおける西洋医療の歴史は長く、また入り組んだ歴史でもある。アフリカの多くの植民地、さらにアジアの他の地域と違って、インドの西洋医療は一八八〇〜九〇年代の「新帝国主義」の一環として突如、渡来したわけではなかった。その歴史は一八世紀どころか、もっと以前にまでさかのぼる。一九一四年までふくむ一九世紀をつうじて、同時代の西洋医療におきた巨大な変化の多くが、その強弱はともかくインドにも投影されたとみてよい。一八〇〇年代のイギリス本国での牛痘接種の普及や、一八六〇年代の性病予防のための接触伝染病法制定の余波は、ただちにインドにもおよんだ。公衆衛生運動や伝染病細菌学説は足場を見つけるのに多少、時間がかかったものの、最終的には定着した。しだいに「熱帯病」として一括されるようになる病気群の研究調査では、インドはパイオニアの役目を果たし、西洋医療全体の発展にとっても重要な、しかしいまでも過小評価されている役割を演じた。

このような医療の転移や交換から、医療が植民地化に関与してゆく過程の一部が明らかにされる。数千マイルも離れた二つの社会の間での考え方や実践や担い手の移動が植民地主義によって容易になる、ときには指図される道筋が明らかになる。もちろん、政治的に支配する側に立つイギリスから南アジアへの流れが優勢だったことは言うまでもない。このように狭くみれば、インドにおける西洋医療は明らかに「植民地科学」であって、おおかたは本国から植民地に流れ、植民地にされる側にたいする植民地化する側の制度的・技術的な支配を補強するものとなる。しかし、ひとつの植民地科学としての医療についての理解は、そのような狭い理解を超えたものでなければならない。

そのための回路はいくつかある。人口動態にたいする西洋医療の影響はたいしたものではなかった。しかし、西洋医療をそれだけでなく、そのイデオロギー的なダイナミズムによって判断することが、そのような回路のひとつになる。たしかに、一九一四年以前の西洋医療があたえた最大のインパクトは軍隊やヨーロッパ人社会のような「飛び地」におおむね限定され、インドの住民全体の健康は軽視される傾向にあった。しかし、この飛び地的なありようを誇張してみてはならない。インドの西洋医療は、白人ゲットーに限定されることに甘んじてはいなかったからである。現実問題としてヨーロッパ人と「原住民」の健康との間にきれいな境界線が引かれたにしても、西洋医療の側はすこぶる野心的であって、病気の役人や加減の悪い将軍の面倒をみていればすむとは毛頭みていなかった。衛生的な飛び地と「オアシス」をつくろうとする向きもなくはなかったが、一九世紀インドの医療と病気の歴史が繰り返し想起させることは、植民地化の過程を分割してみてはならないということだ。それは、ヨーロッパ人陣営とインド人陣営とにすぱっときれいに二分するものではなく、むしろ、たえず両者の相互作用を養分にして展開する過程であった。在地社会と実質的な取り引きをせず、さらに在地社会によってそのやり方なり事業が形づくられることもない植民地主義。最近の一部の研究者が必死に発見しようとつとめているものだが、そのような植民地主義は、ほとんどありえないのだ。医療は、インドに西洋の考え方なり実践を伝達することはもとより、インドについての西洋側の考え方、さらに最終的には、インド人の自分たち自身についての考え方を産出し、広める、その有力で権威ある媒体だったことを理解しなければならない。

医療が純粋科学ではなく、応用科学だったこと。流行病が、ヨーロッパ人の生存と植民地支配の展開にたいする手強い挑戦者だったこと。国家に雇われた医師が各種の実務者的な義務や責任をもたされたこと。医師がイギリス領インドの擁する数少ない科学の観察者であり助言者だったこと。これらの理由から、医療専門職の人びとは、植民地権力側が在地社会を調査し、理解し、最終的には管理しようとする営みに深遠な影響力をもった。医師が全能だったというわけではない。植民地インドは、医療化社会などではおよそなかった。それどころか、軍隊や監獄のように表面上は安全な医療職の安息地にみえ、彼らの権威が十分に行き渡りそうなところでさえ、医師は、切実な助言が無視され、その職の現実の政治的な制約を思い知らされる場面がしばしばみられた。しかし、そのように挫折したとしても、その権威が必ずしも減少したわけではない。全体として、一九世紀が進行するにつれて、その権威が増大し、一八九〇年代に頂点をむかえたとみることは可能だと思う。さらに、医療の言説が病気と健康という専門領域に限定されていることはめったになかった。医療の言説の基本は、その主要な専門的・政治的な現場である身体だったとしても、宗教と社会、気候と地勢、教育と労働と食事などにも広がっていったのである。

医師は、医療と病気にかんする膨大な研究をつうじて、汚物と病気、怠惰と迷信、後進性と野蛮の国、インドという後世まで残る印象に、科学というもっともらしいお墨付きをあたえることに貢献した。そのイメージは、今日のインド理解でもなお有力である。さらに、このようにオリエンタリズム化されたインドと、冷静沈着な合理性と科学、目的意識的なダイナミズム、家父長主義的な人道主義の西洋とが比較対照される点についても貢献したのであった。非常に強烈で、しかも便利なメッセージであって、ほかでも援用されることになった。それを植民地体制側は帝国の信条の一部とし、キリスト教伝道団は福音活動のなかに編入した。他方、帝国批判派は、美辞麗句と実態との著しい落差を非難するか、もしくは、西洋医療を解放と福利ではなく、従属化と「奴隷化」と同一視した。医療は科学のもつあらゆる権威をもって、普遍化されることばで語り、そのことが医療を信奉することをいっそう魅力的なものにし、抗うことをいっそう難しくした。国家権力に密接につながっていたために、西洋医療はある方面では蔑みの対象にもなったが、別の方面では、羨望や権力欲をかき立てもした。さらに、一九世紀最後の四半世紀までに、軍隊における死亡率の低下や牛痘接種のように、はっきりとした成功事例もあらわれ、信頼をかちえたのであった。

このように、西洋医療の植民地化する力は、帝国主義の自己正当化の純然たる小道具、ただの「帝国の手先」以上のものとして理解しなければならない。医療はまた、未解決の問題に満ちた、ひとつの荒涼地帯を画定した。植民地化される空間であり、同時に、せめぎ合う空間である。このようにして、医療は、普遍化とオリエンタリズム化との間の永遠の矛盾に取り組もうとしたのである。西洋医療は、普遍の恵みであり、普遍の真理でもある医学に断固として忠実であろうとし、また競争相手を排斥して身体にたいする独占権を確保しようとするいっぽうで、ヨーロッパ人という同胞の世界をこえ、インドの地で足場を確保しようとするならば、ヨーロッパにおける医療の単なる焼き直しではすまないことを認めざるをえなかった。本国の科学の世界で確立された法則と、「異国」の社会にたいする植民地支配によって決定される現実の可能性や優先順位との間で妥協点を探し、みずからの軌道を画定してしてゆかなければならなかった。インドの気候と土壌と景観をあれほど重要視した環境論のパラダイムも、ある意味では、ヨーロッパの科学と医療がインドで遭遇した、完全に抹消することなどできない、いかんともしがたい他者的存在（場所も住民も）にたいする巨大な隠喩だったのである。インドでは、病気も違ってくる。その違いをどう定義するかは、好みや流儀によってさまざまであった。ともあれ、病気を制御ないし根絶しようとする医療の試みは、その文化的・政治的な事実を認めざるをえなかったのである。

ここでも逆説になるのだが、西洋医療の言説は、多くの点で植民地支配に新しい輝きなり、たいへん立派な次元を付与したようにもみえるが、しかし同時に、みずからの実際の能力や責任について固い境界線をもうけることにもなった。そのさい、ことさらに強調されたのが在地側の抵抗である。ここでもいくつかの理由をあげることができる。そうすれば、自身のダイナミズムと東洋側の顧客に特有の強情さを対照化できたからであり、抵抗を口実にして行政的・財政的に深入りせずにすんだからであり、また、医療・衛生の介入が実際にも、また潜在的にも危険な不穏状態を誘発しているようにみえたからでもある。厳密な原因が何であれ、また立場によってあげられる理由はさまざまでも、結果として医療はいっそう政治に責任をもつようになり、その福音のレトリックを裏切るような慎重な現実主義に走ることになった。しかし、このアプローチの好都合なところは、インド人自身がみずからの向上の道を閉ざしたかのようにみえたことである。植民地主義が押しつけた否定的なステレオタイプが再確認され、ほとんど何も達成してこなかったのではないかという帝国側の忸怩たる思いも癒されたのであった。

インド人側の抵抗は、たしかに現実のものである。しかし、それはいくつもの原因から生じた。ある場合には、病気の本質と、病気を食い止め、制御するための正しい方法についてまったく違う理解をしていたことから生じた。ある場合には、西洋医療とは別個の医療体系、すなわち、植民地国家の善良な係官、もしくは強制力をもつ機関ではなく、住民自身に根ざす医療体系が優先されたことから生じた。このように、抵抗の本当の原因と目的をきちんと理解し評価するためには、一律にみるのではなく、縺れた糸をほどくようにしてみることが必要なのである。それでも、抵抗は全体像のごく一部でしかなかったのだ。インドにおける植民地医療の特徴とは、そこがつねにインド人側がある程度まで交渉し参加する現場だったことである。インドは、テキストのなかに、私的な情報提供者のなかに、また、下級の係官やエリート階層の後援者のなかにも存在したのかもしれない。しかしやがて、インドはインド人医療従事者、つまり国家医療の関係者や開業医のかたちで存在するようになった。その場合のインドとは、多くの場合、ヨーロッパ側がおそらく勝手に頭のなかに思い描くそれだったとしても、インド人はただの受け身の参加者だったわけではなく、しばしば積極的な参加者だったことは間違いない。彼らの参加は、西洋医療の異国風のありようが薄れ、在地の文化的価値や政治構造に統合されることにおおいに貢献したのであった。

逆説的に、西洋医療の体系は、相手側の慣習やカーストや迷信を一掃するという意図をしばしば鮮明にしながら、相手に受け入れてもらうために、おとなしく交渉の席についた。白人の医療だけにおわるのを望まなかったように、英印混血や不可触民の医療以上のものになろうとした。高い地位や尊敬を望んだ。インド側は、政治的には従属していたはずなのに、このような文化の受容の代償を取り立てたのであった。植民地医療の従事者はカーストが必要だとは思っていなくても、カースト病院の創設に関与した。たしかに在地医療の効き目を疑ってはいたが、一九〇〇年代になっても、ヴァイドャとハキームに活動の余地を残しておかねばならなかった。

植民地医療の植民地化は、植民地化する側の手にだけ委ねられて進行したわけではけっしてない。最終的に、インドにおける西洋医療の未来は、ヨーロッパ人植民者ではなく、台頭するインド側のエリートの手中にあった。そのような結末の徴候は、一九一四年の段階ですでにみられた。彼らには遂行すべき自分たちの政治的綱領と専門職の予定表があり、「コスモポリタン」的な科学と下層民社会との間をうまくすり抜けてゆく方向もみえていた。崩壊しつつある植民地体制もろとも西洋医療を葬り去ろうとする動きもなくはなかった。しかし、多くの人びとは、植民地主義の側が政治的に得策で、財政的に望ましいと考えた次元をこえて、もっと積極的で、もっと公衆に眼を向けた役割を国家医療にたいしてもとめるようになっていた。一九一四年以降、彼らは西洋医療を彼ら自身のヘゲモニー計画の一環として取り上げてゆくことになる。

註記

略記一覧

Asst	Assistant
BC	Board's Collections
Bmb	Bombay
Bngl	Bengal
BoR	Boars of Revenue
CoD	Court of Directors
Colr	Collector
Cons	Consultations
Comr	Commissioner
Cs	Chief Secretary
DFAR	*Dufferin Fund Annual Report*
Div	Division
Dt	District
Dy	Deputy
Gen	General
GO	Government Order
GoI	Government of India
HCAR	*Health Commissioner's Annual Report*
ICS	Indian Civil Service
IMG	*Indian Medical Gazette*
IMS	Indian Medical Service
IOL	Indian Office Library and Reords
Jud	Judical
KW	Keep-With
Legis	Legislative
LMS	London Missionary Society
MARCD	*Madras Annual Report on Civil Dispensaries*
MARCH	*Madras Annual Returns of Civil Hospitals and Dispensaries*
Md	Madras
Med	Medical
Mgt	Magistrate
Mil	Military
MSA	Maharashtra State Archives
Mun	Municipal

NAI　National Archives of India
NNR　*Native Newspaper Reports*
NWP　North-Western Provinces
Pnjb　Punjab
Pol　Political
Pros　Proceedings
Pub　Public
Resol　Resolution
Rev　Revenue
San　Sanitary
SC　Sanitary Commissioner
SCAR　*Sanitary Commissioner's Annual Report*
Sec　Secretary
SoS　Secretary of State (for India)
Supt　Superintendent
TMPSB　*Transactions of the Medical and Physical Society, Bombay*
TMPSC　*Transactions of the Medical and Physical Society, Calcutta*
TNA　Tamil Nadu Archives
UP　United Provinces
VR　*Vaccination Report*
WBSA　West Bengal State Archives

序　論

（1）*Statesman*, 30 June 1908, in Home (Med), 96, Aug. 1910, NAI.
（2）Ibid.
（3）C. P. Lukis, 31 Aug. 1908, "Note on the Self-Constituted Medical Schools of Calcutta," ibid.
（4）Notes to Home (Med), 117–32A, July 1913, NAI. インドにおける医師登録制度については、Jaggi 1979, chap. 4 をみよ。一九一五年、全インド医師登録制度法案がサー・パーディ・ルキスによって上程され、翌年、立法化された。
（5）Note by A. Earie, Sec, Home (Med), 1 Sept. 1910, Home (Med), 37–55, Dec. 1910, NAI.
（6）*Thacker's Indian Directory*, 1900, 376.
（7）Marriott 1955; Ramasubban 1988. 本書の第2章をみよ。
（8）Guerra 1963; Fanon 1970, chap. 4; Doyal 1979; Turshen 1984.
（9）Dubois 1905, 73–74.
（10）Yang 1985, 108–27.
（11）*Centenary of Medical College, Bengal* 1935, 13; Gupta 1976, 370.
（12）Cook, "Report on Plague in Calcutta," 31 Aug. 1898, in Bengal, *Report of the Epidemics of Plague in Calcutta . . . up to 30th June 1900*, 8.
（13）Foucault 1976; 1979; 1980.
（14）Nandy 1983, 1–2.
（15）この点で、医療と病気にかんする本書は、インド警察にかんする拙著（Arnold 1986）を補足するものとなる。植民地医療とフーコーの関係については、Vaughan 1991 をみよ。
（16）Foucault 1980, 73, 158.
（17）Eliot Friedson, cited in Leslie, ed., 1976, 6.
（18）Sontag 1983 を参照のこと。
（19）Said 1978.

第1章　西洋の治療法と東洋の身体

（1）Crawford 1914, vol. 1; Patterson 1987; de Figueiredo 1984.
（2）Ramasubban 1982, 1988. このような議論にたいする批判的なコメントについては、Jeffery 1988a, 100–2 を、それと、本書の第2章。

（3） Marriott 1955, 241.

（4） Gupta 1976, 369–70; Balfour and Scott 1924, 126–41; India, *Report of the Health Survey and Development Committee* 1946, 1: 22–24; Arnold 1987.

（5） たとえば、西洋の逆症療法医学とならんで、同種療法がとくにベンガルでかなりの力をもった。Bhardwaj 1981.

（6） インド医療体系の「近代化」の概要については、Leslie 1974 をみよ。

（7） Headrick 1981.

（8） Basalla 1967.

（9） Twining 1832, xxiv.

（10） Johnson 1813, ix, xii.

（11） Annesley 1828, 1: vii.

（12） *TMPSB* 1 (1838): ii.

（13） *TMPSC* 1 (1825): iii.

（14） Ibid.: iii-v. 第三番目の地方雑誌として、一八三九年、『季刊マドラス医学雑誌』が創刊される。創刊の辞も同じようなものだった。インドにおける医学組織と雑誌については、Neelameghan 1963 をみよ。

（15） *TMPSC* 1: v-vi. 皮肉なことに、ロナルド・ロスが半世紀後の回想録のなかでインド高等医務官職体験についてまったく同じ不満を述べることになる。Ross 1923.

（16） Crawford 1914, vol. 2, chap. 29.

（17） *TMPSC* 1 (1825); cf. *Centenary Review of the Asiatic Society of Bengal* 1885, section 3.

（18） Crawford 1914, 2: 125 に引用。

（19） *IMG* 1899, 34: 259; Cantlie 1974 2: 217–30. インドでの医学研究が広範に影響力をもったことは、アウグスト・ヒルシュの著作のなかにその研究成果がしばしば引用されていることからもわかる。とくに多いのは、天然痘、マラリア、コレラ、それに腸チフスの各章である。August Hirsch 1883.

（20） マーティン（一七九六～一八七四年）は一八一七年から一八四〇年に退任するまでベンガルにおいて東インド会社軍医を勤めた。ロンドンに戻ってからは、イングランドおよびウェールズ大都市および人口密集地区衛生状態調査委員会（一八四三～四五年）をはじめ、一八六三年に報告書をまとめるインド駐屯軍衛生状態王立調査委員会をふくむ、各種委員会の委員を勤めた。ネトレイ陸軍病院の創設にも貢献。ジェイムズ・ジョンソンの『熱帯性気候の影響、とりわけヨーロッパ人の身体構造にたいするインドの気候の影響について』の改訂をおこない、当時のイギリスにおける熱帯の病気と医療にかんする指導的権威となった。一八六〇年にナイトの称号を授かる。Fayrer 1897. エドモンド・A・パークス（一八一九～七六年）は、一八四二～四五年、インド軍の軍医助手を勤めた。イギリスに帰国後、一八四八年のロンドンにおけるコレラの流行について調査。一八六四年、陸軍医科学校の軍隊衛生学教授を勤めるかたわら、『実践的衛生学便覧』を出版し、「近代衛生学の創設者」としての名声を確立。Pelling 1978, 70. また、本文には登場しないが、元東インド会社海軍軍医のニール・アーノット（一七八八～一八七四年）はイギリス衛生改革の立役者、エドウィン・チャドウィックの配下になる。Flynn 1965, 34. 以上の人びとの経歴については、Crawford 1930 をみよ。

（21） Hunter 1804: 1.

（22） Martin, ed., 1838, 1: vii-x. ブキャナンの他の関心については、Vicziany 1986 をみよ。

（23） Annesley 1825, 255. インドにおける植民地医療における統計学の重要性については、第2章で述べる。

(24) Crawford 1914, 2: 166. 247; Fayrer 1897, 59.
(25) Martin 1856, 99.
(26) Ibid.
(27) Ibid., 103–4.
(28) *IMG* 1866, 1: 178.
(29) Zimmermann 1987.
(30) Martin 1856, 35. モンテスキューと環境論の影響については、Marshall and Williams 1982, 136–39; Guha 1963, chapter 2 をみよ。
(31) Riley 1987. 36–48.
(32) 科学的パラダイムという概念については、Kuhn 1970 をみよ。
(33) たとえば、India, *Leprosy in India* 1893 をみよ。しかし、たとえば甲状腺腫は、M'Clelland 1859 のなかで論じられている。
(34) Fayrer 1882, 154.
(35) そのような病気が完全に無視されたということではない。たとえば、脚気については、Malcolmson 1835a をみよ。
(36) Ballingall 1818, 18.
(37) Annesley 1825, xv.
(38) MacGregor 1843, vii; Mackinnon 1848, 6; Martin 1856.
(39) Morehead 1856, 1: viii-x.
(40) Johnson 1813, xi, 11, 80–81, 232–50, 460; cf. Balfour 1925; Sheridan 1985.
(41) Curtis 1807, xvi-xvii.
(42) Johnson 1813, 26.
(43) Hegel 1956, 142; Archer 1980; Archer and Lightbrown 1982.
(44) Burton 1851, 1.
(45) Strong 1837, 9–10.
(46) Taylor 1840, 322, 329–30.
(47) Johnson 1813, 59.
(48) Annesley 1828, 1: 83.
(49) Twining 1832, 1–2; cf. Ballingall 1818, 40.
(50) Twining 1832, 566–67.
(51) 本書第4章、コレラをみよ。また、Macnamara 1880; Fayrer 1882 も。細菌学説の創設者であるルイ・パストゥールは、死の床でこう語ったと伝えられる。「微生物など、なんでもない。地勢がすべてだ」。しかし、これはその後のヨーロッパでの支配的な見方にはならなかった。Learmonth 1988, ii, 11–12.
(52) Clark 1773, 267.
(53) Johnson 1813, 19–24, 265; cf. Martin 1856, 32.
(54) Clark 1773. 3–4.
(55) MacGregor 1843, 3–4.
(56) Annesley 1828, 1: xi.
(57) Johnson 1813, 160.
(58) Morehead 1856, 1: 206–16; Twining 1832, 347; Martin 1856, 157; Russell 1955, 99–100. ほかの国での同様の治療については、Curtin 1964: 190–94 をみよ。
(59) Annesley 1825, 312.
(60) Johnson 1813, 1–5, 79, 83–86.
(61) Annesley 1828, 1: 7; cf. Livingstone 1987.
(62) Lind 1808, 146 もみよ。一八九〇年代になると新しい熱帯医学が展開し、熱帯地方のヨーロッパ人にたいして、より手厚い保護が約束されるようになった。しかしそれでも、インドでは、気候は「熱帯での退化」の主要な原因であり、白人の健康と定住にとって障害になっていると論じられていた。*IMG* 1898, 33: 456–57.
(63) Johnson 1813, 105, 417–60; Curtis 1807, 280.
(64) Twining 1832, xxii-xxiii; 1835, 2: 417–38.
(65) Twining 1832, 123–25.

(66) Mackinnon 1848, 1. 環境論のパラダイムが拡大して、社会と文化の変数をもふくむようになる傾向は、当時のヨーロッパ医療の言説と共通していた。Jordanova 1989, 25.
(67) Martin 1837, 49.
(68) Rankine 1839, 26.
(69) Ibid., 52; cf. Elliot 1863.
(70) Kopf 1969, 152 に引用。
(71) Mukhopadhyaya 1923, 1: 4–5 に引用。
(72) Ainslie 1826, 2: v, vii.
(73) Wise 1860, i-ii, v.
(74) Ibid., iii, xix.
(75) Drury 1873; Crawford 1914, 2: 148–52. 輸入薬品の代わりにインド産を使用することについての議論については、The Report of the Committee on Indian Drugs, 1853, in Madras, *Medical Reports Selected by the Medical Board* 1855 をみよ。
(76) Ainslie 1826, 1: x.
(77) O'Shaughnessy 1844, iv-v; cf. Waring 1860, 1897.
(78) Playfair 1833, iii.
(79) Ibid., 5–6, 189.
(80) Ibid., 12–13, 22–23; cf. Irvine 1848: 2.
(81) Wilson 1979.
(82) セーンについては、Mittra 1880 をみよ。
(83) Wilson 1825, 2, 4–7, 25–26, 44.
(84) Wise 1860, iii, v, xix.
(85) Heyne 1814, 125–26, 164–65.
(86) Wise 1860, xix.
(87) Heyne 1814, 125.
(88) Martin, ed., 1838, 1: 139; 3: 141–42.
(89) Twining 1832, 332–34. 在地側の白内障除去の技術についても、好意的に報告されている。Breton 1826.
(90) Twining 1832, 123, 132.
(91) Martin 1837. 60.
(92) Haines, n.d., 15–16. ハキームについての辛辣な解説は、Wise 1883, 69–76 をみよ。
(93) *IMG* 1867, 2: 17–18, 23; cf. Irvine 1848.
(94) Hume 1977; *IMG* 1868, 3: 87.
(95) 一八六六年から一八九〇年までの『インド医学通報』の数多くの論文に加え、Dutt 1877; Sheriff 1891; Koman 1921 をみよ。
(96) Annesley 1825, 45–46; Parkes 1846, x.
(97) Dempster 1868, 19.
(98) Harrison 1858, 37. 初期の医療補助の歴史については、Crawford 1914, 2: 100–23 をみよ。
(99) *Centenary of Medical College, Bengal* 1935, 3–7; Bala 1987.
(100) Gupta 1976, 369–70.
(101) 一八三九年のカルカッタ医科学校の最初の一一人の卒業生について内訳をみると、五人がカヴィラージ、四人がヴァイドャであり、残りは、一人がキリスト教徒、もう一人はブラーフマンであった。Crawford 1914, 2: 440.
(102) Kopf 1969, 184 に引用。
(103) *Centenary of Medical College, Bengal* 1935, 7–9; Crawford 1914, 2: 434–35. 当時の議論については、Stokes 1959, chap. 1; Rosselli 1974, 208–25 をみよ。
(104) Macaulay in de Bary 1968, 2: 44–46.
(105) Martin 1837, 60.
(106) Haines, n.d., 34–35.
(107) *Centenary of Medical College* 1835, 13.

第2章　植民地の飛び地——軍隊と監獄

(1) インド高等医務官職の性格と任務については、Crawford 1914 and Harrison 1991 をみよ。

(2) A. Earle, Sec., Home (Med), 1 Sept. 1910, Home (Med), 37–55, notes, Dec. 1910, NAI.

(3) Ramasubban 1982; 1984; 1988.

(4) インドでの軍駐屯地は、最初のテント張りの野営地から、一八世紀末までにヨーロッパ人部隊とインド人部隊の双方の常設軍事基地へと発展した。駐屯地は主要な都市の外部にもうけられた。そのために、隔離的ないし飛び地的な性格がいっそう強くなった。Nilsson 1968, 76–79.

(5) Martin 1837, 155.

(6) Alexander Tulloch, cited by Martin in *Report of the Commissioners Appointed to Inquire into the Organization of the Indian Army* (C. 2515), 1859, 167.

(7) *Royal Commission on the Sanitary State of the Army* (C. 3184), 1863, xvii. マクニールはつぎのように指摘している。一八五四〜五六年のクリミア戦争では、イギリス兵は、戦闘死亡者の一〇倍もの兵士が赤痢で死亡した。一八九九〜一九〇二年のボーア戦争でも、戦闘死亡者の五倍もの兵士が病死した。McNeill 1979, 261.

(8) Geddes 1846, 74.

(9) Ibid. 対照的な見方もあった。MacGregor 1843, 8–9; Swinson and Scott, eds., 1968, 155. リチャード・バートン大尉のボンベイ陸軍医務局についての見方は、じつに辛辣である。「そこは年老いたジェントルマンの委員会であって、たとえ瀕死の病人でも、除隊ないし病気療養という願いになかなか耳を傾けようとはしない」。Burton 1851, 4.

(10) Geddes 1846, v.

(11) 一九世紀はじめの医学文献にとって、統計学がいかに重要であったかについては、Flynn 1965, 26–29; Carlson 1984, chap. 5; Cassedy 1984 をみよ。

(12) Rogers's editorial note to Kellie 1839.

(13) Cantlie 1974, vol. 2, chap. 4.

(14) Cook 1914, 2: 1–22; *Royal Commission on the Sanitary State of the Army in India.*

(15) Ewart 1859, 6, 10. 東インド会社解散にともない、インドへのヨーロッパ人の入植問題が再度、浮上するが（Arnold 1983）、病気の蔓延がそれにたいするもっとも強硬な反対理由のひとつになる。

(16) Ewart 1859, 86–124.

(17) Ibid., 125–46.

(18) Ibid., 147–63.

(19) *Report of the Commissioners Appointed to Inquire into the Cholera Epidemic of 1861 in Northern India* 1862, ii, 6, 248–50, 254. コレラと軍隊の関係については第4章でさらに論じる。

(20) Ewart 1859, 22.

(21) Ibid., 44; cf. Moore 1867, 174; Chevers 1886, 4. 驚くべきことに、カーティンは一九世紀はじめのインドにおけるイギリス軍の高死亡率を説明するさいに、この点について考察していない。Curtin 1989.

(22) Cook 1914, 2: 19; Balfour and Scott 1924, 127–28; Cantlie 1974, 2: 206.

(23) Leith 1864, 11; Moore 1867, 173–74.

(24) Ewart 1859, 14, 30, 152.

(25) Ibid., 138–39.

(26) *Sanitary State of the Army*, xix.

(27) Ewart 1859, 2.

(28) Ibid., 153. この格差を兵士がどうみていたかについては、Douglas 1865, 3-4 をみよ。

(29) *Sanitary State of the Army*, xvi; 瘴気論は監獄の病気についても用いられた。Mouat 1856, 35–37; 1868, 44.

(30) これらの改善の性格と意義については、Parkes 1864; Curtin 1989 をみよ。

(31) Klein 1973; Davis 1951. 36–37.

(32) *Organization of the Indian Army*, 168. Martin 1837, 153–58; Riley 1987 もみよ。

(33) Parkes 1864, 554; Dempster 1868, 140.

(34) Ewart 1859, 49;「マラリア性」の環境にたいする、もっと自然破壊的なアプローチについては、Strong 1837 をみよ。

(35) Murray 1856, 3; 1869, 6; India, *Rules Regarding the Measures to Be Adopted on the Outbreak of Cholera or Appearance of Smallpox* 1870.

(36) Martin 1856, 114; cf. Martin, "Suggestions for promoting the health and efficiency of the British troops serving in the East Indies," *Organization of the Indian Army*, 167–69.

(37) Parkes 1864, 555.

(38) *India SCAR 1870*, 3; *1894*, 47.

(39) Parkes 1864, 555–56.

(40) たとえば、一八八〇年代のマレーについては、Home (San), 82, May 1889, NAI をみよ。

(41) たとえば、Martin 1856, 218 をみよ。

(42) Martin 1837, 162.

(43) Martin 1856, 300. 兵士自身の飲酒観はじつにさまざまであった。Ryder 1854, 11–12, 23–24; Swinson and Scott, eds., 1968, 24, 28–29, 32–34, 146; Laverack, n.d., 182–83.

(44) *Minutes of Evidence Taken before the Select Committee on the Affairs of the East India Company, V*, 10, 138; Geddes 1846. 15–16; BC, F/4/709, 19275, IOL.

(45) Bngl Mil Cons, 1 May 1819, BC, F/4/643, 17790, IOL; Martin 1837, 164; Mackinnon 1848, 23 もみよ。

(46) Martin 1837, 165.

(47) Geddes 1846, 16.

(48) *Sanitary State of the Army*, 375.

(49) Ibid., 375; Ewart 1859, chap. 4.

(50) Manson 1898, 343–49; Rogers and Megaw 1930, 117.

(51) *India SCAR 1895*, 45; *1910*, 16–17.

(52) *Sanitary State of the Army*, 103.

(53) *India SCAR 1880*, 25; *1895*, 47, 65.

(54) Md Mil Cons, 1810, BC, F/4/379: 9435, IOL.

(55) Ingledew to Physician-General, Md, 23 Sept. 1808, BC, F/4/345, 8031, IOL.

(56) *India SCAR 1890*, 57.

(57) この種の議論については、Ballhatchet 1980, chap. 1 をみよ。

(58) Md Med Board Procs, 30 Apr. 1810, BC, F/4/379, 9435, IOL; Johnson 1813, 105.

(59) Ballhatchet 1980, chap. 1.「性病病院」(lock hospital) の語源は、ロンドンではサザックにあったような「ハンセン病病院」(lazar [leper] hospital) だとされるが、たしかに「鍵（ロック）」という表現は、インドにおけるこれらの設備がどこまで隔離的であったかをよく言い表わしている。

(60) ある外科医がしゃれた言い方をしている。「水銀薬ブームの時代、鼻骨と口蓋骨がやられてしまうのは、ごくありふれたことだった。そこで、ヴィーナスの戦争〔性病のこと〕でやられた男性は、マーキュリーの戦争〔水銀のこと〕でさらにこっぴどくやられたと言われた」。Clark 1839, 390.

（61） Brown 1887, 80–97.

（62） *IMG* 1883, 18: 102 に引用。

（63） Ibid.

（64） C. Macaulay, Sec, Bngl Mun to Home, 4 Jan. 1888, Home (San), 106, June 1888, NAI.

（65） この運動については、Ballhatchet 1980, chap. 2 をみよ。

（66） Sec, Mil, 9 May 1889, Legis, 7–83, notes, Oct. 1889, NAI.

（67） *India SCAR 1900*, 24–25; *1910*, 17.

（68） Ibid., 17; *1913*, 22.

（69） *India SCAR 1895*, 36; "Annual Returns," *India SCAR 1910*, 34.

（70） Ewart 1880, 263–76.

（71） *India SCAR 1890*, 39. もちろん、腸チフスは当時のイギリス本国でも知られていた。Smith 1990, 244–49.

（72） Ranking 1869; Gordon 1878; Fayrer 1882; Hewlett 1883.

（73） King 1976, chap. 5; Spitzer 1968; 社会的ならびに健康的な理由による人種の隔離については、Swanson 1977 をみよ。

（74） *India SCAR 1894*, 31.

（75） *India SCAR 1890*, 33.

（76） *India SCAR 1910*, 10–15; *1913*, 6; Home (San) 180–82, Aug. 1910, NAI.

（77） Balfour and Scott 1924, 49.

（78） *India SCAR 1913*, 5, 35; Rogers and Megaw 1930, 514.

（79） Martin 1856, 217.

（80） *India SCAR 1895*, 59, 62, 67.

（81） *Affairs of the East India Company*, 5: 15.

（82） Murray 1839, 9–11, 17.

（83） India, *The Army in India and Its Evolution* 1924: 120–21.

（84） *Sanitary State of the Army*, 377–78; *Cholera 1861*, 220. 一九世紀前半のベンガル方面軍の状態については、Barat 1962 をみよ。

（85） Brown 1887, 84.

（86） *India SCAR 1890*, 71, 79; *1894*, 63–67; *1918*, 31. 一九一八年のインフルエンザの流行では、インド人よりもヨーロッパ人の入院率のほうがはるかに高かった。インド人は一三・六八、ヨーロッパ人は二一・九五パーセント。ところが、ヨーロッパ人の死者（〇・八八パーセント）はインド人の（一・五二パーセント）半分ですんだ。それ以前については、Malcolmson 1835a; MacGregor 1843 をみよ。

（87） たとえば、一八七七年八月のヴィシャーカパトナム。Coir, Vishakhapatnam, to Sec, Rev, 21 Aug. 1877, Md GO 2377, Rev (Famine), 17 Oct. 1877, IOL.

（88） *India SCAR 1895*, 75–85.

（89） Mason 1974, 237–38; Cassels 1987, 7–9, 94–95.

（90） ナイチンゲールは、気候についても、そしてカーストの「偏見」についても、当局が何もしないための口実に使われているのではないかと疑っていた。*Sanitary State of the Army*, 368.

（91） Ibid., xxiii.

（92） Murray 1839, 49.

（93） Bengal, *Report of the Small-pox Commissioners* 1850, 75; *Bmb VR 1869–70*, xii. 牛痘接種については、第3章で。

（94） Martin 1856, 220.

（95） Bingley and Nicholls 1897, 42; Bingley 1918, 75.

（96） Bhardwaj 1975, 611.

（97） *Army in India* 1924, 117.

（98） *Sanitary State of the Army*, 371.

（99） Great Britain, *Report on Measures Adopted for Sanitary Improvements in India up to the End of 1867*, 1–2.

(100) Parkes 1864, 562–63 に引用。Cook 1914, 2: 1, 33, 52. ローレンスの慎重な返事については、Cook 1914, 2: 158–59 をみよ。
(101) India, *Report of the Committee on Prison Discipline* 1838.
(102) Hutchinson 1835, 3–7.
(103) Hutchinson 1845, 205–6.
(104) これらの展開は、植民地支配の初期段階における刑法改正を背景にみなければならない。Fisch 1983.
(105) Lyons 1872, 253.
(106) Cruikshank 1876, 1, 10–13.「医療行政は、監獄管理にまつわる諸事のなかでもっとも重要である」。*Rules for the Superintendence and Management of Jails in the Province of Assam* 1898, 1: 224.
(107) Mouat 1856, 107.
(108) Tinker 1974, 163–64.
(109) Mouat 1856, 37, 41.
(110) *Report of the Indian Jails Committee* 1920, 2: 174.
(111) Ibid., 2: 11.
(112) Ibid., 2: 34–35, 50. Cardew 1891, 12–17 もみよ。
(113) 植民地管理の現場としての刑務所については、Arnold 1994 をみよ。
(114) Jameson 1820, 321; Strong 1837.
(115) *Sanitary Improvements 1867*, 71.
(116) *Committee on Prison Discipline*, 9.
(117) *India SCAR 1880*, 67; 1914, 124; India, *Report of the Indian Jail Conference* 1877, 22, 125.
(118) Wiehe 1865, 45; Howell 1868, 124.
(119) *Indian Jail Conference* 1877, 20–21. 食糧不足と犯罪の関係については、Arnold 1979 をみよ。
(120) *IMG* 1893, 28: 293; cf. table 6.
(121) *India SCAR 1880*, 83.
(122) *Indian Jails Committee* 1920, 2: 42, 44.
(123) *Indian SCAR 1910*, 87; *1913*, 61.
(124) Sim 1990; Arnold 1994 を参照のこと。
(125) たとえば、Stevens 1901;『インド医学通報』の結核とマラリアにかんする論文は、*IMG*, 35, Sept. and Oct. 1900. 赤痢については、Home (San), 4–17, Sept. 1906, NAI. そしてマラリアについては、Home (San), 189–231, May 1910, NAI をみよ。
(126) Parkes 1846, x.
(127) Hodge 1867, appendix 400.
(128) Mouat 1856, 43.
(129) Hodge 1867, 87.
(130) Home (Jails), 21–22, Nov. 1912, NAI.
(131) Macrae 1894; R. Harvey, "Note on anti-plague inoculations," Home (San). 76, May 1898, NAI.
(132) Home (Jails), 11, Jan. 1910, NAI.
(133) Yang 1987. *Committee on Prison Discipline*, 30–34 もみよ。
(134) Arnold 1994.
(135) Jud letter to Bngl, 12 Aug. 1846, cited in Banerjee 1963, 339.
(136) Mouat 1856, 76–77.
(137) Leith 1851–52: 114–27.
(138) Bengal, *Alimentary Articles in Bengal* 1863; Cornish 1863; Wiehe 1865.
(139) *Committee on Prison Discipline*, 31–35; *Indian Jails Conference* 1877.
(140) Mouat 1856, 87–88, 105–6; 1868, 16; Wilson 1874, 13–14.
(141) たとえば、T. R. Lewis, "A memorandum on the dietaries of labouring prisoners in Indian jails," *India SCAR 1880*, 153–206 をみよ。
(142) 監獄を基礎にした食事と労役の基準の利用、および、マドラス衛生監督官のW・R・コーニッシュとインド政庁のサー・ウィリアム・テンプルの論争については、Geddes 1874. 143–44; Cornish to Chief Sec, Md, 13 Mar. 1877, Md SC Procs, Mar. 1877, IOL をみよ。

(143) McCay 1912, 188.

(144) Ibid., 135, 190. マッケイの食事改良案は、囚人と地方政府の双方の反対があったにもかかわらず、導入された。Home (Jails), 17–24, Jan. 1914, NAI; Home (Jails), 18–25, Mar. 1918, NAI.

第3章　天然痘——女神の身体

（1） *NWP VR 1866–67*, 4; Charles 1870, 1; James 1909, 1.

（2） James 1909, 50. 天然痘一般については、Dixon 1962; Hopkins 1983 をみよ。

（3） *Bngl VR 1872*, 7.

（4） James 1909, 64–67.

（5） Ibid., 49 より引用。

（6） Mohammad, ed., 1972, 142.

（7） Md GO 2951, Education and Pub Health, 14 Oct. 1946, IOL; *Annual Report of the Director-General of Health Services 1947* 1: 60.

（8） Wadley 1980; Banerji 1972, 123; Bang 1973, 82.

（9） Crooke 1896, 118–23; Caldwell 1887; cf. Nicholas 1981; Wadley 1980.

（10） Crooke 1896, 122; Enthoven 1924, 262–65.

（11） Wise 1883, 343–44.

（12） Babb 1975, 126; cf. Misra 1969, 138–39.

（13） *Bngl VR 1893–96*, xxiv; cf. Wise 1883, 87, 344.

（14） Crooke 1896, 118; Babb 1975, 129; Wadley 1980, 35; Enthoven 1924, 263–64.

（15） Crooke 1910, 285–86.

（16） Wise 1883, 344.

（17） Ibid.

（18） *Missionary Register* 1836, 465; *Bngl VR 1869*, xxi. インド南部では、女神マーリアンマンが天然痘女神としてのシータラーの属性の全部ではないが、そのいくつかをもっていた。Djurfeldt and Lindberg 1975, 116–17, 139–41.

（19） Jolly 1977, 9, 113–16; Nicholas 1981, 25–27.

（20） Jolly 1977, 49–52; Zimmer 1948.

（21） Deb 1831, 418–19; cf. Wise 1860, 233–34; Jolly 1977, 113.

（22） Bengal, *Report of the Small-pox Commissioners* 1850, lxx.

（23） Holwell 1767, 16–17. ハウエルの記述は、それより前のクールトのものと一緒にリプリントされている。Dharampal 1971.

（24） Holwell 1767, 14, 17–18, 24. 人痘接種とその結果についての最近の見方として、Razzell 1977; Hopkins 1983 をみよ。

（25） Holwell 1767, 19.

（26） Ibid., 20.

（27） Deb 1831, 417. インド北部における人痘接種の記録については、*NWP VR 1869–70*, 21–22 をみよ。

（28） *Bngl VR 1869*, 2; *Bngl VR 1872–3*, 100–1.

（29） Shoolbred 1804, 77; *Bngl VR 1872*, xiv-xv; K. McLeod, 20 Sept. 1872, Home (Pub), 156, Mar. 1873, NAI; *NWP VR 1866–7*, 6; *Bmb VR 1865*, viii-ix; *Bmb VR 1867*, xix; *Bmb VR 1870–71*, 28.

（30） Davis 1978; *Bmb VR 1874–5*, 30.

（31） *NWP VR 1869–70*, 23; *NWP VR 1870–71*, 14; *Bngl VR 1871*, 9; McLeod, 20 Sept. 1872, Home (Pub), 156, Mar. 1873, NAI; *Bngl VR 1872–3*, 100–1.

（32） Deb 1831, 416.

（33） *Small-pox Commissioners* 1850, 35; Wise 1883, 249, 349–50; *Bngl VR 1872*, 56.

（34） O’Malley 1907, 71; Martin, ed., 1838, 1: 139–40; 2: 484, 508; *NWP VR 1872–3*, 31; Md BoR Procs, 20 Jan. 1801, BC F/4/96/1953, IOL; Md Jdl Cons, 26 May 1812, BC F/4/382/9625, IOL.

（35） *Small-pox Commissioners* 1850, 37; *Bngl VR 1867–8*, 4; *NWP VR 1871–2*, 25.

（36） Martin, ed., 1838, 2: 691.

（37） *NWP VR 1872–73*, 31.

（38） James 1909, 10; McLeod, 20 Nov. 1872, Home (Pub), 156, Mar. 1873, NAI.

（39） O’Malley 1907, 72.

（40） Rogers and Megaw (1930, 515) にはつぎのようにある。「天然痘は、いまや基本的に熱帯病である」。

（41） Morehead 1856, 1: 317–19; cf. *Small-pox Commissioners* 1850, 23.

（42） Holwell 1767, 4; James 1909, 47; Shoolbred 1804, 94.

（43） James 1909, 20.

（44） *Small-pox Commissioners* 1850, 20–22; Morehead 1856, 1: 320.

（45） *Bngl VR 1869*, 3; *Small-pox Commissioners* 1850, 24.

（46） Isaac Newton, Superintendent-General of Vaccination to Sec, Pnjb, n.d., Home (Pub), 245, Apr. 1872, NAI; Dy SC, Central Dt, to SC, Bmb, 17 July 1893, Bmb Gen, 1, 706, MSA.

（47） Archibald Seton, Agent, Bareilly, to Sec, Secret and Pol, 9 June 1805, and Seton to Judge, Bareilly, 7 June 1805, Bngl Cons, 4 Oct. 1805, BC F/4/198/4452, IOL.

（48） Bowers 1981, 24.

（49） Minute, 18 June 1805, BC F/4/201/4544, IOL.

（50） Md Pub Cons, 19 Jan. 1803, BC F/4/153/2613, IOL; Shoolbred 1804, 82.

（51） Shoolbred 1805, 25; David White, Sec, Med Board, Bmb, 14 Nov. 1811, Bmb Pub Cons, 29 Jan. 1812, and J. M. Keate, Judge, Kaira Dt, to Chief Sec, Bmb, 4 Dec. 1812, Bmb Pub Cons, 12 Feb. 1812, BC F/4/429/10518, IOL.

（52） Cameron 1831, 397–98; James 1909, 22

（53） Shoolbred 1804, 26.

（54） Cameron 1831, 387–88.

（55） Stewart 1844, 9.

（56） *NWP SCAR 1878*, 30.

（57） Cameron 1831, 387.

（58） *Small-pox Commissioners* 1850, 54.

（59） Ibid., 66.

（60） Shoolbred 1804, 2–4.

（61） Martin, ed., 1838, 2: 691; 3: 484.

（62） *Bngl VR 1869*, 1–11; Wise to Comr, Dacca Div, 14 Sept. 1871, Home (Pub), 366, Feb. 1872, NAI. 北西州衛生監督官のプランクも、「牛痘接種を強制しないかぎり、人痘接種を認めざるをえない」とした。*NWP SCAR 1869*, 5.

（63） MacLeod 1967; ただし、*Bmb VR 1858–9*, vii; *Md SCAR 1884*, 21 を参照のこと。

（64） Bowers 1981, 22.

（65） James 1909, 37; *Bmb VR 1867*, xxi.

（66） *Small-pox Commissioners* 1850, 50–53; *NWP SCAR 1876*, 28; *NWP VR 1895–6*, 14.

（67） *Aryajanapriyam* (Madras), 8 Sept. 1891, Md NNR; *Bmb VR 1871–2*, xv.

（68） Great Britain, *Report on Measures Adopted for Sanitary Improvements in India 1868*, 137.

（69） James 1909, 27, 37–38.

（70） *Bmb VR 1889–90*, 36; *Bmb VR 1911–14*, 3; *Bngl VR 1915–16*, 3.

(71) James 1909, 76; Rogers 1926, 5.
(72) *NWP VR 1876*, 29; *UP VR 1908–11*, 1.
(73) *Bngl VR 1873*, ii-iii; *Bngl VR 1899–1902*, 2.
(74) *Bngl VR 1867–8*, 13; *NWP VR 1869–70*, 2; *Bngl VR 1896–9*, 10.
(75) Dyson, 30 June 1893, Bngl, Mun (San), 3, July 1894, WBSA.
(76) *Bmb VR 1870–71*, 89; *Bmb VR 1874–5*, 19; *Bmb VR 1890–91*, 5; Bowers 1981, 23.
(77) Major C. A. McMahon, Hissar Dt, to Sec, Pnjb, 2 Dec. 1871, Home (Pub), 246, Apr. 1872, NAI.
(78) Avadh VR, 1872–3, Home (Pub), 495, July 1873, NAI; Martin, ed., 1838, 2: 691.
(79) *Small-pox Commissioners* 1850, lxviii, lxxii; *Bmb VR 1867*, 10; *NWP VR 1872–3*, 29.
(80) *Bmb VR 1905–6*, 1; *Md VR 1889–90*, 5; *Report of the Health Survey and Development Committee* 1946, 1: 47.
(81) Shoolbred 1805, 24; *Bngl VR 1872–3*, 31.
(82) Comr, Jullundur Div, to Sec, Pnjb, 10 Oct. 1871, Home (Pub), 246, Apr. 1872, NAI.
(83) Bngl to CoD, 19 Mar. 1805, BC F/4/186/3906, IOL; *Bngl VR 1867–8*, 2; *Bngl VR 1869*, xix, xliv; *Bngl VR 1877*, 10; *Bmb VR 1858–9*, 25; *NWP VR 1870–71*, 11.
(84) Christison, n.d., 9; *Bngl VR 1896*, xxvi; *Bmb VR 1865*, 2; *NWP VR 1873–4*, 21; Home (Pol), 246, Apr. 1872, NAI.
(85) *Bngl VR 1872*, 45; *NWP VR 1872–3*, 32; *Gazetteer of the Bombay Presidency*, vol. 18, no. 1 (1885): 224–45. 牛痘接種を受け入れるようになったからといって、シータラー信仰が失せたわけではなかったことは、近年の人類学的研究からも明らかである。たとえば、Babb 1975; Wadley 1980 を参照のこと。
(86) *NWP VR 1873–4*, 30; Yule and Burnell 1985, 919.「デーヴィー・ドクター」という言い方もあった。Ratnagiri, *Bmb VR 1869–70*, 24.
(87) *Bngl VR 1877*, 7; *Bngl VR 1873*, 18; *Bngl VR 1878–9*, 25; *Bngl VR 1893–6*, xxiv-xxviii; Butter 1839, 169.
(88) *Bngl VR 1867–8*, 5; CoD to Bngl, 6 Apr. 1808, BC F/4/297/6889, IOL; CoD to Bngl, 3 Sept. 1813, BC F/4/446/10749, IOL.
(89) James 1909, 21.
(90) Morehead 1856, 1: 322–23; *Bmb VR 1858–9*, iv-v; India, *Papers on Vaccination in India* 1851, 17.
(91) *NWP VR 1871–2*, 4; *Md SCAR 1884*, 113.
(92) Supt, Hissar Div, to Sec, Pnjb, 2 Dec. 1871, Home (Pub), 246, Apr. 1872, NAI.
(93) BC F/4/186/3906, IOL; *Small-pox Commissioners* 1850, 28–29, 35, xxii; *Bngl VR 1870*, 3.
(94) *Bngl VR 1873*, 1; James 1909, 31.
(95) *NWP VR 1872–3*, 13, 32; *Bngl VR 1872*, 21.
(96) Charles, 8 July 1871, and Powell to Dy Inspector-General of Hospitals, 8 July 1871, San Procs, 8, Mar. 1872, IOL.
(97) J. Reid to Shoolbred, 13 June 1805, BC F/4/186/3906, IOL; Bmb to CoD, 14 Oct. 1813. BC F/4/429/10518, IOL.
(98) *NWP VR 1872–3*, 11; *NWP SCAR 1879*, 35, 39.
(99) *NWP VR 1878*, 20A.
(100) *NWP VR 1877*, 41; *NWP VR 1878*, 24A.
(101) *Bngl VR 1873*, 2–3.
(102) *Bngl VR 1893–6*, xxiv-xxviii.
(103) *Bmb VR 1867*, 19; *NWP VR 1872–3*, 14, 27; *Bngl VR 1873*, 4; *Bngl VR 1888–9*, 3; *Annual Report of the Calcutta Corporation 1898–9*, 2: 39–40.
(104) James 1909: 14; McLeod, 20 Mar. 1872, Home (Pub), 156, Mar. 1873,

NAI.

(105) Cuningham to Under Sec, Agriculture, Revenue and Commerce, 25 Sept. 1872, Home (Pub), 151, Nov. 1872, NAI.

(106) Strachey, 3 Oct. 1872, ibid.

(107) Legis, 12, Apr. 1865, NAI.

(108) James 1909, 14.

(109) Dalal 1930, 2: 69–77.

(110) Home (Jud), 89, Feb. 1890, NAI; Gidumal 1888, 222.

(111) Legis, 95, 151, Aug. 1880, NAI. サイヤド・アフマド・ハーンの演説は，Mohammad, ed., 1972, 138–48 にもおさめられている。ハーンの経歴と見解全体については，Malik 1980 をみよ。

(112) Legis, 88–167, Aug. 1880, NAI.

(113) Home (Pub), 246, Apr. 1872, NAI; ボンベイ管区における強制接種をめぐる議論については，Bombay Presidency in Bmb Gen, 1, 706, 1894, MSA をみよ．

(114) James 1909, 33; *Annual Report of the Director-General of Health Services 1950*, 53.

(115) *Bmb VR 1895–6*, 22; *Md VR 1893–4*, 5.

(116) *Md VR 1898–9*, 2; James 1909, 100.

(117) 政府の見解については，たとえば，*Bngl VR 1869*, xiii, and i をみよ。

第4章　コレラ——無秩序としての病気

(1) 一九世紀ヨーロッパおよび北アメリカでのコレラ流行の政治的・社会的な衝撃については，広範に論じられてきた。Durey 1979; McGrew 1965; Rosenberg 1962.

(2) Steuart and Philipps 1819, i.

(3) Annesley 1825, xv.

(4) Anon. 1831, 613.

(5) A. Stewart, "Circular to superintending surgeons," 3 Aug. 1818, BC F/4/595/14376, IOL. 近代のコレラの臨床学的記述については，Barua and Burrows, eds., 1974, 129 をみよ。

(6) F. J. Mouat, 1858, cited in Tinker 1974, 141.

(7) Scriven 1863, 14.

(8) Rogers 1928, 8.

(9) Moreau de Jonnès 1831, 76, 84.

(10) Anon. 1831, 614; Fabre and Chailan 1835, 10.

(11) Jameson 1820, 27, 170–75. カルカッタについては，Bngl to CoD, 22 July 1818, BC F/4/610/15058, IOL もみよ。

(12) Macnamara 1870, 25; Sec, Med Board to CS, Bombay, 13 Sept. 1819, Bmb Pub Procs, 29 Sept. 1819, IOL.

(13) Scot 1824, 43–49; Coir, Cuddapah, to BoR, Md, 20 Sept. 1819, Md BoR Procs, 30 Sept. 1819, IOL.

(14) Scot 1824, 29.

(15) Jameson 1820, iii, 170, 183.

(16) Kennedy 1846, 88.

(17) Rogers 1928, 28, 37; *Md SCAR 1877*, lxiii.

(18) Pollitzer 1959; Arnold 1989.

(19) Kennedy 1827, v-vi.

(20) Young 1831, 63. 一八七七年のコレラの流行のさい，マドラス管区では六五人のヨーロッパ人が死亡した。一〇〇〇人につき四・四人である。インド人の場合は，一二・二人だった（*Md SCAR 1887*, lxvii）。一九〇〇年頃には，ヨーロッパ人はコレラをまったく恐れなくなったとされる（Giles 1904, 131–32）。

(21) Jameson 1820, 110–11.

(22) Steuart and Philipps 1819, xxxi; Scot 1824, 167.
(23) J. M. Cuningham, SC, to Sec, India, 13 June 1871, San Procs, 2, 1 July 1871, IOL. コレラがカルカッタとたえず結びついていたことについては，Polhtzer 1959, 94; Banerjee and Hazra 1974, 5 をみよ。
(24) *Bmb SCAR 1877*, 170; *Md SCAR 1877*, lxiii.
(25) Rogers 1928, 32.
(26) Madras, *Review of the Madras Famine, 1876-78* 1881, 125; *Md SCAR 1880*, 12. しかしながら，「飢饉下痢」と当時，記録されたもののなかに，実際はコレラの死亡者がふくまれていたかもしれない（R. Cornish in *Md SCAR 1877*, xxv）。
(27) Ibid., xxv-xxvi; cf. Post 1990.
(28) J. Kellie, "Remarks on the Cause of Epidemic Cholera," in Rogers, ed., 1848, 232, 235.
(29) Jameson 1820, 12-17.
(30) Roberts 1897, 1: 185; Rotton 1858, 199-219; Wise 1894.
(31) "History of the cholera epidemic of 1867 in northern India," V/25/840/1A, IOL, pp. 319-20.
(32) India, *Report of the Commissioners Appointed to Inquire into the Cholera Epidemic of 1861 in Northern India*, 63.
(33) Sleeman 1844, 1: 211-12; Crooke 1896, 1: 138-40.
(34) Scot 1824, 237.
(35) Clough 1899, 90-94.
(36) Moreau de Jonnès 1831, 114. コレラとイギリスの侵略と干渉を結びつける他の解釈については，Enthoven 1924, 258 をみよ。これをふくめて史料が明らかにするところによれば，イギリスの支配が，コレラの流行についてなされた説明の，たとえとくに一般的だったということかもしれないが，唯一のものであった。
(37) Macnamara 1876, 34-36; Hora 1933, 1-4; Basu 1963, 25-28, 195-98 (これらの参照は，ゴータム・バドラの示唆による)。
(38) MacPherson 1872, 6, 115; Steuart and Philipps 1819, xxvii.
(39) たとえば，Opier 1963, 35; Beals 1976, 195-96; Hardiman 1987 を参照。
(40) Keith, Calcutta, to LMS, London, 1 Jan. 1818, LMS Archive, SOAS, London.
(41) Kennedy 1846, ix-x.
(42) J. Babington, Criminal Judge, Northern Konkan, to CS, Bmb, 10 Jan. 1820; petition from the "Christian Coolies of Chendnee," 28 Sept. 1818, BC F/4/768/20874, IOL.
(43) F. A. Oakes, Coir, Guntur, to BoR, 31 May 1819, Md BoR Procs, 7 June 1819, IOL; Coir, Cuddapah, to BoR, 14 Apr. 1820, Md BoR Procs, 24 Apr. 1820, IOL.
(44) BoR to CS, Md, 17 Apr. 1820, Md BoR Procs, 17 Apr. 1820, IOL; Md BoR Procs, 25 May 1820, IOL.
(45) Kennedy 1827, x-xii.
(46) Keith to LMS, 1 Jan. 1818, LMS Archive.
(47) イスラーム教徒がコレラの流行にどのように対処したかについては記録がさほどない。とりあえず，Thurston 1912, 119-20; North-Western Provinces, *Reports on Cholera in the Meerut, Rohilcund and Ajmere Divisions in the Year 1856*, 11 をみよ。
(48) Whitehead 1921, 37-39, citing J. F. Richards, 1920. Weir 1886; Fawcett 1890 もみよ。
(49) Crooke 1896, 1: 141-43, 166-70; *Gazetteer of the Bombay Presidency*, vol. 9, part 1, 1910: 414-15; Francis 1907, 75.
(50) Crooke 1896, 1: 170; Abbott 1932, 112; Haikerwal 1934, 66-67.
(51) Guha 1983, 238-46. Dunlop 1858, 24-26; Sen 1957, 398-400 もみよ。
(52) Mgt, Agra, to Comr, NWP, 27 Apr. 1860, NWP Jud Procs, 29 May

1860, IOL.

（53） Comr, Agra, to Sec, NWP, 10 May 1860, ibid.

（54） J. Babington, Judge, and S. Marriott, Mgt, Northern Konkan, to CS, Bmb, 15 Aug. 1818, Bmb Pub Procs, 26 Aug. 1818, IOL.

（55） Minute, 21 Aug. 1818, ibid.

（56） *Reports on Cholera, 1856*, 28–29; Crooke 1896, 1: 141.

（57） R. Tytler to Mgt, Jessore, 23 Aug. 1817, BC F/4/610/15058, IOL; Scot 1824, 203; Steuart and Philipps 1819, xlii. Curtis 1807, 81, 125 も参照のこと。

（58） Jameson 1820, 205–6; Smith 1861, 72–74.

（59） Undated "Instructions" sent by Sec, Bngl Med Board, to Sec, Bngl, 20 Sept. 1817, BC, F/4/610/15058, IOL.

（60） Tamil address of Maha Ganapati Sastri and Ramakrishna Sastri, 19 Oct. 1818; Sec, Md, to Med Board, 5 Nov. 1818; Sec, Med Board, to CS, Md, 6 Nov. 1818, Md Pub Procs, 10 Nov. 1818, IOL.

（61） Jameson 1820, 243–44.

（62） *Reports on Cholera, 1856*, 10–11; Murray 1856, 9.

（63） Judge, Southern Konkan, to CS, Bmb, 19 May 1820, Bmb Pub Procs, 24 May 1820, IOL; *Reports on Cholera, 1856*, 11.

（64） Steuart and Philipps 1819, xxxviii; Scot 1824, 203; cf. Howard-Jones 1972, 373–95. しかし、インド人の患者に瀉血療法をおこなった医師もいなくはなかった。たとえば、Hutchinson 1832, 135–76 を参照。

（65） Sec, Med Board, to CS, Bmb, 22 Apr. 1819, Bmb Pub Procs, 28 Apr. 1819: Coir, Guntur, to BoR, 21 Oct. 1823, Md BoR Procs, 27 Oct. 1823, IOL.

（66） Md Med Board to Madras, 31 May 1819, Md Pub Procs, 11 June 1819, IOL.

（67） Sec, Bngl, to Mgt, Murshidabad, 25 Nov. 1817. BC F/4/610/15058, IOL.

（68） Chapman in Rogers, ed., 1848. 207.

（69） Scot 1849, 116; cf. Martin 1856, 350–51.

（70） John Murray, "Report on the Hurdwar cholera of 1867," in Madras, *Report Regarding the Control of Pilgrimages in the Madras Presidency* 1868, appendix B; Malleson 1868. その後の医学的検証も、コレラの流行におけるヒンドゥー教の祭りの重要性を裏書きする傾向にある。Lal 1937; Banerjea 1951; Pollitzer 1959.

（71） Jameson 1820, xvi-xvii; Steuart and Philipps 1819, 151.

（72） Moreau de Jonnès 1831, 143–45, 179.

（73） Buchanan 1812, 22–28.

（74） Ingram 1956, 35–53; Cassels 1987.

（75） *Missionary Register 1828*, 560.

（76） Buckley to Civil Asst Surgeon, Cuttack, 28 Nov. 1867, Home (Pub), 164, 1 Jan. 1870, NAI.

（77） Conference Sanitaire Internationale 1866, 21. コレラとメッカ巡礼と万国衛生会議については、Howard-Jones 1975; Roff 1982 をみよ。

（78） Smith 1868, part 2, 5, 8.

（79） Ibid., part 2, 11–12.

（80） Ibid., part 2, 36.

（81） Comish 1871, 150.

（82） Hunter 1872, 1: 145, 156, 166–67.

（83） India, *Proceedings of the International Sanitary Conference Opened at Constantinople on the 13th February 1866*, 8.

（84） Malleson 1868; Home (Pub), 163–240, 1 Jan. 1870, NAI.

（85） *Report of Cholera Committee* 1868; *Control of Pilgrimages in Madras*.

（86） Home (Pub), 163–240, 1 Jan. 1870, NAI.

（87） Hunter 1872, 1: 157–58.

（88）Ibid., 165.

（89）Smith 1868, part 4. 7.

（90）*Control of Pilgrimages in Madras*, 40.

（91）Under-Sec's note, 28 May 1868, Home (Pub), 163–240, 1 Jan. 1870, NAI.

（92）一九世紀末のインド北部の巡礼地にたいする地方の行政管理については、Prior 1990, 180–226 をみよ。

（93）Cuningham 1884, 24; cf. Maclean 1824; White 1837.

（94）Christie 1828, 97; Corbyn 1832, 110. しかし、接触伝染説もあった。Hutchinson 1832.

（95）Jameson 1820, 27, 87.

（96）Murray, "Report on the Hurdwar cholera of 1867."

（97）カニンガムとレンジィーの論争については、San Procs, 4–7, Feb. 1872, IOL; San Procs, 12–13, Feb. 1875, NAI; Klein 1980, 39–40 をみよ。ロジャースによれば、カニンガムについてせいぜい斟酌していえば、「どんなことでもインド政庁の見解を支持するのが義務だと心得ていた」。Rogers 1928, 12.

（98）Cuningham 1884, 23.

（99）*Lancet* 1874 1: 482–83.

（100）Cuningham, n.d., 21, 23.

（101）Bryden 1869, 91–92, 243. ブライデンの死亡記事は、故人の「とてつもない一般化能力」をつぎのように評している。「彼は、病理学や病因学を数字のなかに発見し、そこから推論をおこなった。彼のみるところ、それは完全に客観的な実体をもつものであった。しかし、それは主観的につくられたものであり、しばしば言葉のあやでしかなかった」。*IMG* 1881, 16: 23.

（102）Cornish 1871, 1–4; Rogers 1928, 58, 83.

（103）Cuningham to Under Sec, 21 Dec. 1871, San Procs, 5, Feb. 1872, IOL.

（104）Lewis and Cuningham 1878, 115.

（105）Bellew 1885, v.

（106）Cuningham, notes, 21 July and 1 Sept. 1884, Home (San), 16–30, Oct. 1884. NAI; Cuningham 1884, 108–21.

（107）Fayrer to Under SoS for India, 19 May 1884, Home (San), 21, Oct. 1884, NAI; Klein and Gibbes 1885. コッホの細菌学説がしだいに部分的に受容されてゆくことについては、Harrison 1991, 177–82 をみよ。

（108）「気候の要素がインドにおけるコレラの発生に決定的な関係をもつと考えるのは、もはや理論ではなくなっている」（Russell and Sundarajan in *India HCAR 1928*, 59）。King in *Md SCAR 1893*, 61–62; Rogers 1928, 4 も参照のこと。

（109）Rogers 1928, 6.

（110）*NWP SCAR 1892*, 29; Memorial of the "General orthodox Hindu meeting," Lahore, 15 July 1892, Home (Pub), 109, Aug. 1892, NAI; Sec, British Indian Association, to Sec, Home, 18 June 1892, Home (Pub), 25, Dec. 1892, NAI. このエピソードについてはまた、Prior 1990, 203–16 をみよ。

（111）Roberts 1897, 1: 443.

（112）Roberts, 2 Oct. 1892, and Lansdowne 5 Oct. 1892, Home (Jud), 94, Jan. 1893, NAI.

（113）Sec, Home, to Sec, Bmb, 24 July 1905, Home (San), 320, July 1905, NAI.

（114）Martin 1856, 340.

（115）Rogers 1957, 1193.

（116）Haffkine 1895; Rice, 20 Oct. 1893, Home (San). 21, Dec. 1893, NAI; see also the notes to Home (Med), 10, Apr. 1900, NAI.

（117）*India HCAR 1930*, 1: 91.

（118）Banerjea 1951, 32–33.

（1）　Klein 1973, 639.

（2）　Ibid., 639–43; Davis 1951, 36–52; Mills 1988, 1–40.

（3）　ボンベイにおける死亡率については、Klein 1986, 725–54 をみよ。

（4）　*India HCAR 1929*, 1: 69. インドにおけるペストの疫学的研究については、Hirst 1953 をみよ。

（5）　Crooke 1926, 118. Whitehead 1921 には、バンガロールにあった「ペストの母（アンマー）」のお社の写真が二枚、おさめられている。

（6）　Bmb to Bngl, 1 Oct. 1896, Mun (Med), 32, Feb. 1897, WBSA.

（7）　Snow 1897, 1–6, 11–12, 15; Couchman 1897, 5ff.

（8）　Legis, 37–46, Feb. 1897, NAI.

（9）　Couchman 1897, 5, 17; Gatacre 1897, 3.

（10）　Catanach 1988, 151–52.

（11）　Sir John Woodburn, procs of Governor-General's Council, 4 Feb. 1897, Legis, 37–46, appendix 23, Feb. 1897, NAI. インド総督のエルギン卿は、本国のインド担当相であるハミルトン卿への書簡（一八九七年二月一〇日）のなかで、「危険流行病予防改善法」を立法化した理由のひとつとして、「外国勢力がインドの通商にとって破滅的な規制や制限を導入する不安」をあげている。Home (San), 75, Feb. 1897, NAI.

（12）　Couchman 1897, 33–34; Howard-Jones 1975, 78–80.

（13）　一八二〇年代から五〇年代の間、クマオンで報告された流行病の「マハーマリー」はおそらくペストではなく、発疹チフスであった。しかし、一八三〇年代にラージャスターンで報告された「パリの疫病」はたしかに腺ペストだったかもしれない。Renny 1851; Stiven 1854; Adams 1899, 230–31.

（14）　Report of Pune Municipality, 2 June 1897, Bmb, Gen, 70. 908, 1898, MSA.

（15）　Lt.-Governor, Bngl, in Governor-General's Council, 4 Feb. 1897, Legis, 37–46, appendix 23, Feb. 1897, NAI.

（16）　Snow 1897, 5.

（17）　Ibid., 5; Morris 1965, 55.

（18）　J. Neild Cook, health officer, Calcutta, "Report on plague in Calcutta, 31 August 1898," *Report of the Epidemics of Plague in Calcutta* 1900: 10–11.

（19）　Snow 1897, 7.

（20）　Resol, 10 Oct. 1896, Bngl, Mun (Med), 68, Feb. 1897, WBSA; R. Harvey's note on plague administration, 18 Apr. 1898, Home 784, Aug. 1898, NAI.

（21）　Couchman 1897, 24. 一八九六年一一月から一八九八年四月の間に報告された、「生粋のヨーロッパ人」の死亡者はわずか七人である。それ以外に、「定住したヨーロッパ人」（おそらく英印混血もふくまれる）が一八人、死亡していた。Campbell 1898, 105.

（22）　Catanach 1988, 156.

（23）　Woodburn, in Governor-General's Council, 4 Feb. 1897, appendix 23, Legis, 37–46. Feb. 1897, NAI; Cleghorn, note, 2 Feb. 1897, Home (San), 65, Feb. 1897, NAI.

（24）　Resol, 10 Oct. 1896, Bngl, Mun (Med), 68, Feb. 1897, WBSA.

（25）　Undated report by W. C. Rand, in *Supplement to the Account of Plague Administration in the Bombay Presidency from September 1896 till May 1897*, 2–3; Catanach 1988, 153.

（26）　Bngl, Mun (Med), 115. Feb. 1897, WBSA.

（27）　Cook, "Report on plague in Calcutta," 10; Bngl, Mun (Med), 121, Feb. 1897, WBSA.

（28）　Arnold, ed., 1988 を参照のこと。

(29) India, *The Etiology and Epidemiology of Plague: A Summary of the Work of the Plague Commission* 1908, 2, 81–83; Catanach 1988, 163.
(30) Gatacre 1897, 51.
(31) Nathan 1898, 1: 40.
(32) Campbell 1898, 52.
(33) *Mahratta*, 30 Dec. 1896. 政府の政策における報道の役割については、Paul 1979, chap. 5をみよ。
(34) *Bangavasi*, 27 Feb. 1897, Bngl *NNR*.
(35) *Mahratta*, 27 June 1897, 3; cf. *Hitavadi*, 12 Feb. 1897, Bngl *NNR*.
(36) *Gujarati*, 18 Apr. 1897, Bmb *NNR*.
(37) Snow 1897, 74.
(38) *Gujarati*, 18 Apr. 1897, Bmb *NNR*; *Dryan Prakash*, 19 Apr. 1897, Bmb *NNR*.
(39) *Mahratta*, 21 Nov. 1897, Bmb *NNR*.
(40) Gatacre 1897, 51.
(41) *Kesari*, 6 Apr. 1897, Bmb *NNR*; *Mahratta*, 23 May 1897, 5.
(42) Gatacre 1897, 14.
(43) Mukherjee to Sec, Mun, 3 Oct. 1896, Bngl, Mun (Med), 40 Feb. 1896, WBSA.
(44) Gatacre 1897, 14.
(45) *Prabakar*, 30 Oct. 1896; *Kaiser-e-Hind*, 1 Nov. 1896, Bmb *NNR*.
(46) Campbell 1898.23–24; *Vartahar*, 23 Mar. 1898, Bmb *NNR*.
(47) Home (Pub), 291–302, June 1900, NAI; *Hindustan*, 15 Apr. 1900, NWP *NNR*.
(48) *Kalapataru*, 24 Oct. 1897, Bmb *NNR*. 男性乗客の検査の手順はつぎのようなものであった。「乗客が着ているものを開く。医務官が両手で胸に触れ、発熱があるかどうかを確認する。それから、頸部、わきのした、鼠径部の表面のリンパ腺を検査する。舌と眼をみる。もし高熱だったり、リンパ腺が腫れていたり、痛みを感じたりした場合は、もっと詳しい検査に送られる」。Home (San), 250, July 1900, NAI.
(49) *Gurakhi*, 19 Feb. 1897, Bmb *NNR*. *Bangavasi*, 27 Feb. 1897, Bngl *NNR* も参照。
(50) *Nizam-ul-Mulk*, 16 Apr. 1900, NWP *NNR*. カルヤーン駅では、一八九八年一二月末までに、三三二〇人のペスト感染被疑者が汽車から降ろされた。そのうち、二三四人がペストに感染していたことが後に判明した。ベンガルでは、一八〇万人の乗客が検査され、そのうち、四万一八五四人が身柄を拘束された。Home (San), 250, July 1900, NAI.
(51) *Champion*, 18 July 1897; *Dryan Prakash* 19 Apr. 1897; *Sudharak*, 10 May 1897, Bmb *NNR*.
(52) *Vartahar*, 10 Jan. 1898, Bmb *NNR*.
(53) *Dryan Prakash*, 15 Mar. 1897, Bmb *NNR*.
(54) *Bombay Samachar*, 12 May 1897, Bmb *NNR*; *Hitavadi*, 13 May 1898, Bngl *NNR*.
(55) *Dryan Prakash*, 15 Mar. 1897; *Kesari*, 6 Apr. 1897, Bmb *NNR*. 対照的に、ランド委員会は、「女性が意図的に辱めをうけたとの信用できる苦情が、兵士にたいして、もしくは指揮をとる将校にもまったく寄せられていないこと」に「満足の意」を表明した。Rand in *Supplement to the Account of Plague Administration in the Bombay Presidency*, 34.
(56) *Moda Vritt*, 15 July 1897; *Kesari*, 2 Feb. 1898, Bmb *NNR*.
(57) Bngl, Mun (Med), 89, Feb. 1898, WBSA.
(58) SoS to Bmb, 24 Aug. 1897. Home (San), 142, Sept. 1897, NAI. 軍医少佐、W・S・リードは、ペスト発見の「頼みの綱」である遺体検査を採用するように主張し、「インドの各人種のカーストや感情を傷つけるようなことは一切ない」としている。Bngl, Mun (Med), 2 Feb. 1898, WBSA.

(59) Elgin to Governor, Bmb, 26 Aug. 1897, Home (San), 143, Sept. 1897, NAI; Campbell 1898, 23.

(60) *Hitavadi*, 30 Oct. 1896, Bngl *NNR*.

(61) *Mahratta*, 6 June 1897, 4.

(62) Harvey, 21 June 1900, Home (San), 244–52, July 1900, NAI.

(63) NWP resol, 27 Apr. 1898, Home (San). 521, May 1898, NAI.

(64) *Praja Pokar*, 10 Mar. 1897; *Deshi Mitra*, 11 Mar. 1897, Bmb *NNR*.

(65) Rand in *Supplement to the Account of Plague Administration in the Bombay Presidency*, 7; Gatacre 1897, 179–80; Campbell 1898, 56, 64.

(66) *Vartanidhi*, 3 Mar. 1897; *Champion*, 21 Mar. 1897; *Ahmedabad Times*, 11 Apr. 1897; *Indian Spectator*, 20 May 1898, Bmb *NNR*.

(67) *Hindustan*, 26 Apr. 1900; NWP *NNR*; Snow 1897, 4.

(68) Cook, "Report on plague in Calcutta," 25.

(69) *Civil and Military News*, 18 May 1898, Pnjb *NNR*; *Hitavadi*, 6 May 1898, Bngl *NNR*; Mgt, Howrah, to Comr, Burdwan, 5 May 1898, Bngl, Jud (Police), 14–16, Aug. 1898, WBSA.

(70) Dy Comr to Comr, Delhi, 5 Mar. 1898, Home (San), 550, May 1898, NAI.

(71) Home (San) (Plague), 16 July 1900, in San Despatches to London, 14, 26 July 1900, IOL. インドにおける噂についての有益な議論として、Guha 1983, 251–77 をみよ。

(72) NWP resol, 15 May 1900, Home (Pub), 298, June 1900, NAI.

(73) *Poona Vaibhar*, 21 Feb. 1897, Bmb *NNR*. 当時、飢饉がインド西部に広まっていた。

(74) *Hindustan*, 26 Apr. 1900, NWP *NNR*.

(75) Wilkinson 1904a, 71.

(76) *Mahratta*, 20 Dec. 1896, 1, 3.

(77) Snow 1897, 15.

(78) *Kaiser-e-Hind*, 1 Nov. 1896, Bmb *NNR*.

(79) クルックによると、「モミアイ」(momiai) はアラビア語の mumiya (ミイラ――英語の mummy の語源) と関係があるとし、*mum* は、「蠟」を意味する。インドでは、傷を治し、使用者を不死身にすると考えられた魔法の香膏を意味することばであった。Crooke 1926, 111–12. これをふくむ史料に関心を向けさせてくれたデイヴィット・ハーディマンに感謝したい。

(80) Enthoven, preface to ibid., 2.

(81) Leiy 1906, 29.

(82) Maconochie 1926, 83.

(83) *Indian Spectator*, 1 Nov. 1896, Bmb *NNR*.

(84) *Tohfah-i-Hind*, 20 Apr. 1900, NWP *NNR*; Wilkinson 1904a, 71; Cook, "Report on plague in Calcutta," 14.

(85) *Bangavasi*, 14 May 1898; Cook, "Report on plague in Calcutta," 14, 23–25.

(86) *Prayag Samachar*, 8 May 1899, NWP *NNR*.

(87) *Aftab-i-Punjab*, 9 May 1898, Pnjb *NNR*; Wilkinson 1904a, 28; Maconochie 1926, 208.

(88) Wilkinson 1904a, 28.

(89) Cook, "Report on plague in Calcutta," 25; cf. Catanach 1983, 224–26.

(90) *Mahratta*, 23 Jan. 1898, 1; Leiy 1906, 29.

(91) Home (San) (Plague), 16 July 1900, San Despatches, 14, 26 July 1900, IOL.

(92) Cook, "Report on plague in Calcutta," 23.

(93) Home (San), 543–50, May 1898, NAI; *Patiala Akhbar*, 21 Jan. 1898, Pnjb *NNR*.

（94） *Prayag Samachar*, 20 Apr. 1899; *Liberal* (Azamgarh), 24 Sept. 1899; *Oudh Akhbar* (Lucknow), 30 Oct. 1899, NWP *NNR*.

（95） *Hindustan*, 8 Apr. 1899, NWP *NNR*.

（96） NWP resol, 15 May 1900, Home (Pub), 298, June 1900, NAI.

（97） Cook, "Report on plague in Calcutta," 10.

（98） *Poona Vaibhar*, 21 Feb. 1897, Bmb *NNR*.

（99） Mgt, Howrah, to Comr, Burdwan, 5 May 1898, Bngl, Jud (Police), 14 Aug. 1898, WBSA; Cook, "Report on plague in Calcutta," 23–25.

（100） *Mahratta*, 28 Mar. 1897, 3.

（101） *Kaiser-e-Hind*, 1 Nov. 1896; *Kalpataru*, 3 Mar. 1897; *Indian Spectator*, 7 Mar. 1897; *Gurakhi*, 4 Feb. 1898; *Dhureen*, 9 Mar. 1898, Bmb *NNR*.

（102） *Hitavadi*, 13 May 1898, Bngl *NNR*.

（103） *Basumati*, 12 May 1898, Bmb *NNR*.

（104） *Mahratta*, 5 Mar. 1898, Bmb *NNR*.

（105） Gatacre 1898, 223–31. インドのヨーロッパ人系新聞のペストにたいする姿勢については、*Mahratta*, 11 Apr. 1897, 6 をみよ。

（106） Nathan 1898, 1: 436.

（107） Wilkinson 1904a, 5. Catanach 1984: 183–92 も参照のこと。

（108） 一八九六～九七年におけるプネーの事件については、Cashman 1975, 113; Catanach 1987, 198–215; Karandikar, n.d., 134–70; Parvate 1958: 82–91 をみよ。

（109） Bmb resol, 26 June 1885, Bmb Gen, 91, 332, 1885, MSA.

（110） Lamb to Spence, 3 May 1897, Bmb, Gen, 70, 908, 1898, MSA.

（111） Spence, 7 May 1897, and note (by CS?), 18 May 1897, ibid.

（112） Rand in *Supplement to the Account of Plague Administration in the Bombay Presidency*, 7, 12–14.

（113） *Mahratta*, 14 Mar. 1897, 1, 3. その他の委員は、軍医大尉のW・W・O・ベヴァリッジと中佐のC・R・フィリップスであった。

（114） Lamb, 28 Feb. 1897; Rand in *Supplement to the Account of Plague Administration in the Bombay Presidency*, 3.

（115） Rand, ibid., 7.

（116） *Annual Report of Poona City Municipality, 1896–97*, 25.

（117） バリーの報告とラムの是認については、Bmb, Gen, 70, 908, 1898, MSA をみよ。

（118） Lamb to Spence, 18 June 1897, and memos by Spence, 21 June 1897, and C. Ollivant, 19 Sept. 1898, ibid.

（119） *Mahratta*, 31 Oct. 1897; *Kesari*, 2 Nov. 1897; *Moda Vritt*, 4 Nov. 1897, Bmb *NNR*.

（120） Furedy 1978, 77–78, 81. H. H. Risley, to Sec. Home, 2 Nov. 1897. KW II to Home (San), 197–205, Dec. 1897, NAI をみよ。

（121） Resol, 3 Feb. 1898. Home, 300, Feb. 1898, NAI.

（122） *Aftab-i-Punjab*, 9 May 1898, Pnjb *NNR*. 暴動については、Home (San), 294, May 1898, NAI; Mun (Med), 14–16, Aug. 1898, WBSA; Home (San), 177–82, Dec. 1898, NAI; Home (San), 720–24, Jan. 1899, NAI; Prior 1990, 216–24 をみよ。

（123） たとえば、プネーでは一八九七年四月二日（*Mahratta*, 4 Apr. 1897）、ボンベイでは一八九七年三月（*Muslim Herald*, 24 Mar. 1897, Bmb *NNR*）を参照のこと。

（124） Elgin, 14 June 1897, Home (San), 483–90, July 1897, NAI.

（125） Home (San), 553, May 1898, NAI; *Akhbar-i-Am*, 9 Feb. 1898, Pnjb *NNR*.

（126） Home (San), 554, May 1898, NAI.

（127） Surgeon-Major Bannerman, Dy SC, Md, 12 Apr. 1898, Home, (San), 812, Aug. 1898, NAI.

（128） MacDonnell to Elgin, 29 Apr. 1898, Home. 777–813, KW V, Aug. 1898. NAI.

(129) Harvey's note, 18 Apr. 1898, Home, 784, ibid.
(130) Haffkine, "Report on bacteriology of plague," 1 Oct. 1897, in Snow 1897, 40; Hafikine to Government of India, 21 June 1898, Home (San), 766, Aug. 1898, NAI もみよ。
(131) Harvey, note. 5 July 1898, Home (San), 766–71, Aug. 1898. インドにおけるハフキンの活動については、Lutzker, n.d., 11–19 をみよ。
(132) J. P. Hewett, Sec, Home, to CSs, etc., 19 Aug. 1898, Home (San), 804, Aug. 1898, NAI; Sec, Bngl, to Sec, Home, 9 Mar. 1900, Home (San), 13, Apr. 1900, NAI; Wilkinson 1904b, 6–7; *Punjab Plague Manual, 1909*, 1.
(133) Wilkinson 1904b, 10–12; Home (San), 51–64, Jan. 1905, NAI; Home (San), 151–62, Dec. 1906, NAI; Home (San). 165–71, Jan. 1908, NAI; Catanach 1988, 159–61.
(134) Campbell 1898, 24.
(135) Comr, Delhi, to Sec, Pnjb, 7 Mar. 1898, Home (San), 549, May 1898, NAI.
(136) MacDonnell, 1 Apr. 1898, Home (San), 173, Apr. 1898, NAI; MacDonnell to Viceroy, 16 Apr. 1900, Home (Pub), 293, June 1900, NAI; Campbell 1898, 54–55.
(137) *Kesari*, 28 Sept. 1897, Bmb *NNR*.
(138) *Mahratta*, 26 Nov. 1897, Bmb *NNR*.
(139) Elgin to SoS, 25 Aug. 1898, Home, 809, Aug. 1898. NAI.
(140) *Administrative Report of the Commissioners of Calcutta for 1898–99*, 1: 13.（本書文献一覧のなかの *Annual Administration Reports of the Corporation* をみよ。）
(141) Great Britain, *The Indian Plague Commission, 1898–99* (Cd 139), 1900. インド・ペスト委員会の設置とその報告書の正式受理については、Notes to Home, 777–813, Aug. 1898, NAI; Home (San), 244–52, July 1900, NAI をみよ。
(142) *Etiology and Epidemiology of Plague*, i.
(143) Catanach 1988, 165–66, Hirst 1953.
(144) これらの変更のあるものはすでに進行中だったといえるかもしれない。Harrison 1990, 19–40. しかし、ペストの流行がそれらの変更を速め、また容易にしたことは間違いない。
(145) Snow 1897, 16; Campbell 1898, 60, 137.
(146) *Gazetteer of Bombay City and Island* 1910, 3: 186ff. 予防接種と病院への入院にたいする対ペスト作戦の影響については、*India SCAR 1899*, 143; Cook, "Report on plague in Calcutta," 23 をみよ。
(147) India, *Proceedings of the First All-India Sanitary Conference* 1912, 1–2.

第6章　健康とヘゲモニー

(1) Bates 1975, 352.「ヘゲモニー」の語源とグラムシの用法については、Anderson 1976–77, 5–78 をみよ。
(2) Femia 1975. 31.
(3) Buci-Glucksmann 1980, 110; 1982, 119.
(4) Gramsci 1971, 12.
(5) Ibid., 170, 263.
(6) Ibid., 263.
(7)「限定された支配」という表現は、Yang 1989 によるもの。ただし、Frykenberg 1965 も参照のこと。インドにおけるヘゲモニーについて議論を展開し、植民地主義はヘゲモニーを確立するまでにいたらなかったとするのは、Guha 1989 である。また、「イデオロギー的な支配」としてのヘゲモニーという概念については、Scott 1985, 314ff. が説得的に論じている。
(8) Lovett 1899, 2: 223; Hacker 1887, 54.
(9) Bames 1903. 一八八〇年代のパンジャーブにおける医療をつうじ

た女性の改宗については、Greenfield 1886 を、ザナーナ伝道の「文化帝国主義」については、Forbes 1986 をみよ。

(10) Grant 1894, 1: ciii-civ より引用。ハーヴェイは、一八九四年のカルカッタでのインド医療会議においても議長として同じように挨拶している。*IMG* 1895, 30: 1–6.

(11) Tinker 1968, 73, 287–89.

(12) Gangulee 1939, 145–46.

(13) Crawford 1914, 2: 391–432. ボンベイについては、*Gazetteer of Bombay City and Island* 1910, 3: 181–84 をみよ。

(14) Bengal, *Report of the Committee for the Establishment of a Fever Hospital . . . in Calcutta* 1840, 35, 46; Auckland to Martin, 24 May 1836, ibid., appendix B, 6.

(15) Auckland to Martin, 24 May 1836, ibid., appendix B, 6.

(16) J. R. Martin, 29 Apr. 1837. D. Stewart, 1 May 1837, ibid., appendix C, xciii-iv, xcvi.

(17) *The Imperial Gazetteer of India* 1907, 4: 462.

(18) *MARCD 1852,* 4; *1860,* 4; *MARCHD 1891*, 3, 7.

(19) *MARCHD 1900*. 一九一四年以降も農村部では健康管理が不十分だったことについては、Muraleedharan 1987 をみよ。

(20) *MARCD 1855*, 6; *MARCHD 1900*, 6.

(21) David Hare to J. C. Sutherland, 9 Mar. 1837, *Report of the Committee for the Establishment of a Fever Hospital*, appendix B, 16. ヨーロッパ人雇用主が低カーストの奉公人を送ってきた事例については、Ramcomul Sen, 8 May 1837, ibid., civ, and, in Bombay's hospitals, Morehead 1856, 1: 13 をみよ。

(22) *MARCD 1866*, 22.

(23) *MARCD 1852*, 12; *1855*, 62; *1863*, 22, 27.

(24) *MARCD 1861*, 64.

(25) *MARCD 1852*, 14.

(26) Day 1902, 250.

(27) *MARCHD 1880*, 8.

(28) *MARCD 1852*, 23.

(29) *MARCD 1868–9*, 69.

(30) *MARCD 1853*, 1.

(31) *MARCD 1856*, 2.

(32) *MARCD 1857*, vii.

(33) *MARCD 1858*, 79.

(34) Ibid., 110.160.

(35) Balfour and Young 1929, 124–25.

(36) Clark 1773, 41–42.

(37) Twining 1835, 1: 27, 2: 437–38.

(38) Moore 1877. viii, ix.

(39) Mill 1858, 1: 309, 311.

(40) Nair 1990.

(41) 一九一九年に連合州では、新生児の死亡の四分の一が新生児破傷風によるものとされた。*UP SCAR 1919*, 5. 結核については、Kailas Chunder Bose, "Tuberculosis," in India, *Proceedings of the First All-India Sanitary Conference 1911*, 133–6 をみよ。

(42) *DFAR 1890*, 112.

(43) Billington 1895, 2.

(44) Jaggi 1979, 143 に引用。Mayo 1927 も参照のこと。

(45) *MARCD 1858*, 37; Ranking 1868.

(46) *DFAR 1890*, 197.

(47) *Administration Report of the Corporation of Madras Health Department 1913*, 28.

(48) Ibid., 34.

(49) *MARCHD 1891*, 8, 13.
(50) *MARCHD 1900*, 186; *DFAR 1890*, 130.
(51) Home (Pub), 50, 9 July 1870, NAI; Balfour and Young 1929, 13, 129.
(52) Home (Med), 91–97, Oct. 1888, NAI; *DFAR 1895*, 77–78.
(53) *DFAR 1910*, 61–62.
(54) India, Home (Med), 124–48, Sept. 1914, NAI; Balfour and Young 1929, 130–31, 139.
(55) Ibid., 128; Blackham cited in Jaggi 1979, 143.
(56) *IMG*, Oct. 1875, 274–75; July 1882, 184.
(57) Scharlieb 1924.
(58) Hoggan 1882.
(59) Kittredge 1889, 3.
(60) Ibid., 11.
(61) Lutzker 1973; Blake 1990.
(62) Kittredge 1889, 29–30.
(63) *DFAR 1890*, 8.
(64) Engels 1996. もっとバランスのとれた見方として、Balfour and Young 1929をみよ。
(65) *DFAR 1895*, 267; *Report of the Bengal Branch of the Dufferin Fund 1900*, 10.
(66) *DFAR 1907*, 28.
(67) *IMG*, Apr. 1899, 134.
(68) *DFAR 1890*, 8.
(69) *DFAR 1895*, 269, 282.
(70) *DFAR 1890*, 16; *1895*, 86; *1910*, 8–9.
(71) *DFAR 1895*, 277.
(72) この時代の論争と争点については、Heimsath 1964; Engels 1983をみよ。
(73) Lutzker 1973, 193.
(74) *DFAR 1890*, 15; ボンベイについては、この時期の新聞、たとえば、*Mahratta*, 10 Apr. 1886, *Subodh Patrika* 4 Apr. 1886; *Jame Jamshed*, 21 Aug. 1886をみよ。
(75) Engels 1996.
(76) GO 1490, Md, Local and Mun (Plague), 2 Dec. 1898, TNA; *NNRs* Bombay and Bengal, Feb.-Mar. 1897; *Mahratta*, 17 Oct. 1897.
(77) Bngl Mun (Med), 13–138, Feb. 1897, WBSA; Home (San), 197–205, Dec. 1897, NAI.
(78) *DFAR 1890*, 19, 21, 71–78; *1895*, 13, 160, 354–56.
(79) *DFAR 1928*, 84.
(80) Dufferin to SoS, 11 Sept. 1886, Home (Med), 85, Sept. 1886, NAI.
(81) Home (Med), 39–42, Feb. 1912, NAI; *DFAR 1911*, 2–5.
(82) *DFAR 1928*, 85–86.
(83) Borthwick 1984, 164.
(84) *Imperial Gazetteer of India* 1907, 4: 461–62.
(85) GO 983, Med, 9 July 1861, *MARCD 1859*, i; *1865*, 8–9; GO 610, Pub, 1 Sept., 1892, *MARCHD 1891*, 1.
(86) Hemingway 1906, 157–58.
(87) *DFAR 1890*, 28–29.
(88) *DFAR 1895*, 52.
(89) 諸侯のパトロネージについては、*DFAR 1890*, 13–14を、Hutchins 1967, chap. 8もみよ。
(90) 一九〇〇年頃には、その対象はもっと広がっていた。たとえば、マドラス・カースト・ゴーシャ病院の支援者と運営委員会には、アルコット太守やカルナータカの太守夫人だけでなく、法律家や判事などの新しい都市エリートがふくまれていた。*Report of the Victoria Hospital for Caste and Gosha Women, Madras, 1900*. 一九一四年のカルカッタ熱帯医療学校設立基金募集の発起人は、諸侯、ザミンダール、都市の中流階級、ヨーロッパの商社など、もっと幅広い構成になっていた。Bengal, *An Appeal on Behalf of the Calcutta School of Tropical Medicine and Hygiene and the Carmichael Hospital for Tropical Diseases*, 9-10.

（91） *Gazetteer of Bombay City and Island* 1910, 3: 188; Home (Med). 64-85, Sept. 1886, NAI; *DFAR 1890*, 53.

（92） Pitale 1870, 168.

（93） *Gazetteer of Bombay City and Island* 1910, 3: 137, 188-91. それ以前のパールシーの「寄付」の伝統については、White 1991 をみよ。

（94） *Bmb VR 1869-70*, xix; *1875-6*, 7-8.

（95） Bannerman 1900, 2, 13; Snow 1897, 16. Klein 1988, 729 も参照のこと。

（96） Pitale 1870, 313-14.

（97） *Gazetteer of Bombay City and Island* 1910, 3: 184, 193.

（98） Ibid., 197; Campbell 1898, 55.

（99） *Gazetteer of Bombay City and Island* 1910, 3: 186.

（100） 西洋医療にたいするティラクの姿勢はどちらかというと、曖昧であった。ティラクの新聞は、イェルサンによるペスト菌の発見のような最新の科学的な発見についての記事を掲載した。しかし、アーユルヴェーダ医療にかんするある本の書評では、ティラクは西洋医療とインド医療との「賢明な融合」が必要だとしている。*Mahratta*, 14 Feb. 1897.

（101） Ibid., 11 Apr. 1897.

（102） *Kesari*, 28 Sept. 1897, Bmb *NNR*.

（103） たとえば、*Kaiser-e-Hind*, 1 Nov. 1896; *Kalpataru*, 3 Mar. 1897; *Dhureen*, 9 Mar. 1898 (Bmb *NNR*); *Hitavadi*, 13 May 1898; *Basumati*, 12 May 1898 (Bngl *NNR*) を参照のこと。

（104） Gillion 1969, 136.

（105） Tinker 1968. 73; Oldenburg 1984, 99.

（106） Gillion 1969; Oldenburg 1984 に加え、Harrison 1980, 166-95; Goode 1916 をみよ。

（107） Harrison 1980, 176-77.

（108） Tinker 1968, 44-45.

（109） *IMG* 1895, 30: 465-67.

（110） Gokhale 1920. 98-99; Tinker 1968, 280.

（111） Tinker, 70.

（112） Ibid., 51.

（113） ナイールについては、Pillai 1920; Nair 1968 をみよ。

（114） Proceedings of the Council of the Corporation of Madras: meetings of 28 Apr., 28 Aug., 25 Sept., and 30 Oct., 1905.

（115） Ibid., for 26 Mar., 16 Oct., 20 Nov., 1906.

（116） Ibid., for 4 May 1909, pp. 5-8.

（117） Ibid., for 4 May 1909, pp. 13-14.

（118） Jeffery 1988b, 171.

（119） たとえば、Bonarjee 1899; Rudolph and Rudolph 1967, 161-68 を参照のこと。

（120） Lutzker 1973, 198 に引用。

（121） *Indian Medical Record*, 1890, 1: 249 に引用。

（122） Ibid. (Dec. 1890), 328-32.

（123） Heimsath 1964, 152 より引用。

（124） ibid., 167 に引用。

（125） Gokhale 1920, 929, 932-33.

（126） India, *Proceedings of the Second All-India Sanitary Conference* 1913, 2: 514-23. のちに、ある指導的なインド人科学者がまったく同じような批判をおこなっている。P. C. Ray 1935, vol. 2, chaps. 7 and 11（章

のタイトルは、「イギリス支配下のインド人の柔弱化と脆弱化」).

(127) Vivekananda 1910, 1213.

(128) Ibid., 1214, 1226.

(129) Gandhi 1945, 26.

(130) Parekh 1989, 9, 63.

(131) Brown 1989, 37, 40, 43.

(132) 南アフリカにおける白人の姿勢については、Swanson 1977; Parekh 1989, 144 をみよ。

(133) Gandhi 1938, 44–45.

(134) Ibid., 58–59.

(135) *IMG* 1887, 22: 9.

訳者あとがき

本書は、David Arnold, *Colonizing the Body: State Medicine and Epidemic Disease in Nineteenth-Century India* (University of California Press, 1993) の全訳である。

筆者の紹介から。デイヴィッド・アーノルドは、一九四六年、ロンドン生まれ。一九六八年にエクセター大学の学部を卒業した。のちにアーノルドは、世界的に知られる、ロンドン大学の「東洋アフリカ研究学院」(SOAS)の教授となるが、そこのホームページに掲載されているアーノルド・プロフィールによると、大学卒業後、二年間、アーノルドはインドに滞在した。時は一九六〇年代末。アーノルドは、その当時、日本人もふくめて「自分探し」のためにインドに殺到した「巡礼」のひとりだったようだ。しかし、「ヒッピー」になるようなことはなく、その代わりに「アカデミー」経由の自分探しの路線に落ち着き、そうして奨学金をえて研究の途を歩むことになる。

帰国後、一九七三年、サセックス大学にて博士号を取得。その論文は、のちにオーストラリア国立大学・南アジア叢書の第一巻、『タミルナドゥにおける国民会議派——南インドにおける民族主義者の政治、一九一九〜一九三七年』(*The Congress in Tamilnad: Nationalist Politics in South India, 1919-1937*, Curzon Press, 1977) として出版された。アカデミーのキャリアとしては、いくつかの大学を経て、一九八八年から二〇〇六年までSOASの教授、二〇〇六年から二〇一〇年までウォーリック大学のアジア・グローバル史教授を歴任した。

アーノルドは、「アントニオ・グラムシの『サバルタン(下層民衆)』概念を鍵として集まったインド史研究者」のひとりだった（R・グハほか著／竹中千春訳『サバルタンの歴史——インド史の脱構築』岩波書店、一九九八年、「訳者あとがき」）。その研究集団による有名なシリーズ、『サバルタン研究』（*Subaltern Studies Series*, Oxford University Press）におけるアーノルドの寄稿論文はつぎのとおり。第八巻では、編者のひとりでもある。

第一巻（一九八二年）："Rebellious Hillmen: the Gudem-Rampa Risings, 1839–1924."

第二巻（一九八四年）："Famine in Peasant Consciousness and Peasant Action: Madras, 1876–8."

第四巻（一九八五年）："Bureaucratic Recruitment and Subordination in Colonial India: The Madras Constabulary, 1859–1947."

第五巻（一九八七年）："Touching the Body: Perspectives on the Indian Plague, 1896–1900."

第八巻（一九九四年）："The Colonial Prison: Power, Knowledge and Penology in Nineteenth-Century India."

このうち、第五巻の「身体に触れる」は、本書の第五章のベースになる。

このようにサバルタン研究から出発したアーノルドは、やがてフーコー的な視点からの植民地権力のダイナミックな展開の分析へと視野を広げていった。その成果のひとつが、『警察権力と植民地支配——一八五九年から一九四七年のマドラスの事例』（*Police Power and Colonial Rule: Madras, 1859–1947*, Oxford University Press, 1987）である。その序文においてアーノルドは、本書にそのまま繋がる、自身のスタンスを鮮明に述べている。それによれば、イギリスの植民地支配はインド社会を劇的に変えたのだとする点では、帝国主義肯定派とマルクス主義史観とは通底する。それにたいして、近年、有力になりつつあるのが、植民地支配は在地社会の根幹部分まで変える力はなく、「植民地主義」とは、「インドの現実というよりも帝国の夢であり、革命よりもレトリックだ」とする見方である。これら二つの潮流にたいして、アーノルドが、反英大反乱から独立までのマドラスにおける警察権力の展開を追うことによって明らかにしようとしたのは、「植民地支配の革新性と植民地国家の重要性」であり、在地社会はやはり大きく変貌した、ということだった。病気と医療の歴史を扱う本書においても、その流れが受け継がれる。

科学史の一分野だった病気と医療の歴史が歴史学の重要な研究分野として市民権を獲得し、定着するのはそれほど古いことではなく、一九七〇年代以降のことだといってよいだろう。その幕開けの時代を飾るものとして、つぎのような研究が登場した。

一九七二年：クロスビー『コロンブスの交換』（A. W. Crosby, *The Columbian Exchange: Biological and Cultural Consequences of 1492*, Greenwood Press）

一九七六年：マクニール『疫病と世界史』（佐々木昭夫訳、新潮社、一九八五年）（W. H. McNeill, *Plagues and Peoples*, Anchor Press）

一九七八年：ハートウィッグ&パターソン編『アフリカ史のなかの病気』（G. W. Hartwig and K. D. Patterson, eds., *Disease in African History: An Introductory Survey and Case Studies*, Duke University Press）

そのなかで一九八四年、ジョン・マッケンジー（John M. MacKenzie）の総編集のもとに創刊され、その後の帝国主義研究の中軸となったマンチェスター大学出版会の「帝国主義研究」（*Studies in Imperialism*）シリーズの一冊として、一九八八年、『帝国医療と在地社会』（*Imperial Medicine and Ingenious Societies*）がアーノルド編で刊行された。全部で一〇本の、粒ぞろいの論文からなるこの論文集は、病気と医療の歴史研究がそれまでのパイオニア時代の、大なり小なり文明史論的な段階から、より精緻な研究の段階に入ったことを告げるひとつの画期点となった。アーノルドの序論、「病気、医療、帝国」（“Disease, Medicine and Empire”）は、帝国主義の恩恵としての西洋医療という、その頃もなお根強く残っていた通念をあらためて批判し、帝国医療研究の意義と課題を明確に提示した。やがてフィリピンの近現代史研究の泰斗となるレイナルド・イレートは、一八九九〜一九〇二年の「フィリピン・アメリカ戦争」の直後に流行したコレラに対するアメリカの医療介入について、帝国医療の観点から非常に鋭い分析をおこなった（Reynaldo C. Ileto, “Cholera and the Origins of the American Sanitary Order in the Philippines”）。またアーノルドは、天然痘について本書の第三章の原型となるものを寄稿している。

そしてアーノルドは、イギリス史学界においてもっとも権威のある雑誌、『過去と現在』（*Past & Present*）の一九八六年一一三号に、「イギリス領インドにおけるコレラと植民地主義」を寄稿した（“Cholera and Colonialism in British India”）。これも本書の第四章の原型となるものだが、コレラ史研究が盛んになる最大の刺激となった。翻訳者自身も、その刺激をうけたひとりである。

出版直後に出た、本書の書評のうち、翻訳者が実際に目を通したものは以下のとおりである。

（一）本書のみの書評

① Michael Adas: *The American Historical Review* 99 (1994).

② Poonam Bala: *Bulletin of the History of Medicine* 70 (1996).
③ Philip D. Curtin: *Medical History* 39 (1995).
④ Mark Harrison: *South Asia Research* 14 (1994).
（二）同じ時期に出版された、Mark Harrison, *Public Health in British India: Anglo-Indian Preventive Medicine 1850–1914* (Cambridge University Press, 1994) とこみの書評
⑤ B. J. Andrews: *Modern Asian Studies* 30 (1996).
⑥ C. A. Bayly: *London Review of Books* (8 December 1994).
⑦ Marika Vicziany: *Isis* 87 (1996).

このうち、⑤のアンドリューズの書評は、すぐれた歴史研究として本書を高く評価する。それによれば、アーノルドは、植民する側の公文書、医療関係者の残した各種文献等はもとより、植民される側の、さまざまな階級・カースト、地域、宗教等の「あらゆる声」を史料から丹念に拾い上げた。この点こそ、「他の西洋の帝国医療史研究者からアーノルドを分かつものなのである」。さらに、アンドリューズは、アーノルドの、「文書資料を生き生きと蘇らせる、類いまれな才能」を指摘する。たしかに、植民地時代のインドにおける病気と医療の壮大で、波乱万丈の歴史ドラマがスリリングに展開し、そのなかで植民地権力と在地社会との拮抗した緊張関係がまざまざと浮かび上がってくる。アーノルド自身のことばを借りていえば、本書は、「インドにおける西洋医療の歴史」というよりも、「植民地化」そのものの研究なのである（本書、九頁）。

本書をめぐる最大の争点となるのは、先にも触れた植民地権力の在地社会変革能力の評価である。すなわち、西洋医療がどこまでインド在地社会に浸透したのか、ということである。本書のことばでいえば、西洋医療はどこまで「飛び地」的だったか、ということである。本文では、飛び地的境遇にとどまったのだとする立場の代表的論客であるラーディカー・ラーマスッバンの議論が紹介されている（本書、六二一～六二二頁）。

この点にかんして、書評は総じてアーノルドにたいして批判的である。たとえば、アンドリューズはマーク・ハリソンの著作とこみで、こう指摘する。アーノルドもハリソンも、植民地インドにおける西洋医療の飛び地的限界を認めつつも、ラーマスッバンのようなインドの学者にみられる「民族主義的なバイアス」とは距離を置くことによって、「バランス」をとろうとした結果、逆に、植民地行政を「擁護」しているような「印象」をあたえてしまう。そのハリソンも、④において、本書の二四五頁に書かれているような、「飛び地」的営みとしての西洋医療＝万策尽きた段階の「最後の頼みの綱」的な境遇は、独立後でも常態だ

ったとして、アーノルドは植民地主義の可変能力を過大評価していると批判している。

いずれにしろ、アーノルドは、帝国主義肯定派寄りと批判されるのをおそらく承知しながら（この世代にとっては、かなり「致命」的な批判となりかねない）、怯むことなく、否定しようのない、西洋化の強烈なインパクトの所在を非常に説得的に明らかにした、といえるのではなかろうか。

もう一点、アーノルドは、ミシェル・フーコーやアントニオ・グラムシなどの、テーマとは縁遠い理論を生半可に援用している、という批判があった（書評の①）。名著『移民と死――一九世紀におけるヨーロッパと熱帯世界との遭遇』（*Death by Migration: European Encounter with the Tropical World in the Nineteenth Century*, Cambridge University Press, 1989）の著者、カーティンも③の書評でいう。アーノルドはそのような科学史とは無縁の理論にかまける分け、疫学的分析をおこなうべきだった、と。

フーコーについていえば、それに触発されてアーノルドは、「身体」を全体の基軸にすえた。その結果として、植民地権力と在地社会とのせめぎ合いが非常に具体的、かつ鮮明にみえてくることになったと思う。グラムシについても、随所にちりばめられた「抵抗」と「ヘゲモニー」に注意して読み進めてゆけば、在地社会側の「下層民」と「中流階級」とのせめぎあいが、しっかりと書き込まれていることがわかるはずだ。アーノルドのフーコーなりグラムシの援用がどこまで理論的に正しいかどうかはともかく、少なくとも「切り口」としてはすこぶる有効だと結論してよいと思う。

もう一言、感想めいたことを。いつの時代も、いちばん割を食うのは「現場」で汗を流す人びとである。この場合は、とくに「東インド会社軍医」だ。彼らの言動にたいするアーノルドのまなざしは、「優しい」。たとえば、異郷の地に置かれた知的エリートの心象風景を伝える、当時の雑誌記事からの引用文（本書、一二二頁）。アーノルドは、必ずしもイギリス・アカデミズムの本流のひとではない。インドでの生活体験もあった。そのようなバックグランドが、このような評価につながったのではないかと憶測する。

本書以外のアーノルドの著作について、ごく簡単に紹介しておこう。まず、概説的な著作として、つぎの二冊。

Famine: Social Crisis and Historical Change (Basil Blackwell, 1988).

The Problem of Nature: Environment, Culture and European Expansion (Basil Blackwell, 1996)〔飯島昇藏・川島耕司訳『環境と人間の歴史――自然、文化、ヨーロッパの

世界的拡張』新評論、一九九九年〕.

つぎに、ケンブリッジ大学出版会の「新ケンブリッジ・インド史」シリーズの一冊として、*Science, Technology and Medicine in Colonial India (The New Cambridge History of India*, III-5, Cambridge University Press, 2000) を出版。そして、アーノルドは、本書の最後のほうで、短いながらも、非常に興味深いガンディー論を展開していたが、その延長線上で、*Gandhi* (Longman, 2001) を上梓し、高い評価を得た。

その後のアーノルドの著作は、つぎの三冊である。

The Tropics and the Traveling Gaze: India, Landscape, and Science, 1800–1856 (University of Washington Press, 2006).

Everyday Technology: Machines and the Making of India's Modernity (University of Chicago Press, 2013).

Toxic Histories: Poison and Pollution in Modern India (Cambridge University Press, 2016).

いずれも興味深い研究だが、なかでも二番目の『日常の技術』は、自転車、ミシン、タイプライター、精米機などの「小文字」の技術が、インドの一般民衆の生活のなかにどのように浸透していったのかを探るものであって、本書で記述される、一九世紀末以降の病院や施療院の通院者、さらに予防接種件数のそれぞれの増加と通底するところがある。おそらく、本書と『日常の技術』は、アーノルド・インド史の双璧をなすものといってよいだろう。

最後に、脇村玲子氏には、原稿の段階で通読していただき、とくにインドにかかわる固有名詞の表記などについて、ご教示を賜った。インド史の専門家ではない人間にとっては、たいへん貴重なご教示だった。ここに記して心から感謝したい。

本書の出版にあたっては、みすず書房の守田省吾氏に厚くお礼申しあげたい。また、編集作業は、昭和の編集文化を令和の時代にあっても引き継ぐ勝康裕氏に担当してもらった。そして今回もまた、中央大学図書館をおおいに活用することができた。よき原著と、よき編集者と、よき図書館と、そして、よき出版社。とても幸せな翻訳作業だった。

二〇一九年八月

見市 雅俊

デイヴィッド・アーノルド

身体の植民地化

19世紀インドの国家医療と流行病

見市雅俊訳

2019年 9 月20日　第 1 刷発行

発行所　株式会社 みすず書房
〒113-0033　東京都文京区本郷2丁目20-7
電話　03-3814-0131(営業)　03-3815-9181(編集)
www.msz.co.jp

本文組版　キャップス
本文印刷所　平文社
扉・表紙・カバー印刷所　リヒトプランニング
製本所　誠製本
装丁　安藤剛史

ISBN 978-4-622-08851-6
[しんたいのしょくみんちか]

著者略歴

(David Arnold)

1946年ロンドン生まれ．1968年，エクセター大学卒．1973年，サセックス大学で博士号を取得．ロンドン大学SOAS教授，ウォーリック大学アジア・グローバル史教授などを歴任．現在 ウォーリック大学名誉教授．専門は南アジア史．邦訳書に『環境と人間の歴史——自然，文化，ヨーロッパの世界的拡張』（飯島昇藏・川島耕司訳，新評論，1999）がある．主な業績については，本書の「訳者あとがき」を参照．

訳者略歴

見市雅俊〈みいち・まさとし〉 1946年東京生まれ．京都大学人文科学研究所助手，和歌山大学経済学部助教授，中央大学文学部教授を歴任．専門はイギリス近現代史．単書に『コレラの世界史』（晶文社，1994）『ロンドン＝炎が生んだ世界都市』（講談社，1999）．編書に『近代イギリスを読む』（法政大学出版局，2011）．共編書に『青い恐怖・白い街』（平凡社，1990）『記憶のかたち』（柏書房，1999）『疾病・開発・帝国医療』（東京大学出版会，2001）．主な訳書にハウ『帝国』（岩波書店，2003），ポーター『啓蒙主義』（岩波書店，2004），ヴィガレロ『清潔になる〈私〉』（監訳，同文舘出版，1994）．

編集　勝　康裕（フリーエディター）

人名索引

［サ　行］

［タ　行］

［マ　行］

［ヤ　行］

［ラ　行］

［ワ　行］

事項索引

[カ　行]

[サ　行]

［タ　行］

［ナ　行］

［ハ　行］

［マ　行］

［ヤ　行］

文献一覧

史料所蔵元

India Office Library and Records, London
Board's Collections
Bombay Public Proceedings
Madras Board of Revenue Proceedings
Madras Revenue Proceedings
Madras Sanitary Commissioner's Proceedings
Madras Public Proceedings
North-Western Provinces Judicial Proceedings
Sanitary Despatches from India
Native Newspaper Reports (Bengal, Bombay, Madras, North-Western Provinces/United Provinces, Punjab)

School of Oriental and African Studies, London
London Missionary Society Archive

National Archives of India, New Delhi
Home
Home (Jails)
Home (Judicial)
Home (Medical)
Home (Public)
Home (Sanitary)
Home (Sanitary) (Plague)
Legislative
Sanitary Proceedings

Nehru Memorial Library, New Delhi
Mahratta (microfilm)

Maharashtra State Archives, Bombay
Bombay General

Tamil Nadu Archives, Madras
Madras Local and Municipal (Plague)

Madras Corporation
Proceedings of the Corporation Council

West Bengal State Archives, Calcutta
Bengal Judicial (Police)
Bengal Municipal (Medical)
Bengal Municipal (Sanitary)

公文書・公刊行物

Great Britain
The Indian Plague Commission, 1898–99. 1900. (Cd. 139).
Minutes of Evidence Taken before the Select Committee on the Affairs of the East India Company. 1832. (C. 735). Vol. V: Military.
Report of the Commissioners Appointed to Inquire into the Organization of the Indian Army. 1859. (C. 2515).
Report on Measures Adopted for Sanitary Improvements in India up to the End of 1867. 1868.
Report on Measures Adopted for Sanitary Improvements in India during the Year 1868, and up to the Month of June 1869. 1869. (C. 5319).
Royal Commission on the Sanitary State of the Army in India. 1863. (C. 3184). Vol. I: Minutes of Evidence.

India
The Army in India and Its Evolution. 1924. Calcutta: Superintendent of Government Printing.
The Etiology and Epidemiology of Plague: A Summary of the Work of the Plague Commission. 1908. Calcutta: Superintendent of Government Printing.
The Imperial Gazetteer of India. 1907. Oxford: Clarendon Press.
Leprosy in India: Reports of the Leprosy Commission in India, 1890–91. 1893. Calcutta: Superintendent of Government Printing.
Papers on Vaccination in India. 1851. Calcutta: Military Orphan Press.
Proceedings of the First All-India Sanitary Conference Held at Bombay on 13th and 14th November 1911. 1912. Calcutta: Superintendent of Government Printing.
Proceedings of the International Sanitary Conference Opened at Constantinople on the 13th February 1866. 1868. Calcutta: Superintendent of Government Printing.
Proceedings of the Second All-India Sanitary Conference Held at Madras, November 11th to 16th, 1912. 1913. Simla: Government Central Branch Press.
Report of the Commissioners Appointed to Inquire into the Cholera Epidemic of 1861 in Northern India. 1862. Calcutta.
Report of the Committee on Prison Discipline. 1838. Calcutta: Baptist Mission Press.
Report of the Health Survey and Development Committee. 1946. 4 vols. Delhi: Manager of Publications.
Report of the Indian Jails Committee, 1919–20. 1920. 5 vols. Calcutta: Superintendent, Government Central Press.
Report of the Indian Jail Conference. 1877. Calcutta: Home Secretariat Press.
Rules Regarding the Measures to Be Adopted on the Outbreak of Cholera or Appearance of Smallpox. 1870.

Assam
Rules for the Superintendence and Management of Jails in the Province of Assam. 1899. 2 vols. Calcutta: Superintendent of Government Printing.

Bengal
An Appeal on Behalf of the Calcutta School of Tropical Medicine and Hygiene and the Carmichael Hospital

for Tropical Diseases. 1920. Calcutta: Bengal Secretariat Press.
Report by Civil Medical Officers on the Nature, Growth and Mode of Preparation of the Various Alimentary Articles Consumed as Food by the Industrial and Laboring Population in the Several Districts of Bengal, North-Western Provinces, Punjab, Oude and British Burmah. 1863. Calcutta: Home Secretariat Press.
Report of the Committee for the Establishment of a Fever Hospital, and for Inquiring into Local Management and Taxation in Calcutta. 1840. Calcutta: Bishop's College Press.
Report of the Epidemics of Plague in Calcutta During the Years 1898–99, 1899–1900 up to 30th June 1900. 1900. Calcutta: Municipal Press.
Report of the Small-pox Commissioners. 1850. Calcutta: Military Orphan Press.

Bombay
Gazetteer of Bombay City and Island. Vol. 3. 1910. Bombay: Times Press.
Gazetteer of the Bombay Presidency. Vol. 9, part I: Gujarat *Population, Hindus*. 1910: Government Central Press.
Gazetteer of the Bombay Presidency. Vol. 18, part I: Poona. 1885. Bombay: Government Central Press.
Supplement to the Account of Plague Administration in the Bombay Presidency from September 1896 till May 1897.

Madras
Medical Reports Selected by the Medical Board. 1855. Madras: Christian Knowledge Society's Press.
Report of Cholera Committee. 1868. Madras: Gantz Bros.
Report Regarding the Control of Pilgrimages in the Madras Presidency. 1868. Madras: Gantz Bros.
Review of the Madras Famine, 1876–1878. 1881. Madras: Government Press.

North-Western Provinces (United Provinces)
Reports on Cholera in the Meerut, Rohilcund and Ajmere Divisions in the Year 1856. 1857. Agra: Secundra Orphan Press.

Punjab
Punjab Plague Manual, 1909. 1909. Lahore: Punjab Government Press.

行政文書

Annual Administration Reports of the Dufferin Fund.
Annual Administration Reports of the Sanitary Commissioners and Health Commissioners (India, Bengal, Bombay, Madras, North-Western Provinces).
Annual Reports of the Madras Dispensaries and Civil Hospitals. Annual Vaccination Reports (Bengal, Bombay, Madras, North-Western Provinces).
Annual Administration Reports of the Corporation (Calcutta, Madras, Pune).
Annual Reports of the Corporation Health Officers (Calcutta, Madras).
Reports of the Victoria Hospital for Caste and Gosha Women, Madras.

定期刊行物

British Medical Journal
Indian Medical Gazette
Indian Medical Record

Lancet
Madras Quarterly Medical Journal
Missionary Register
Transactions of the Medical and Physical Society of Bombay
Transactions of the Medical and Physical Society of Calcutta

1947年以前の研究

Abbott, J. 1932. *The Keys of Power: A Study of Indian Ritual and Belief.* London: Methuen.

Adams, Archibald. 1899. *The Western Rajputana States: A Medico-Topographical and General Account of Marwar, Sirohi, Jaisalmir*. London: Army and Navy Stores.

Ainslie, Whitelaw. 1826. *Materia Indica; or, some Account of Those Articles Which Are Employed by the Hindoos, and Other Eastern Nations, in Their Medicine, Arts, and Agriculture*. 2 vols. London: Brown and Green.

Anon. 1831. "The Asiatic Cholera." *Fraser's Magazine* 19: 613–25.

Annesley, James. 1825. *Sketches of the Most Prevalent Diseases of India*. London: Underwood.

———. 1828. *Researches into the Causes, Nature, and Treatment of the Most Prevalent Diseases of India, and of Warm Climates Generally*. 2 vols. London: Longman, Rees, Orme, Brown and Green.

Balfour, Andrew. 1925. "Some British and American Pioneers in Tropical Medicine and Hygiene." *Transactions of the Royal Society of Tropical Medicine and Hygiene* 19: 189–229.

Balfour, Andrew, and Henry Harold Scott. *Health Problems of the Empire: Past, Present and Future*. London: Collins.

Balfour, Margaret I., and Ruth Young. 1929. *The Work of Medical Women in India*. London: Oxford University Press.

Ballingall, George. 1818. *Practical Observations on Fever, Dysentery, and Liver Complaints as They Occur Amongst the European Troops in India*. Edinburgh: Brown and Constable.

Bannerman, W. B. 1900. *Statistics of Inoculations with Haffkine's Anti-Plague Vaccine, 1897–1900*. Bombay: Government Central Press.

Barnes, Irene H. 1903. *Behind the Purdah: The Story of C.E.Z.M.S. Work in India*. London: Marshall Brothers (first published 1897).

Bellew, H. W. 1885. *The History of Cholera from 1862 to 1881*. London: Trubner and Co.

Billington, Mary Frances. 1895. *Women in India*. London: Chapman and Hall.

Bingley, A. H. 1918. *Handbooks for the Indian Army: Jats, Gujars, and Ahirs*. Calcutta: Superintendent of Government Printing, India.

Bingley, A. H., and A. Nicholls. 1897. *Caste Handbooks for the Indian Army: Brahmans*. Simla: Government Central Printing Office.

Bonariee, P. D. 1899. *A Handbook of the Fighting Races of India* (reprinted New Delhi: Asian Publication Services, 1975).

Breton, P. 1826. "On the Native Mode of Couching." *Transactions of the Medical and Physical Society of Calcutta* 2: 341–82.

Brown, D. Blair. 1887. "The Pros and Cons of the Contagious Diseases Act as Applied to India." *Transactions of the Medical and Physical Society of Bombay*, n.s., 11: 80–97.

Bryden, James L. 1869. *Epidemic Cholera in the Bengal Presidency: A Report on the Cholera of 1866–68, and Its Relations to the Cholera of Previous Epidemics*. Calcutta: Superintendent of Government Printing.

Buchanan, Claudius. 1812. *Christian Researches in Asia*. 5th ed. London: Caldwell and Davies.

Burton, Richard F. 1851. *Goa and the Blue Mountains, or, Six Months on Sick Leave*. London: Bentley.

Butter, Donald. 1839. *Outlines of the Topography and Statistics of the Southern Districts of Oudh and of the Cantonment of Sultanpur-Oudh*. Calcutta: Huttmann.

Caldwell, R. 1887. "On Demonology in Southern India." *Journal of the Anthropological Society of Bombay* 1: 91-105.

Cameron, W. 1831. "On Vaccination in Bengal." *Transactions of the Medical and Physical Society of Calcutta* 5: 385-421.

Campbell, James MacNabb. 1898. *Report of the Bombay Plague Committee on the Plague in Bombay, 1st July 1897 to the 30th April 1898*. Bombay: "Times of India" Steam Press.

Cardew, A. G. 1891. *Report on Jail Administration in Madras*. Madras: Government Press.

Centenary of Medical College, Bengal, 1835-1934. 1935. Calcutta: Centenary Volume Sub-Committee.

Centenary Review of the Asiatic Society of Bengal from 1784 to 1883. 1885. Calcutta: Thacker, Spink and Co.

Charles, T. Edmondston. 1870. *Popular Information on Small-pox, Inoculation and Vaccination*. Calcutta: Bengal Secretariat Press.

Chevers, Norman. 1886. *A Commentary on the Diseases of India*. London: Churchill.

Christie, Alexander Turnbull. 1828. *Observations on the Nature and Treatment of Cholera*. Edinburgh: Maclachlan and Stewart.

Christison, A. n.d. *Report on the Vaccine Operations in the Agra Division, 1858-59*.

Clark, John. 1773. *Observations on the Diseases in Long Voyages to Hot Countries and Particularly on Those Which Prevail in the East Indies*. London: Wilson and Nicol.

Clark, John. 1839. "Report on Syphilis in H. M. 13th Light Dragoons." *Madras Quarterly Medical Journal* 1: 370-410.

Clough, Emma Rauschenbusch. 1899. *While Sewing Sandals, or, Tales of a Telugu Pariah Tribe*. London: Hodder and Stoughton.

Conférence Sanitaire Internationale. 1866. *Rapport sur les Questions du Programme Relatives a l'Origine, a l'Endémicité, a la Transmissibilité et a la Propagation du Choléra*. Constantinople: Imprimerie Centrale.

Cook, Edward. 1914. *The Life of Florence Nightingale*. 2 vols. London: Macmillan〔中村妙子・友枝久美子訳『ナイティンゲール――その生涯と思想』1・2・3，時空出版，1993-1994 年〕.

Corbyn, Frederick. 1832. *A Treatise on the Epidemic Cholera as It Has Prevailed in India*. Calcutta: Thacker and Co.

Cornish, W. R. 1863. *Reports on the Nature of the Food of the Inhabitants of the Madras Presidency*. Madras: Government Press.

———. 1871. *Cholera in Southern India: A Record of the Progress of Cholera in 1870 and Resume of the Records of Former Epidemic Invasions of the Madras Presidency*. Madras: Government Gazette Press.

Couchman, M. E. 1897. *Account of the Plague Administration in the Bombay Presidency, from September 1896 till May 1897*. Bombay: Government Central Press.

Crawford, D. G. 1914. *A History of the Indian Medical Service, 1600-1913*. 2 vols. London: Thacker and Co.

———. 1930. *Roll of the Indian Medical Service, 1615-1930*. London: Thacker and Co.

Crooke, William. 1896. *The Popular Religion and Folklore of Northern India*. 2 vols. (2d ed., reprinted Delhi: Munshiram Manoharial, 1968).

———. 1910. "Religious Songs from Northern India." *Indian Antiquary* 39: 268-87.

———. 1926. *The Popular Religion and Folklore of Northern India*. 3d ed. London: Oxford University Press.

Cruikshank, J. 1876. *A Manual of Jail Rules for the Superintendence and Management of Jails in the Bombay Presidency*. Bombay: Government Central Press.

Cuningham, J. M. n.d. *Report on the Cholera Epidemic of 1879 in Northern India with Special Reference to the Supposed Influence of the Hurdwar Fair*.

———. 1884. *Cholera: What Can the State Do to Prevent It?* Calcutta: Superintendent of Government Printing, India.

Curtis, Charles. 1807. *An Account of the Diseases of India, as They Appeared in the English Fleet, and in the Naval Hospital, in Madras in 1782 and 1783*. Edinburgh: Laing.

Dalal, R. D. 1930. *Manual of Vaccination for the Bombay Presidency*. 2 vols. Bombay: Government Central Press.

Day, Lal Behari. 1902. *Bengal Peasant Life*. London: Macmillan.

Deb, Randha Kanta. 1831. "Account of the Tikadars." *Transactions of the Medical and Physical Society of Calcutta* 5: 416–18.

Dempster, T. E. 1868. *The Prevalence of Organic Disease of the Spleen as a Test for Detecting Malarious Localities in Hot Climates*. Calcutta: Superintendent of Government Printing.

Douglas, William. 1865. *Soldiering in Sunshine and Storm*. Edinburgh: Black.

Drury, Heber. 1873. *The Useful Plants of India with Notices of Their Chief Value in Commerce, Medicine and the Arts*. 2d ed. London: Alien.

Dubois, Abbe J. A. 1905. *Hindu Manners, Customs and Ceremonies*. 3d ed. London: Clarendon Press〔重松伸司訳注『カーストの民——ヒンドゥーの習俗と儀礼』平凡社，1988 年〕.

Dunlop, Robert Henry Wallace. 1858. *Service and Adventure with the Khakee Ressalah, or Meerut Volunteer Horse, during the Mutinies of 1857–58*. London: Bentley.

Dutt, Udoy Chand. 1877. *The Materia Medico of the Hindus, Compiled from Sanskrit Medical Works*. Calcutta: Thacker, Spink and Co.

Elliot, J. 1863. *Report on Epidemic Remittent and Intermittent Fever Occurring in Parts of Burdwan and Nuddea Divisions*. Calcutta: Bengal Secretariat Office.

Enthoven, R. E. 1924. *The Folklore of Bombay*. Oxford: Clarendon Press.

Ewart, Joseph. 1859. *A Digest of the Vital Statistics of the European and Native Armies in India*. London: Smith, Elder and Co.

———. 1880. "Enteric Fever in India, with Some Observations on Its Probable Etiology in That Country." *Epidemiology Society of London: Papers on Continued Fever*. London.

Fabre, Augustin, and Fortuné Chailan. 1835. *Histoire de choléra-morbus asiatique*. Marseilles: Marins Olive.

Fawcett, F. 1890. "On Some Festivals to Village Goddesses." *Journal of the Anthropological Society of Bombay* 2: 261–82.

Fayrer, Joseph. 1882. *On the Climate and Fevers of India*. London: Churchill.

———. 1897. *Sir James Ranald Martin*. London: Innes and Co.

Francis, W. 1907. *Madras District Gazetteers: Vizagapatam*. Madras: Government Press.

Gandhi, M. K. 1938. *Hind Swaraj or Indian Home Rule*. Ahmadabad: Navajivan Publishing House〔田中敏雄訳『真の独立への道——ヒンド・スワラージ』岩波書店，2001 年〕.

———. 1945. *Autobiography, or, the Story of My Experiments with Truth*. Ahmadabad: Navajivan Publishing House〔田中敏雄訳注『ガーンディー自叙伝——真理へと近づくさまざまな実験』1・2，平凡社，2000 年〕.

Gangulee, N. 1939. *Health and Nutrition in India*. London: Faber and Faber.

Gatacre, W. F. 1897. *Report on the Bubonic Plague in Bombay, 1896–97*. Bombay: "Times of India" Steam Press.

Geddes, J. C. *Administrative Experience Recorded in Former Famines*. 1874. Calcutta: Bengal Secretariat Press.

Geddes, William. 1846. *Clinical Illustrations of the Diseases of India*. London: Smith, Elder and Co.

Gidumal, Dayaram. 1888. *The Life and Life-Work of Behramji M. Malabari*. Bombay: Education Society's Press.

Giles, C. M. 1904. *Climate and Health in Hot Countries and the Outlines of Tropical Climatology*. London: Bale, Sons and Danielson.

Gokhale, G. K. 1920. *Speeches of Gopal Krishna Gokhale*. 3d ed. Madras: Natesan.

Goode, S. W. 1916. *Municipal Calcutta: Its Institutions in Their Origin and Growth* (reprinted Calcutta: Bibhash Gupta, 1986).

Gordon, C. A. 1878. *Report on Typhoid or Enteric Fever in Relation to British Troops in the Madras Command*. Madras: Government Press.

Grant, A. E. 1894. *The Indian Manual of Hygiene*. 2 vols. Madras: Higginbotham and Co.

Greenfield, M. Rose. 1886. *Five Years in Ludhiana*. London: Partridge and Co.

Hacker, J. H. 1887. *Memoirs of Thomas Smith Thomson*. London: Religious Tract Society.

Haffkine, W. M. 1895. *Anti-Cholera Inoculation*. Calcutta: Thacker, Spink and Co.

Haikerwal, Bejoy Shankar. 1934. *Economic and Social Aspects of Crime in India*. London: Alien and Unwin.

Haines, Hermann A. n.d. *Memorial of the Life and Work of Charles Morehead*. London: Alien.

Harrison, James. 1858. "The Origins and Progress of the Bengal Medical College." *Indian Annals of Medical Science* 5: 37–54.

Hemingway, F. R. 1906. *Madras District Gazetteers: Tanjore*. Madras: Government Press.

Hewlett, T. G. 1883. *Report on Enteric Fever*.

Heyne, Benjamin. 1814. *Tracts, Historical and Statistical, on India: With Journals of Several Tours Through Various Parts of the Peninsula*. London: Baldwin.

Hirsch, August. 1883. *Handbuch der Historisch-Geographischen Pathologie*. 3 vols. Stuttgart: Enke.

Hodge, George Alexander. 1867. *The Bengal Jail Manual*. Calcutta: Smith.

Hoggan, Frances Elizabeth. 1882. "Medical Women for India." *Contemporary Review* 42: 267–75.

Holwell, J. Z. 1767. *An Account of the Manner of Inoculating for the Small Pox in the East Indies*. London: Becket and de Hondt.

Hora, Sunder Lal. 1993. "Worship of the Deities Ola, Jhola and Bon Bibi in Lower Bengal." *Journal of the Asiatic Society of Bengal* n.s. 29: 1–4.

Howell, A. P. 1868. *Note on Jails and Jail Discipline in India, 1867–68*. Calcutta: Superintendent of Government Printing.

Hunter, W. W. 1872. *Orissa*. 2 vols. London: Smith, Elder and Co.

Hunter, William. 1804. *An Essay on the Diseases Incident to Indian Seamen, or Lascars, on Long Voyages*. Calcutta: East India Company's Press.

Hutchinson, James. 1832. *Observations on Cholera Asphyxia*. Calcutta: Baptist Mission Press.

———. 1835. *A Report on the Medical Management of the Native Jails*. Calcutta: Thacker and Co.

———. 1845. *Observations on the General and Medical Management of Indian Jails and on Some of the Principal Diseases Which Infest Them*. Calcutta: Huttmann.

Irvine, R. H. 1848. *A Short Account of the Materia Medico of Patna*. Calcutta: Military Orphan Press.

James, S. P. 1909. *Small-pox and Vaccination in British India*. Calcutta: Thacker, Spink and Co.

Jameson, James. 1820. *Report on the Epidemick Cholera Morbus, as It Visited the Territories Subject to the Presidency of Bengal in the Years 1817, 1818, and 1819*. Calcutta: Government Gazette Press.

Johnson, James. 1813. *The Influence of Tropical Climates, More Especially the Climate of India, on European Constitutions*. London: Stockdale.

Kellie, James. 1839. "On the Prevention of Army Disease in Goomsur." *Madras Quarterly Medical Journal* 1: 273–76.

Kennedy, R. H. 1827. *Notes on the Epidemic Cholera*. Calcutta: Baptist Mission Press.

———. 1846. *Notes on the Epidemic Cholera*. 2d ed. London: Smith, Elder and Co.

Kittredge, G. A. 1889. *A Short History of the "Medical Women for India" Fund of Bombay*. Bombay:

Education Society's Press.

Klein, E., and Heneage Gibbes. 1885. *Cholera: Inquiry by Doctors Klein and Gibbes, and Transactions of a Committee Convened by the Secretary of State for India in Council, 1885.*

Koman, M. C. 1921. *Report of the Investigation of Indigenous Drugs*. Madras: Government Press.

Lal, R. B. 1937. "Fairs and Festivals in India." *Indian Medical Gazette* 72: 96–101.

Laverack, Alfred, n.d. A *Methodist Soldier in the Indian Army*. London: Longley.

Leith, A. H. 1851–52. "A Contribution to Dietetics." *Transactions of the Medical and Physical Society of Bombay* n.s. 1: 114–27.

———. 1864. *Report on the General Sanitary Condition of the Bombay Army*. Bombay: Education Society's Press.

Lely, F. S. P. 1906. *Suggestions for the Better Governing of India*. London: Rivers.

Lewis, T. R., and D. D. Cunningham. 1878. *Cholera in Relation to Certain Physical Phenomena*. Calcutta: Superintendent of Government Printing.

Lind, James. 1808. *An Essay on Diseases Incidental to Europeans in Hot Climates*. London: Becket and de Hondt.

Lovett, Richard. 1899. *The History of the London Missionary Society, 1795–1895*. 2 vols. London: Frowde.

Lyons, R. T. 1872. *A Treatise on Relapsing Fever or Famine Fever*. London: King.

McCay, D. 1912. *Investigations into the Jail Dietaries of the United Provinces with Some Observations on the Influence of Dietary on the Physical Development and Well-Being of the People of the United Provinces*. Calcutta: Superintendent of Government Printing.

MacGregor, W. L. 1843. *Practical Observations on the Principal Diseases Affecting the Health of the European and Native Soldiers in the North-Western Provinces of India*. Calcutta: Thacker and Co.

Mackinnon, Kenneth. 1848. *A Treatise on the Public Health, Climate, Hygiene and Prevailing Diseases of Bengal and the North-West Provinces*. Kanpur: Cawnpore Press.

Maclean, Charles. 1824. *Evils of Quarantine Laws, and Non-Existence of Pestilential Contagion*. London: Underwood.

M'Clelland, John. 1859. *Sketch of the Medical Topography, or Climate and Soils, of Bengal and the N.-W. Provinces*. London: Churchill.

Macnamara, C. 1870. *A Treatise on Asiatic Cholera*. London: Churchill.

———. 1876. *A History of Asiatic Cholera*. London: Macmillan.

Macnamara, F. N. 1880. *Climate and Medical Topography in Their Relations to the Disease Distribution of the Himalayan and Sub-Himalayan Districts of British India*. London: Longmans, Green and Co.

Maconochie, Evan. 1926. *Life in the Indian Civil Service*. London: Chapman and Hall.

MacPherson, John. 1872. *Annals of Cholera from the Earliest Periods to the Year 1817*. London: Ranken and Co.

Macrae, R. 1894. "Cholera and Preventive Inoculation in Gaya Jail." *Indian Medical Gazette* 29: 334–38.

Malcolmson, John Grant. 1835a. *A Practical Essay on the History and Treatment of Beriberi*. Madras: Vepery Mission Press.

———. 1835b. *Observations on Some Forms of Rheumatism Prevailing in India*. Madras: Vepery Mission Press.

Malleson, G. B. 1868. *Report on the Cholera Epidemic of 1867 in Northern India*. Calcutta.

Manson, Patrick. 1898. *Tropical Diseases: A Manual of the Diseases of Warm Climates*. London: Cassell and Co.

Martin, James Ranald. 1837. *Notes on the Medical Topography of Calcutta*. Calcutta: Huttmann.

———. 1856. *The Influence of Tropical Climates on European Constitutions*. London: Churchill.

Martin, Montgomery, ed. 1838. *The History, Antiquities, Topography and Statistics of Eastern India*. 3 vols.

London: Alien.

Mayo, Katherine. 1927. *Mother India*. London: Cape.

Mill, James. 1858. *The History of British India*. 5th ed. London: Madden.

Mittra, Peary Chand. 1880. *Life of Dewan Ramcomul Sen*. Calcutta: Bose and Co.

Moore, W. J. 1867. "Results of Sanitation ire India." *Indian Medical Gazette* 2: 173–76.

———. 1877. *A Manual of Family Medicine for India*. 2d ed. London: Churchill.

Moreau de Jonnès, Alexandre. 1831. *Rapport au conseil supérior de santé sur le choléra-morbus pestilentiel*. Paris: Cosson.

Morehead, Charles. 1856. *Clinical Researches on Disease in India*. 2 vols. London: Longman, Brown, Green, and Longman.

Mouat, F. J. 1856. *Report on Jails Visited and Inspected in Bengal, Behar, and Arracan*. Calcutta: Military Orphan Press.

———. 1868. *Report on the Statistics of the Prisons of the Lower Provinces of the Bengal Presidency for 1861, 1862, 1863 1864, and 1865*. Calcutta: Alipore Jail Press.

Mukhopadhyaya, Girindranath. 1923. *History of Indian Medicine from the Earliest Ages to the Present Time*. 2 vols. Calcutta: University of Calcutta.

Murray, John. 1839. *On the Topography of Meerutt*. Calcutta: Huttmann.

———. 1856. *Report on the Attack of Cholera in the Central Prison at Agra in 1856*. Agra: Secundra Orphan Press.

———. 1869. *Report on the Treatment of Epidemic Cholera*. Calcutta: Superintendent of Government Printing.

Nathan, R. 1898. *The Plague in Northern India, 1896, 1897*. 2 vols. Simla: Government Central Printing Office.

O'Malley, L. S. S. 1907. *Bengal District Gazetteers: Balasore*. Calcutta: Bengal Secretariat Book Depot.

O'Shaughnessy, W. B. 1844. *The Bengal Pharmacopoeia and General Conspectus of Medical Plants Arranged According to the Natural and Therapeutic Systems*. Calcutta: Bishop's College Press.

Parkes, E. A. 1846. *Remarks on the Dysentery and Hepatitis of India*. London: Longman, Brown, Green and Longman.

———. 1864. *A Manual of Practical Hygiene*. London: Churchill.

Pillai, Somasundaram. 1920. *Dr. T. M. Nair, M.D.* Madras: A. K. V. Press.

Pitale, Balkrishna Nilaji. 1870. *The Speeches and Addresses of Sir H. B. E. Frere*. Bombay.

Playfair, George. 1833. *The Taleef Shereef, or Indian Materia Medico*. Calcutta: Medical and Physical Society of Calcutta.

Ranken, James. 1838. *Report on the Malignant Fever Called the Pali Plague Which Prevailed in Some Parts of Rajpootana Since the Month of July 1836*. Calcutta: Huttmann.

Rankine, Robert. 1839. *Notes on the Medical Topography of the District of Sarun*. Calcutta: Huttmann.

Ranking, J. L. 1868. *Report of the Lying-in Hospital and Dispensary for Women and Children, Madras*. Madras: Government Press.

———. 1869. *Report upon Prevalence of Typhoid Fever at Bangalore*.

———. n.d. *Report on Military Sanitation in the Presidency of Madras*. Madras: Government Press.

Ray, Prafulla Chandra. 1935. *Life and Experiences of a Bengali Chemist*. 2 vols. Calcutta: Chuckervertty, Chatterjee and Co.

Renny, C. 1851. *Medical Report on the Mahamurree in Gurhwal in 1849–50*. Agra: Secundra Orphan Press.

Roberts, Lord. 1897. *Forty-one Years in India: From Subaltern to Commander-in-Chief*. 2 vols. London: Bentley and Son.

Rogers, Leonard. 1926. *Small-pox and Climate in India: Forecasting of Epidemics*. London: HMSO.

———. 1928. *The Incidence and Spread of Cholera in India: Forecasting and Control of Epidemics*. Calcutta: Thacker, Spink and Co.

Rogers, Leonard, and John W. D. Megaw. 1930. *Tropical Medicine*. London: Churchill.

Rogers, Samuel, ed. 1848. *Reports on Asiatic Cholera in Regiments of the Madras Army from 1828 to 1844*. London: Richardson.

Ross, Ronald. 1923. *Memoirs: With a Full Account of the Great Malaria Problem and Its Solution*. London: Murray.

Rotton, John Edward Wharton. 1858. *The Chaplain's Narrative of the Siege of Delhi from the Outbreak at Meerut to the Capture of Delhi*. London: Smith, Elder and Co.

Russell, A. J. H., and E. R. Sundarajan. 1928. *The Epidemiology of Cholera in India*. Calcutta: Thacker, Spink and Co.

Ryder, John. 1854. *Four Years' Service in India*. 2d ed. Leicester: Thompson and Son.

Scharlieb, Mary. 1924. *Reminiscences*. London: Williams and Norgate.

Scot, William. 1824. *Report of the Epidemic Cholera as It Has Appeared in the Territories Subject to the Presidency of Fort St George*. Madras: Asylum Press. 2d ed., 1849. Edinburgh: Blackwood and Sons.

Scriven, J. B. 1863. *Report on Epidemic Cholera in the Punjab and Its Dependencies during 1862*. Lahore: Government Press.

Sheriff, Mohideen. 1891. *Materia Medico of Madras*. 2 vols. Madras: Government Press.

Shoolbred, John. 1804. *Report on the Progress of Vaccine Inoculation in Bengal, 1802–3*. Calcutta: East India Company's Press.

———. 1805. *Report on the State and Progress of Vaccine Inoculation in Bengal during the Year 1804*. Calcutta: East India Company's Press.

Sleeman, W. H. 1844. *Rambles and Recollections of an Indian Official*. 2 vols. London: Hatchard.

Smith, David B. 1861. *Report on Epidemic Cholera as It Prevailed in the City of Delhi, at Goorgaon, and the Surrounding Districts, During the Rainy Season of 1861*. Lahore: Government Press.

———. 1868. *Report on Pilgrimage to Juggernauth in 1868*. Calcutta: Lewis.

Snow, P. C. H. 1897. *Report on the Outbreak of Bubonic Plague in Bombay, 1896–97*. Bombay: "Times of India" Steam Press.

Steuart, R. and B. Philipps. 1819. *Reports on the Epidemic Cholera Which Has Raged Throughout Hindostan and the Peninsula of India Since August 1817*. Bombay: Government of Bombay.

Stevens, C. R. 1901. *Report of an Epidemic of Cerebro-Spinal Fever Occurring in Bhagalpur Central Jail in 1899–1900*. Calcutta: Bengal Secretariat Press.

Stewart, Duncan. 1844. *Report on Small-pox in Calcutta, 1833–34, 1837–38, 1843–44*. Calcutta: Huttmann.

Stiven, W. S. 1855. *Report on the Epidemic in the Moradababad District in 1854*. Agra: Secundra Orphan Press.

Strong, F. P. 1837. *Extracts from the Topography and Vital Statistics of Calcutta*. Calcutta.

Taylor, James. 1840. *A Sketch of the Topography and Statistics of Dacca*. Calcutta: Huttmann.

Thacker's Indian Directory. 1890. Calcutta: Thacker, Spink and Co.

Thacker's Indian Directory. 1900. Calcutta: Thacker, Spink and Co.

Thurston, Edgar. 1912. *Omens and Superstitions of Southern India*. London: Unwin.

Turner, J. A., and B. K. Goldsmith. 1917. *Sanitation in India*. 2d ed. Bombay: Times of India.

Twining, William. 1832. *Clinical Illustrations of the More Important Diseases of Bengal with the Results of an Enquiry into Their Pathology and Treatment*. Calcutta: Baptist Mission Press. 2d ed., 1835. 2 vols. Calcutta: Mission Press.

Vivekananda, Swami. 1910. *The Complete Works of the Swami Vivekananda*. Vol. 5. Almora: Advaita Ashram.

Waring, Edward John. 1860. *Pharmacopoeia of India*. London: Alien and Co.
———. 1897. *Remarks on the Uses of Some of the Bazaar Medicines and Common Medical Plants of India*. 5th ed. London: Churchill.
Weir, T. S. 1886. "Note on Sacrifices in India as a Means of Averting Epidemics." *Journal of the Anthropological Society of Bombay* 1: 35–36.
White, W. 1837. *The Evils of Quarantine Laws*. London: Wilson.
Whitehead, Henry. 1921. *The Village Gods of South India*. 2d ed. Calcutta: Association Press.
Wiehe, C. G. 1865. *Journal of a Tour of Inspection of the Principal Jails in India Made by the Inspector General of Prisons, Bombay Presidency*. Bombay: Education Society's Press.
Wilkinson, E. 1904a. *Report on Plague in the Punjab from October 1st, 1901, to September 30th, 1902*. Lahore: Punjab Government Gazette.
———. 1904b. *Report on Plague and Inoculation in the Punjab from October 1st, 1902, to September 30th, 1903*. Lahore: Government Press.
Wilson, H. H. 1825. "Kushta, or Leprosy, as Known to the Hindus." *Transactions of the Medical and Physical Society of Calcutta* 1: 1–44.
Wilson, W. J. 1874. *Memorandum on the Progress of the Jail Department in the Madras Presidency from 1865 to 1874*. Madras: Government Press.
Wise, James. 1883. *Notes on the Races, Castes, and Trades of Eastern India*. London: Harrison.
———. 1894. *The Diary of a Medical Officer During the Great Indian Mutiny of 1857*. Cork: Guy and Co.
Wise, T. A. 1860. *Commentary on the Hindu System of Medicine: An Exposition of Ancient Indian Medicine as Embodied in Sanskrit Literature*. 2d ed. London: Trubner and Co.
Young, H. 1831. *Remarks on the Cholera Morbus*. Smith, Elder and Co.

1947年以降の研究

Anderson, Perry. 1976–77. "The Antimonies of Antonio Gramsci." *New Left Review* 100: 5–78.
Archer, Mildred. 1980. *Early Views of India: The Picturesque Journeys of Thomas and William Daniell, 1786–1794: The Complete Aquatints*. London: Thames and Hudson.
Archer, Mildred, and Ronald Lightbrown. 1982. *India Observed: India as Viewed by British Artists, 1760–1860*. London: Victoria and Albert Museum.
Arnold, David. 1979. "Dacoity and Rural Crime in Madras, 1860–1940." *Journal of Peasant Studies* 6: 140–67.
———. 1983. "White Colonization and Labour in Nineteenth-Century India." *Journal of Imperial and Commonwealth History* 11: 133–58.
———. 1986. *Police Power and Colonial Rule: Madras, 1859–1947*. Delhi: Oxford University Press.
———. 1987. "Touching the Body: Perspectives on the Indian Plague, 1896–1900." In *Subaltern Studies V*, edited by Ranajit Guha. Delhi: Oxford University Press.
———. 1989. "Cholera Mortality in British India, 1817–1947." In *India's Historical Demography: Studies in Famine, Disease and Society*, edited by Tim Dyson. London: Curzon Press.
———. 1994. "The Colonial Prison: Power, Knowledge and Penology in Nineteenth-Century India." In *Subaltern Studies VIII: Essays in Honor of Ranajit Guha*, edited by David Arnold and David Hardiman. Delhi: Oxford University Press.
———. 1999. "'An Ancient Race Outworn': Malaria and Race in Colonial India, 1860–1930." In *Race, Science and Medicine, 1700–1960*, edited by Waltraud Ernst and Bernard Harris. London: Routledge.
———, ed. 1988. *Imperial Medicine and Indigenous Societies*. Manchester: Manchester University Press.
Babb, Lawrence A. 1975. *The Divine Hierarchy: Popular Hinduism in Central India*. New York: Columbia University Press.

Bala, Poonam. 1987. "State and Indigenous Medicine in Nineteenth and Twentieth-Century Bengal, 1800–1947." Ph.D. thesis. University of Edinburgh.

Ballhatchet, Kenneth. 1980. *Race, Sex and Class under the Raj: Imperial Attitudes and Policies and Their Critics, 1793–1905*. London: Weidenfeld and Nicolson.

Banerjea, A. C. 1951. "Note on Cholera in the United Provinces." *Indian Journal of Medical Research* 39: 17–40.

Banerjee, Bireswar, and Jayatri Hazra. 1974. *Geoecology of Cholera in West Bengal: A Study in Medical Geography*. Calcutta: Hazra.

Banerjee, Tapas Kumar. 1963. *Background to Indian Criminal Law*. Bombay: Orient Longmans.

Banerji, Amiya Kumar. 1972. *West Bengal District Gazetteers: Howrah*. Calcutta: Government of West Bengal.

Bang, B. G. 1973. "Current Concepts of the Smallpox Goddess Sitala in Parts of West Bengal." *Man in India* 53: 79–104.

Barat, Amiya. 1962. *The Bengal Native Infantry: Its Organization and Discipline, 1796–1852*. Calcutta: Mukhopadyay.

Barua, Dhiman, and William Burrows, eds. 1974. *Cholera*. Philadelphia: Saunders.

Basalla, George. 1967. "The Spread of Western Science." *Science* 156: 611–22.

Basu, Gopendrakrishna. 1963. *Banglar Loukik Devata* (Folk gods of Bengal). Calcutta: Dey's Publishing House.

Bates, Thomas R. 1975. "Gramsci and the Theory of Hegemony." *Journal of the History of Ideas* 36: 351–66.

Beals, A. R. 1976. "Strategies of Resort to Curers in South India." In *Asian Medical Systems: A Comparative Study*, edited by Charles Leslie. Berkeley: University of California Press.

Bhardwaj, Surinder M. 1975. "Attitude towards Different Systems of Medicine: A Survey of Four Villages in the Punjab in India." *Social Science and Medicine* 9: 603–12.

———. 1981. "Homoeopathy in India." In *The Social and Cultural Context of Medicine in India*, edited by Giri Raj Gupta. New Delhi: Vikas Publishing House.

Blake, Catriona. 1990. *The Charge of the Parasols: Women's Entry to the Medical Profession*. London: The Women's Press.

Borthwick, Meredith. 1984. *The Changing Role of Women in Bengal, 1849–1905*. Princeton: Princeton University Press.

Bowers, John Z. 1981. "The Odyssey of Smallpox Vaccination." *Bulletin of the History of Medicine* 55: 17–33.

Brown, Judith M. 1989. *Gandhi: Prisoner of Hope*. New Haven: Yale University Press.

Buci-Glucksmann, Christine. 1980. *Gramsci and the State*. London: Lawrence and Wishart.

———. 1982. "Hegemony and Consent." In *Approaches to Gramsci*, edited by Anne Showstack Sassoon. London: Writers and Readers.

Cantlie, Neil. 1974. *A History of the Army Medical Department*. 2 vols. Edinburgh: Churchill Livingstone.

Carison, Dennis G. 1984. *African Fever: A Study of British Science, Technology, and Politics in West Africa, 1787–1864*. Canton, Mass.: Science History Publications.

Cashman, R. I. 1975. *The Myth of the Lokamanya: Tilak and Mass Politics in Maharashtra*. Berkeley: University of California Press.

Cassedy, James H. 1984. *American Medicine and Statistical Thinking, 1800–1860*. Cambridge: Harvard University Press.

Cassels, Nancy Gardner. 1987. *Religion and Pilgrim Tax under the Company Raj*. Delhi: Manohar.

Catanach, I. J. 1983. "Plague and the Indian Village." In *Rural India: Land, Power and Society under British Rule*, edited by P. G. Robb. London: Curzon Press.

———. 1984. "'Fatalism'?: Indian Responses to Plague and Other Crises." *Asian Profile* 12: 183–92.

———. 1987. "Poona Politicians and the Plague." In *Struggling and Ruling: The Indian National Congress, 1885–1985*, edited by Jim Masselos. London: Oriental University Press.

———. 1988. "Plague and the Tensions of Empire: India, 1896–1918." In *Imperial Medicine and Indigenous Societies*, edited by David Arnold. Manchester: Manchester University Press.

Curtin, Philip D. 1964. *The Image of Africa: British Ideas and Action, 1780–1850*. Madison: University of Wisconsin Press.

———. 1989. *Death by Migration: Europe's Encounter with the Tropical World in the Nineteenth Century*. Cambridge: Cambridge University Press.

Davis, C. 1978. "Validation in the Rajasthan Desert." *Indian Journal of Public Health* 22: 134–39.

Davis, Kingsley. 1951. *The Population of India and Pakistan*. Princeton: Princeton University Press.

de Bary, William Theodore. 1968. *Sources of Indian Tradition*. New York: Columbia University Press.

de Figueiredo, John M. 1984. "Ayurvedic Medicine in Goa, According to European Sources in the Sixteenth and Seventeenth Centuries." *Bulletin of the History of Medicine* 58: 225–35.

Dharampal. 1971. *Indian Science and Technology in the Eighteenth Century: Some Contemporary European Accounts*. Delhi: Impex Indica.

Dixon, C. W. 1962. *Smallpox*. London: Churchill.

Djurfeldt, Goran, and Staffan Lindberg. 1975. *Pills Against Poverty: A Study of the Introduction of Western Medicine in a Tamil Village*. London: Curzon Press.

Doyal, Lesley. 1979. *The Political Economy of Health*. London: Pluto Press〔青木郁夫訳『健康と医療の経済学——より健康な社会をめざして』法律文化社，1990 年〕.

Durey, Michael. 1979. *The Return of the Plague: British Society and the Cholera, 1831–2*. Dublin: Gill and Macmillan.

Engels, Dagmar. 1983. "The Age of Consent Act of 1891: Colonial Ideology in Bengal." *South Asia Research* 3: 107–31.

———. 1996. *Beyond Purdah?: Women in Bengal 1890–1939*. Delhi: Oxford University Press.

Fanon, Frantz. 1970. *A Dying Colonialism*. Harmondsworth: Penguin Books〔宮ケ谷徳三・花輪莞爾・海老坂武訳『革命の社会学』新装版，みすず書房，2008 年〕.

Femia, Joseph. 1975. "Hegemony and Consciousness in the Thought of Antonio Gramsci." *Political Studies* 23: 29–48.

Fisch, Jorg. 1983. *Cheap Lives and Dear Limbs: The British Transformation of the Bengal Criminal Law, 1769–1817*. Wiesbaden: Steiner.

Flynn, M. W. 1965. "Introduction" to Edwin Chadwick, *Report on the Sanitary Condition of the Labouring Population of Great Britain*. Edinburgh: University Press〔チャドウィックの報告書の邦訳は，橋本正己訳『大英帝国における労働人口集団の衛生状態に関する報告書』日本公衆衛生協会，1990 年〕.

Forbes, Geraldine. 1986. "In Search of the 'Pure Heathen': Missionary Women in Nineteenth-Century India." *Economic and Political Weekly* 21: WS 2–8.

Foucault, Michel. 1976. *The Birth of the Clinic*. London: Tavistock Publications〔神谷美恵子訳『臨床医学の誕生』みすず書房，2011 年〕.

———. 1979. *Discipline and Punish: The Birth of the Prison*. Harmondsworth: Penguin Books〔田村俶訳『監獄の誕生——監視と処罰』新潮社，1977 年〕.

———. 1980. *Power/Knowledge: Selected Interviews and Other Writings, 1972–1977*. Brighton: Harvester Press

Frykenberg, Robert Eric. 1965. *Guntur District, 1788–1848: A History of Local Influence and Central Authority in South India*. Oxford: Clarendon Press.

Furedy, Chris. 1978. "Lord Curzon and the Reform of the Calcutta Corporation 1899: A Case Study in Imperial Decision-making." *South Asia* n.s. 1: 75–89.

Gillion, Kenneth L. 1969. *Ahmedabad: A Study in Indian Urban History*. Canberra: Australian National University Press.

Gramsci, Antonio. 1971. *Selections from Prison Notebooks*. London: Lawrence and Wishart〔本書で引用されている箇所は，上村忠男編訳『知識人と権力――歴史的‐地政学的考察』みすず書房，1999年，第2章「知識人の形成と機能」〕.

Guerra, Francisco. 1963. "Medical Colonization of the New World." *Medical History* 7: 147–54.

Guha, Ranajit. 1963. *A Rule of Property for Bengal: An Essay on the Idea of Permanent Settlement*. Paris; Mouton and Co.

———. 1983. *Elementary Aspects of Peasant Insurgency in Colonial India*. Delhi: Oxford University Press.

———. 1989. "Dominance without Hegemony and Its Historiography." In *Subaltern Studies VI*, edited by Ranajit Guha. Delhi: Oxford University Press.

Gupta, Brahmananda. 1976. "Indigenous Medicine in Nineteenth- and Twentieth-Century Bengal." In *Asian Medical Systems: A Comparative Study*, edited by Charles Leslie. Berkeley: University of California Press.

Hardiman, David. 1987. *The Coming of the Devi: Adivasi Assertion in Western India*. Delhi: Oxford University Press.

Harrison, J. B. 1980. "Allahabad: A Sanitary History." In *The City in South Asia: Pre-modern and Modern*, edited by K. Ballhatchet and J. B. Harrison. London: Curzon Press.

Harrison, Mark. 1990. "Towards a Sanitary Utopia? Professional Visions and Public Health in India, 1880–1914." *South Asia Research* 10: 19–40.

———. 1991. "Public Health and Medical Research in India, c. 1860–1914." D.Phil, thesis, Oxford University.

Headrick, Daniel R. 1981. *The Tools of Empire: Technology and European Imperialism in the Nineteenth Century*. New York: Oxford University Press〔原田勝正・多田博一・老川慶喜訳『帝国の手先――ヨーロッパの膨張と技術』日本経済評論社，1989年〕.

Hegel, G. W. F. 1956. *The Philosophy of History*. New York: Dover Publications〔武市健人訳『歴史哲学』上中下，岩波文庫，1971年〕.

Heimsath, Charles H. 1964. *Indian Nationalism and Hindu Social Reform*. Princeton: Princeton University Press.

Hirst, L. Fabian. 1953. *The Conquest of Plague: A Study of the Evolution of Epidemiology*. Oxford: Clarendon Press.

Hopkins, Donald R. 1983. *Princes and Peasants: Smallpox in History*. Chicago: University of Chicago Press.

Howard-Jones, Norman. 1972. "Cholera Therapy in the Nineteenth Century." *Journal of the History of Medicine* 27: 373–95.

———. 1975. *The Scientific Background of the International Sanitary Conferences, 1851–1938*. Geneva: WHO〔室橋豊穂訳『予防医学のあけぼの――国際衛生会議（1851-1938）の科学的背景』日本公衆衛生協会，1984年〕.

Hume, John C. 1977. "Rival Traditions: Western Medicine and Yunan-i Tibb in the Punjab, 1849–1889." *Bulletin of the History of Medicine* 51: 214–31.

Hutchins, Francis G. 1967. *The Illusion of Permanence: British Imperialism in India*. Princeton: Princeton University Press.

Ingram, Kenneth. 1956. *Reformers in India, 1793–1833: An Account of the Work of Christian Missionaries on Behalf of Social Reform*. Cambridge: Cambridge University Press.

Jaggi, O. P. 1979. *History of Science, Technology and Medicine in India, XIII: Western Medicine in India:*

Medical Education and Research. Delhi: Atma Ram and Sons.

Jeffery, Roger. 1988a. *The Politics of Health in India*. Berkeley: University of California Press.

———. 1988b. "Doctors and Congress: The Role of Medical Men and Medical Politics in Indian Nationalism." In *The Indian National Congress and the Political Economy of India, 1885-1985*, edited by Mike Shepperdson and Colin Simmons. Aldershot: Avebury.

Jolly, Julius. 1977. *Indian Medicine*. 2d ed. Delhi: Munshiram Manoharlal.

Jordanova, Ludmila. 1989. *Sexual Visions: Images of Gender in Science and Medicine between the Eighteenth and Twentieth Centuries*. Hemel Hempstead: Harvester Wheatsheaf〔宇沢美子訳『セクシュアル・ヴィジョン――近代医科学におけるジェンダー図像学』白水社，2001 年〕.

Karandikar, S. L. n.d. *Lokamanya Bal Gangadhar Tilak: The Hercules and Prometheus of Modem India*. Pune: Author.

King, Anthony D. 1976. *Colonial Urban Development: Culture, Social Power and Environment*. London: Routledge and Kegan Paul.

Klein, Ira. 1973. "Death in India." *Journal of Asian Studies* 32: 639-59.

———. 1980. "Cholera Therapy and Treatment in Nineteenth Century India." *Journal of Indian History* 58: 35-51.

———. 1986. "Urban Development and Death: Bombay City, 1870-1914." *Modern Asian Studies* 20: 725-54.

———. 1988. "Plague, Policy and Popular Unrest in British India." *Modern Asian Studies* 22: 723-55.

Kopf, David. 1969. *British Orientalism and the Bengal Renaissance: The Dynamics of Indian Modernization, 1773-1835*. Berkeley: University of California Press.

Kuhn, Thomas S. 1970. *The Structure of Scientific Revolutions*. 2d ed. Chicago: University of Chicago Press〔中山茂訳『科学革命の構造』みすず書房，1971 年〕.

Learmonth, Andrew. 1988. *Disease Ecology: An Introduction*. Oxford: Blackwell.

Leslie, Charles. 1974. "The Modernization of Asian Medical Systems." In *Rethinking Modernization: Anthropological Perspectives*, edited by John J. Poggie and Robert N. Lynch. Westport, Conn.: Greenwood Press.

———. ed. 1976. *Asian Medical Systems: A Comparative Analysis*. Berkeley: University of California Press.

Livingstone, David N. 1987. "Human Acclimatization: Perspectives on a Contested Field of Enquiry in Science, Medicine and Geography." *History of Science* 15: 359-94.

Lutzker, Edythe. 1973. *Edith Pechey-Phipson, M.D.: The Story of England's Foremost Pioneering Woman Doctor*. New York: Exposition Press.

———. n.d. "Waldemar Mordecai Haffkine." In *Haffkine Institute Platinum Jubilee Commemoration Volume, 1899-1974*. Bombay: Haffkine Institute.

McGrew, Roderick E. 1965. *Russia and the Cholera, 1823-1832*. Madison: University of Wisconsin Press.

MacLeod, Roy M. 1967. "The Frustration of State Medicine, 1880-1899." *Medical History* 11: 15-40.

McNeill, William H. 1979. *Plagues and Peoples*. Harmondsworth: Penguin Books〔佐々木昭夫訳『疫病と世界史』上下，中公文庫，2007 年〕.

Malik, Hafeez. 1980. *Sir Sayyid Ahmad Khan and Muslim Modernization in India and Pakistan*. New York: Columbia University Press.

Marriott, McKim. 1955. "Western Medicine in a Village of Northern India." In *Health, Culture and Community: Case Studies of Public Reactions to Health Programs*, edited by Benjamin D. Paul. New York: Sage Foundation.

Marshall, P. J., and Glyndwr Williams. 1982. *The Great Map of Mankind: British Perceptions of the World in the Age of Enlightenment*. London: Dent〔大久保桂子訳『野蛮の博物誌――18 世紀イギリスが見た世界』平凡社，1989 年〕.

Mason, Philip. 1974. *A Matter of Honour: An Account of the Indian Army, Its Officers and Men*. London: Cape.

Mills, I. D. 1988. "The 1918–19 Influenza Pandemic: The Indian Experience." *Indian Economic and Social History Review* 23: 1–40.

Misra, Babagrahi. 1969. "Sitala: The Small-pox Goddess of India." *Asian Folklore Studies* 28: 133–41.

Mohammad, Shan, ed. 1972. *Writings and Speeches of Sir Syed Ahmad Khan*. Bombay: Nachiketa Publications.

Morris, Morris D. 1965. *The Emergence of an Industrial Labor Force in India: A Study of the Bombay Cotton Mills, 1854–1947*. Berkeley: University of California Press.

Muraleedharan, V. R. 1987. "Rural Health Care in Madras Presidency, 1919–39." *Indian Economic and Social History Review* 24: 323–34.

Nair, Janaki. 1990. "Uncovering the Zenana: Visions of Indian Womanhood in Englishwomen's Writings, 1813–1940." *Journal of Women's History* 2: 8–34.

Nair, A. A. 1968. "Dr T. M. Nair: A Liberator of the Masses." In *Justice Party Golden Jubilee Souvenir, 1968*. Madras: Justice Party.

Nandy, Ashis. 1983. *The Intimate Enemy: Loss and Recovery of Self under Colonialism*. Delhi: Oxford University Press.

Neelameghan, A. 1963. *Development of Medical Societies and Medical Periodicals in India, 1780 to 1920*. Calcutta: Indian Association of Special Libraries and Information Centres.

Nicholas, Ralph W. 1981. "The Goddess Sitala and Epidemic Smallpox in Bengal." *Journal of Asian Studies* 41: 21–44.

Nilsson, Sten. 1968. *European Architecture in India, 1750–1850*. London: Faber and Faber.

Oldenburg, Veena Talwar. 1984. *The Making of Colonial Lucknow, 1856–1877*. Princeton: Princeton University Press.

Opier, Morris. 1963. "The Cultural Definition of Illness in Village India." *Human Organization* 22: 32–35.

Parekh, Bhikhu. 1989. *Gandhi's Political Philosophy: A Critical Examination*. Basingstoke: Macmillan.

Parvate, T. V. 1958. *Bal Gangadhar Tilak: A Narrative and Interpretaive Review of His Life, Career and Contemporary Events*. Ahmadabad: Navajivan Publishing House.

Patterson, T. J. S. 1987. "The Relationship of Indian and European Practitioners of Medicine from the Sixteenth Century." In *Studies on Indian Medical History*, edited by G. Jan Meulenbeld and Dominik Wujastyk. Groningen: Forsten.

Paul, S. N. 1979. *Public Opinion and British Rule: A Study of the Influence of Indian Public Opinion on British Administration and Bureaucracy, 1899–1914*. New Delhi: Metropolitan Book Co.

Pelling, Margaret. 1978. *Cholera, Fever and English Medicine, 1825–1865*. Oxford: Oxford University Press.

Pollitzer, R. 1959. *Cholera*. Geneva: WHO.

Post, John D. 1990. "Nutritional Status and Mortality in Eighteenth-Century Europe." In *Hunger in History: Food Shortage, Poverty and Deprivation*, edited by Lucile F. Newman. Cambridge, Mass.: Blackwell.

Prior, Katherine. 1990. "The British Administration of Hinduism in North India, 1780–1900." Ph.D. thesis, University of Cambridge.

Ramasubban, Radhika. 1982. *Public Health and Medical Research in India: Their Origins under the Impact of British Colonial Policy*. Stockholm: SAREC.

———. 1984. "The Development of Health Policy in India." In *India's Demography: Essays on the Contemporary Population*, edited by Tim Dyson and Nigel Crook. Delhi: South Asia Publishers.

———. 1988. "Imperial Health in British India, 1857–1900." In *Disease, Medicine and Empire: Perspectives on Western Medicine and the Experience of European Expansion*, edited by Roy MacLeod and Milton Lewis. London: Routledge.

Razzell, Peter. 1977. *The Conquest of Smallpox: The Impact of Inoculation on Smallpox Mortality in Eighteenth Century Britain*. Firie: Caliban Books.
Riley, James C. 1987. *The Eighteenth-Century Campaign to Avoid Disease*. Basingstoke: Macmillan.
Roff, William R. 1982. "Sanitation and Security: The Imperial powers and the Nineteenth Century Hajj." In *Arabian Studies* VI, edited by R. B. Serjeant and R. L. Bidwell. London: Scorpion Communications.
Rogers, Leonard. 1957. "Thirty Years' Research on the Control of Cholera Epidemics." *British Medical Journal* 2: 1193–97.
Rosenberg, Charles E. 1962. *The Cholera Years: The United States in 1832, 1849, and 1866*. Chicago: University of Chicago Press.
Rosselli, John. 1974. *Lord William Bentinck: The Making of a Liberal Imperialist, 1774–1839*. London: Chatto and Windus.
Rudolph, Lloyd I., and Susanne Hoeber Rudolph. 1967. *The Modernity of Tradition: Political Development in India*. Chicago: University of Chicago Press.
Russell, Paul F. 1955. *Man's Mastery of Malaria*. London: Oxford University Press.
Said, Edward W. 1978. *Orientalism*. London: Routledge and Kegan Paul〔板垣雄三・杉田英明監修／今井紀子訳『オリエンタリズム』上下，平凡社，1993 年〕.
Scott, James C. 1985. *Weapons of the Weak: Everyday Forms of Peasant Resistance*. New Haven: Yale University Press.
Sen, A. K. 1980. "Famine Mortality: A Study of the Bengal Famine of 1943." In *Peasants in History: Essays in Honour of Daniel Thorner*, edited by E. J. Hobsbawm, et al. Calcutta: Oxford University Press.
Sen, Surendra Nath. 1957. *Eighteen Fifty-Seven*. Delhi: Government of India Publications Division.
Sheridan, Richard B. 1985. *Doctors and Slaves: A Medical and Demographic History of Slavery in the British West Indies, 1680–1834*. Cambridge: Cambridge University Press.
Sim, Joe. 1990. *Medical Power in Prisons: The Prison Medical Service in England, 1774–1989*. Milton Keynes: Open University Press.
Smith, F. B. 1990. *The People's Health 1830–1910*. London: Weidenfeld and Nicolson.
Sontag, Susan. 1983. *Illness as Metaphor*. Harmondsworth: Penguin Books〔富山太佳夫訳『隠喩としての病い・エイズとその隠喩』（新版）みすず書房，1992 年〕.
Spitzer, Leo. 1968. "The Mosquito and Segregation in Sierra Leone." *Canadian Journal of African Studies* 2: 49–61.
Stokes, Eric. 1959. *The English Utilitarians and India*. Oxford: Oxford University Press.
Swanson, Maynard W. 1977. "The Sanitation Syndrome: Bubonic Plague and Urban Native Policy in Cape Colony, 1900–1909." *Journal of African History* 18: 387–410.
Swinson, Arthur, and Donald Scott, eds. 1968. *The Memoirs of Private Waterfield: Soldier in Her Majesty's 32nd Regiment of Foot (Duke of Cornwall's Light Infantry), 1842–57*. London: Cassel.
Tinker, Hugh. 1968. *The Foundations of Local Self-Government in India, Pakistan and Burma*. London: Pall Mall Press.
———. 1974. *A New System of Slavery: The Export of Indian Labour Overseas, 1830–1920*. London: Oxford Unversity Press.
Turshen, Meredeth. 1984. *The Political Ecology of Disease in Tanzania*. New Brunswick: Rutgers University Press.
Vaughan, Megan. 1991. *Curing Their Ills: Colonial Power and African Illness*. Oxford: Polity Press.
Vicziany, Marika. 1986. "Imperialism, Botany and Statistics in early Nineteenth-Century India: The Surveys of Francis Buchanan (1762–1829)." *Modern Asian Studies* 20: 625–60.
Wadley, Susan S. 1980. "Sitala: The Cool One." *Asian Folklore Studies* 39: 33–62.
White, David L. 1991. "From Crisis to Community Definition: The Dynamics of Eighteenth-Century Parsi

Philanthropy." *Modern Asian Studies* 25: 303–20.

Wilson, H. H. 1979. *The Art of War and Medical and Surgical Sciences of Hindus*. Delhi: Nag Publishers.

Yang, Anand A. 1985. "Dangerous Castes and Tribes: The Criminal Tribes Act and the Magahiya Doms of Northeast India." In *Crime and Criminality in British India*, edited by A. A. Yang. Tucson: University of Arizona Press.

———. 1987. "Disciplining 'Natives': Prisons and Prisoners in Early Nineteenth Century India." *South Asia* 10: 29–45.

———. 1989. *The Limited Raj: Agrarian Relations in Colonial India, Saran District, 1793–1920*. Berkeley: University of California Press.

Yule, Henry, and A. C. Bumell. 1985. *Hobson-Jobson: A Glossary of Colloquial Anglo-Indian Words and Phrases, and of Kindred Terms, Etymological, Historical, Geographical and Discursive*. London: Routledge and Kegan Paul.

Zimmer, H. R. 1948. *Hindu Medicine*. Baltimore: Johns Hopkins.

Zimmermann, Francis. 1987. *The Jungle and the Aroma of Meats: An Ecological Theme in Hindu Medicine*. Berkeley: University of California Press.

図表一覧